新编肿瘤诊疗学

主　编　宋晓燕　姜　睿　王晓彬
副主编　敖春波　周　萍　刘伟明

江西科学技术出版社

江西·南昌

图书在版编目（CIP）数据

新编肿瘤诊疗学／宋晓燕，姜睿，王晓彬主编. — 南昌：江西科学技术出版社，2018.11（2021.1重印）

ISBN 978 - 7 - 5390 - 6563 - 2

Ⅰ．①新… Ⅱ．①宋… ②姜… ③王… Ⅲ．①肿瘤 - 诊疗 Ⅳ．①R73

中国版本图书馆 CIP 数据核字（2018）第 233689 号

国际互联网（Internet）地址：

http：//www.jxkjcbs.com

选题序号：ZK2018459

图书代码：B18197 - 102

新编肿瘤诊疗学	宋晓燕　姜　睿　王晓彬　主编

出版 发行	江西科学技术出版社
社址	南昌市蓼洲街 2 号附 1 号
	邮编：330009　电话：(0791)86623491　86639342(传真)
印刷	三河市双峰印刷装订有限公司
经销	全国各地新华书店
开本	787mm×1092mm　1/16
字数	293 千字
印张	12
版次	2018 年 11 月第 1 版　第 1 次印刷
	2021 年 1 月第 1 版　第 2 次印刷
书号	ISBN 978 - 7 - 5390 - 6563 - 2
定价	92.00 元

赣版权登字 -03 -2018 -358

前　言

当前恶性肿瘤发病率与死亡率的增长速度之快，已成为人们死亡的最主要原因，严重危害人民生命健康，谈癌色变已成为事实。然而全世界对恶性肿瘤的研究也更加深入，包括病因、遗传基因、诊断方法、各种治疗手段等，恶性肿瘤相关进展不断出现，受到了医学界的空前关注。目前，恶性肿瘤的研究机遇与挑战并存，对从事肿瘤相关临床工作的医务人员来说，背负了更加艰巨的任务。鉴于肿瘤相关研究的进展速度，本编委会特编写此书，为广大肿瘤相关的一线临床医务人员提供微薄借鉴与帮助，望共同提高肿瘤诊治水平，更好地帮助患者摆脱癌症困扰。

本书共分为三章，内容涉及临床常见肿瘤的诊治及护理，包括：头颈部肿瘤、颅脑肿瘤、乳腺肿瘤。

针对各系统临床常见肿瘤均进行了详细介绍，包括肿瘤的流行病学、病因与发病机制、病理分型与分期、临床表现、诊断方法、各种治疗方法，如药物治疗、手术治疗、放射治疗、化学治疗、介入治疗、中医治疗等，以及预后与预防等内容。重点放在诊断与各种治疗的叙述上，旨在强调本书的临床实用价值，为肿瘤相关临床医务人员提供参考，起到共同提高肿瘤诊治水平的目的。

本书在编写过程中，借鉴了诸多肿瘤相关书籍与论文等资料，在此表示衷心感谢。由于本编委会人员均身负肿瘤临床诊治工作，故编写时间仓促，难免有错误及不足之处，恳请广大读者见谅，并给予批评指正，以更好地总结经验，以起到共同进步、提高肿瘤相关医务人员诊疗水平的目的。

《新编肿瘤诊疗学》编委会

2018 年 11 月

目录
CONTENTS

第一章　头颈部肿瘤

第一节　喉乳头状瘤

喉乳头状瘤(papilloma of larynx)是喉部最常见的良性肿瘤。其所占喉部良性肿瘤的比例,国内外各家医疗机构报道差异较大,22.2%～88.3%。根据发病时间通常分为两型:①幼年型喉乳头状瘤(juvenile－onset laryngeal papilloma):表现为多发性,一般在出生后 6 个月～5 岁发病,极易复发,随年龄增长肿瘤有自限趋势。②成人型喉乳头状瘤(adult－onset laryngeal papilloma):多为单发性,一般在 20 岁以后发病,平均年龄为 50 岁,5%～15%有恶变倾向。乳头状瘤除了常累及喉部以外,还可侵犯呼吸道其他部位,统称复发性呼吸道乳头状瘤病(recurrent respiratory papillomatosis,RRP)。

一、病因

目前病因尚不十分明确,但近年来病毒感染学说颇受重视。持此观点的学者认为,与皮肤寻常疣和尖锐湿疣一样,喉乳头状瘤与人乳头状瘤病毒(human papilloma virus,HPV)感染有关,其中 HPV_6 和 HPV_{11} 是喉乳头状瘤的主要致病亚型,而 HPV_{11} 感染的病例更易复发,更具播散性。该学说还有待进一步证实。但也有许多间接证据:①HPV_6 和 HPV_{11} 也是生殖器尖锐湿疣的重要致病原,尖锐湿疣与本病关系密切,幼年型乳头状瘤与头胎生、阴道分娩及未成年母亲有关。研究表明,有 50%～68%的幼年型患儿的母亲有阴道疣病史,而经剖腹产的婴儿其患 RRP 的危险性明显减少。成人型则更多地倾向于其性行为方式。②Ullman(1923)将一位 6 岁男孩的喉乳头状瘤接种于其前臂,90d 后接种部位出现了典型的皮肤疣,其后又将一患者的喉乳头状瘤无细胞滤液接种于自己及其助手的手臂上获得成功。此后有学者成功重复了上述实验。③Quik(1980)应用辣根过氧化物酶染色法证实病毒有关的颗粒存在于乳头状瘤的黏膜表面;Lack(1980)用电镜在乳头状瘤患者的细胞中观察到病毒样小体。④随着分子生物学进展,应用 PCR、核酸杂交等方法能够在喉乳头状瘤组织中检测出 HPV－DNA,其检出率达到 70%～100%。⑤在某些乳头状瘤的治疗过程中,患者所患的皮肤寻常疣亦同时自行消退。⑥喉乳头状瘤的播散性、复发性和自发缓解性等均符合病毒性疾病的临床特点。

但是并非所有感染 HPV 的上呼吸道黏膜都会出现乳头状瘤。有研究表明在正常儿童上呼吸道黏膜中也可检测出 HPV－DNA,检出率为 0.8%～8.5%。临床观察发现,幼儿型喉

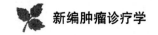

乳头状瘤在青春期常有自愈倾向。女性患者的喉乳头状瘤的多发和自愈与妊娠和绝经期有关。上述现象表明,呼吸道黏膜感染 HPV 并非呼吸道乳头状瘤发病的唯一因素,与患者的免疫状态、激素水平等都有明显的相关性。

二、病理

喉乳头状瘤为来自上皮组织的肿瘤,好发于纤毛上皮和鳞状上皮移行的解剖部位,包括会厌喉面中央、喉室上下缘、声带表面或下缘。由多层鳞状上皮及其下的结缔组织向表面作乳头状突出生长。于横切面上乳头呈圆形或长圆形团块,中心有疏松而富有血管的结缔组织,常不浸润其基底组织,镜检见上皮中有凹空细胞,为病毒感染细胞的组织学特征。可单发或多发。单发者多见于成人,好发于一侧声带边缘或前联合,也有双侧均受累者;多发多见于儿童,可生长与声带室带喉室等处,可以自行移植扩展至声门下或气管、支气管中。向气管内侵犯的因素有:存在声门下病变;有气管切开术史;并与切除肿瘤之次数及病程长短有关。预防向气管内扩散的方法有:尽量避免做气管切开术;在行喉内手术时应注意肿瘤的播散及不损伤气管黏膜;早期发现气管内可疑病变并及时治疗。

三、临床表现

常见症状为进行性声音嘶哑,肿瘤较大者甚至失声。随着病变的发展,可出现喉喘鸣和呼吸困难,成人患者还有咽喉异物感、咯血性痰等。喉镜下见肿瘤常呈乳头状突起,桑葚状或仅粗糙不平如绒毛而无乳头可见,基底宽窄不一,颜色灰白、淡红或暗红,视血管多寡及有无感染而定。带蒂者常随呼吸气流上下活动,安静呼吸时可隐入声门下腔不易发现,发声时则翻于声带上清楚可见。

四、诊断

根据症状及检查,诊断多无困难,病理可确诊。对于成人喉乳头状瘤患者须严密观察,对于屡次复发者,需反复活检,以便及时发现有无恶变倾向。

五、治疗

本病迄今尚无根治及预防复发的有效办法,因存在反复复发和向下气道播散倾向而使治疗棘手。无论是外科治疗还是内科治疗都只能致力于解除呼吸道梗阻和切除肿瘤、保持喉功能、减少复发。目前,外科治疗是呼吸道乳头状瘤病的主要治疗手段。外科治疗的原则是切除病变的同时应尽可能保持正常组织结构的形态和功能,避免造成声门狭窄、气管狭窄等并发症的同时彻底切除病变。

手术治疗对于孤立的单发的喉乳头状瘤可在直接喉镜或间接喉镜下用喉钳咬除肿瘤。对于范围较广或已有恶变的多发肿瘤,或超过青春期多次复发的病例,可行喉裂开术。术前或术后酌情行气管切开术。切除肿瘤后可用鸦胆子油局部涂布。

自从 Steinberg(1971)首次应用 CO_2 激光治疗喉乳头状瘤以来,支撑喉镜下 CO_2 激光辅助喉显微手术是目前治疗喉乳头状瘤的主要方式,可以在切除肿瘤的情况下较好地保护喉部正常组织及功能。结合 CO_2 激光手术具有肿瘤切除准确、出血少、损伤小、瘢痕小、术后不易引起喉水肿等优点，现广泛应用于呼吸道乳头状瘤病的治疗中。短间隔、多次的 CO_2 激光治疗可减少气管切开率，从而保证患者良好的发音和保护正常的声带解剖。但有报道指出应用 CO_2 激光治疗时，其汽化肿瘤产生的碳化物中含有 HPV－DNA，这种病毒微粒滞留在手术室的空气中，寄存在各种仪器设备的表面，仍有传染性，对患儿及手术组成员均具有潜在的危害性。近期，应用喉显微切吸钻治疗复发性呼吸道乳头状瘤得到了国内外学者的高度评价。显微切吸钻可切碎肿瘤并吸除碎块，不损伤喉组织，比 CO_2 激光治疗有更好的优越性，安全、省时、廉价，且不需庞大的设备及大空间的手术室。对喉梗阻的患儿可以急诊手术迅速切除肿瘤解除梗阻，减少气管切开，同时这种微型切割器无热损伤，术后瘢痕比 CO_2 激光少，在治疗前后联合处及气管内的病变组织更有其优越性。

各种手术治疗方法都不可避免地出现术后声带黏连、瘢痕形成等并发症，直接导致喉腔缩窄，因此手术中应该尽量避免对正常组织的损伤。对于病变范围广泛且反复复发的病例，治疗目的是缩小瘤体、减少播散、通畅气道、改善发音质量和延长手术间隔时间，必要时宁愿残留一些瘤组织，也不应冒险损伤正常组织产生多余的瘢痕及黏连。

大多数学者认为气管切开和气管内插管通过阻断呼吸道黏膜表面的连续性而促使乳头瘤组织向下气道播散和种植，故呼吸道乳头状瘤患者应尽量避免行气管切开。但对于就诊时喉梗阻呈进行性加重或已达Ⅲ度以上者，则不可避免需紧急气管切开，去除病变后应尽快考虑拔管。

冷冻法、超声法、电烧灼法等，因破坏组织深，水肿反应重，常需行气管切开术，现已逐渐失用。

乳头状瘤对放射治疗不敏感，对儿童还可损害喉软骨，影响喉的发育并可促进肿瘤恶变，现已不主张应用。对于成人喉乳头状瘤恶变的病例，可参照喉鳞癌的治疗原则，给予放射治疗。

干扰素治疗：干扰素（interferon）又称病毒抑制因子，是由于某些物质（如病毒等）作用于细胞后，诱导细胞产生的广谱抗病毒物质。目前主要有三种干扰素即人白细胞干扰素、人成纤维细胞干扰素和类淋巴细胞干扰素。近年来，一些学者应用干扰素所具有的抗病毒特性及抑制细胞分裂增殖作用，特别是对间变细胞的作用和调节免疫系统的作用，试用干扰素治疗幼年型喉乳头状瘤，取得较好的疗效，但还需进一步观察。

Gobel(1981)和 Schouten(1982)等比较了白细胞干扰素和成纤维细胞干扰素对幼年型喉乳头状瘤的疗效，建议临床上应首选白细胞干扰素。后续其他学者的研究均肯定了白细胞干扰素对幼年型喉乳头状瘤的效果，而且对已向声门下、气管内扩散者也有显著的控制作用。手术切除喉乳头状瘤后再配合干扰素治疗效果佳。治疗前应进行全身检查，包括身高、体重、胸片血尿常规、肝与肾功能，免疫球蛋白计量和内镜检查喉、气管并活检。在治疗期间每 2～6 周做化验及内镜检查 1 次，以作给药的参考。一般每次 $3×10^6$ 国际单位（U）肌内注射，每周 3 次。MeCabe 等推荐：儿童剂量为 $3×10^6$ U 开始，成人为 $(4～10)×10^6$ U 开始，每周 3 次。病情稳定后每 3 个月减少药量 1/3。半年后以开始剂量的 1/3 维持治疗 6 个月即可停药。但干扰素治疗停药后复发仍较常见。

干扰素治疗副作用一般多为畏寒、发热、厌食,少有呕吐,此类症状多在注射后 48h 内消失。有些患者在注射部位可出现红斑及胀痛,但很快即可消失。少数患者白细胞或血小板出现下降,停药后可恢复正常。肝功能异常与用药剂量及给药时间长短有关。上述副作用儿童多于成人。发现这些副作用后可暂停用药或减少剂量,待其恢复正常后重复治疗。没有其他严重的毒性反应或长期后遗症。

六、预后

成人喉乳头状瘤预后良好,多数患者能够在治疗后基本恢复正常的喉功能。反复复发恶变者预后较差。大多数幼年型复发性喉乳头状瘤患者通过定期手术的方法可以维持基本的喉功能,待其到青春发育期后病变常有自愈倾向。

第二节　喉癌

喉癌(laryngeal carcinoma)是头颈部常见的恶性肿瘤。男性患病多于女性,男女比例为(7～9)∶1,发病年龄以 40～60 岁最多。喉癌的发生有种族和地区的差异,在我国东北和华北地区的发病率远高于江南各省。流行病学研究显示喉癌发病与烟酒有关,并且二者呈协同作用,高风险人群为嗜好烟酒者。其他如环境和职业因素、病毒感染、性激素、放射线和维生素缺乏都可能与喉癌的发病有关。新近的研究表明,咽喉反流(laryngopharyngeal reflux)也可能是导致喉癌发病的原因之一。此外,某些喉黏膜的慢性疾病可以作为喉癌前期状态,有转化为喉癌的危险,这些疾病包括喉黏膜白斑、角化、乳头状瘤和肥厚性喉炎等。近年来喉癌的发病率有明显增加的趋势,其中 96％～98％为鳞状细胞癌,其他病理类型如腺癌、基底细胞癌、低分化癌、淋巴肉瘤和恶性淋巴瘤等相对少见。喉癌以声门区癌(glottic carcinoma)最为多见,约占 60％;声门上区癌(supraglottic carcinoma)次之,约占 30％;声门下区癌(subglottic carcinoma)最为少见。

一、临床表现

喉癌的临床表现主要与肿瘤的发病部位(分型)、肿瘤的大小和进展情况有密切关系。不同类型喉癌的早期临床症状有所区别,但当肿瘤进展到一定阶段后,肿瘤侵犯邻近的喉部结构,导致病变跨越多个喉解剖区,使其表现在临床观察时区别并不典型和明显。

1.声门上癌　原发灶多位于会厌喉面根部,也可发生在会厌游离缘、会厌喉面的其他不同部位以及室带等声门上区的各个区域。声门上型喉癌的早期症状常比较轻微或非特异,如咽部痒感、异物感、吞咽不适感等,不易引起患者注意。因其分化差、发展快,常出现颈淋巴结转移时才被发现。肿瘤向深层浸润或出现较深溃疡时可出现咽痛。肿瘤侵犯杓状软骨、声门旁间隙或累及喉返神经或声门上区肿瘤较大坠入声门区时可出现声嘶。晚期声门上癌常有呼吸困难、咽下困难、咳嗽、痰中带血或咯血等症状。原发于会厌喉面或喉室的肿瘤,因位置隐蔽常不易发现。

2.声门癌　由于声门型喉癌直接累及声带,影响声带闭合和黏膜振动,其早期症状为声音改变。起初为发音疲劳易倦或声嘶,无其他不适,常不受到患者重视,多误以为"感冒"、"喉炎",特别是既往有慢性喉炎病史者。因此,凡40岁以上,声嘶超过2周,经发声休息和一般治疗不改善者,必须行喉镜检查。随着肿瘤增大,声嘶逐渐加重,可出现发声粗哑,甚至失声。另一常见症状是呼吸困难,多因声带运动受限、固定或肿瘤组织堵塞声门所致。肿瘤组织表面糜烂可出现痰中带血。晚期,肿瘤向声门上区或声门下区发展,除严重声嘶或失声外,尚可出现放射性耳痛、呼吸困难、咽下困难、频繁咳嗽、咳痰困难及口臭等症状。最后,可因大出血、吸入性肺炎或恶病质死亡。

3.声门下癌 位于声带平面以下、环状软骨下缘以上的癌肿。声门下型喉癌少见,因位置隐蔽,早期症状不明显,不易发现。当肿瘤发展到一定程度时,可出现刺激性咳嗽、声嘶、咯血和呼吸困难等。

4.跨声门癌 指原发于喉室的癌肿,跨越两个解剖区域(声门上区及声门区),癌组织在黏膜下浸润,以广泛浸润声门旁间隙为特征。该型未得UICC组织确认。由于肿瘤深在而隐蔽,早期症状不明显,当出现声嘶时,常已有声带固定,而喉镜检查仍不能发现肿瘤。其后随癌肿向声门旁间隙扩展、浸润和破坏甲状软骨时,可引起咽喉痛,并可于患侧触及甲状软骨隆起。

二、辅助检查

1.间接喉镜检查 是诊断喉癌最常用和简便的方法。可以观察病变的部位、表面情况、累及范围以及功能状态等。间接喉镜检查时应自上而下,系统观察喉腔及周围结构,观察舌根、会厌溪、会厌舌面、会厌喉面、两侧杓会皱襞、室带、声带、声门裂、声门下腔、两侧梨状窝、环后区以及下咽后壁等。注意观察声带运动是否受限或固定。但咽反射敏感、舌体肥大以及会厌发育形状和结构异常时会影响间接喉镜的检查。

2.直接喉镜检查 由于纤维喉镜和电子喉镜的普及,已很少应用于诊断。

3.喉部X线断层检查 可以用于观察肿瘤在喉部的扩展情况,但精确度相对不足。由于CT和MRI的出现,喉部X线断层已经很少用于临床。

4.纤维喉镜或电子喉镜检查 软性的纤维喉镜或电子喉镜已普遍应用于喉癌的术前检查。其优点是无死角,能窥视间接喉镜不易观察到的部位,如会厌舌根交界处、喉室、声门下区。纤维喉镜及电子喉镜有放大作用,能更清楚地看到喉黏膜病变细微变化,还可以照相或录像。但对有呼吸困难的患者,检查可能加重呼吸困难,必要时在气管切开后行之。

5.频闪动态喉镜 可观察到声带黏膜波振动情况,对早期声带癌的诊断极有帮助。恶性病变声带黏膜波减弱或消失或出现局部僵硬感。由于影响声带僵硬度的病变都可以导致声带黏膜波的改变,所以该检查不具有特异性。

6.喉部CT扫描 常用轴位CT。可以从多个层面检查喉部新生物的位置、大小和范围,显示喉部间隙,如声门旁间隙、会厌前间隙的受累情况;显示喉部软骨受累情况,并显示颈部淋巴结肿大的情况。注射造影剂增强扫描,可突出显示颈部血管及富血供肿瘤,增加对受侵结构判断的把握度;通过计算机重组技术还可获得冠状位和仿真内镜图像。

7.磁共振成像 其性能与CT扫描相似。可实现多平面成像。对软组织的分辨率高于

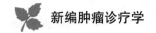

CT 扫描,而且无 X 线损伤。对骨质显示差。

8.活体组织检查　活体组织检查是喉癌诊断中最重要的方法之一,是确定喉癌诊断的最终决定性步骤,如发现菜花样、结节样或溃疡性新生物,应高度怀疑肿瘤可能,应进一步行活体组织检查以明确诊断。活检时应尽可能取大块病理,不要在有坏死组织及感染的组织上取,交界区活检成功率较大。有呼吸困难者,应在气管切开后再行活检。

9.其他　仔细触摸会厌前间隙是否饱满,颈部有无肿大的淋巴结,喉体是否增大,颈前软组织和甲状腺有无肿块。

三、诊断及鉴别诊断

凡年龄超过 40 岁、有声嘶或咽喉部不适、异物感超过 2 周者均应用喉镜仔细检查以免漏诊。对可疑病变,应在间接喉镜、直接喉镜、纤维喉镜或电子喉镜下活检,确定诊断。喉部 X线侧位片、断层摄片、喉部 CT 及 MRI 等检查有助于了解肿瘤的浸润范围。喉癌应与下列疾病相鉴别。

1.喉结核　主要症状为喉痛和声嘶。喉镜检查见喉黏膜苍白水肿伴多个浅表溃疡,病变多位于喉后部。也可表现为会厌、杓会厌皱襞广泛性水肿和浅表溃疡。胸部 X 线检查,部分患者可能有活动性肺结核。痰的结核杆菌检查有助于鉴别诊断。确诊依赖于活检。

2.喉乳头状瘤　主要表现为声嘶,进行彻底鉴别,须依靠活检确诊。

3.喉淀粉样变　系由于慢性炎症、血液和淋巴循环障碍、新陈代谢紊乱而引起的喉组织淀粉样变,主要表现为声嘶。检查可见声带、喉室或声门下区有暗红色肿块,表面光滑。病理检查特殊染色易于鉴别。

4.喉梅毒　较少见。症状为声嘶,喉痛轻。喉镜检查病变多见于喉前部,黏膜红肿,常有隆起的梅毒结节和深溃疡,愈合后瘢痕收缩黏连,致喉畸形。血清学检查及喉部活检可确诊。

四、治疗

与其他恶性肿瘤一样,喉癌的治疗手段包括手术、放疗、化疗及其他辅助治疗等。目前多主张以手术为主的综合治疗。

1.手术治疗　为治疗喉癌的主要手段。其目前的原则是在彻底切除肿瘤的前提下,尽可能保留或重建喉的功能,以提高患者的生存质量。喉癌的手术包括喉全切除术和各种喉部分切除术。近几十年来,随着喉外科的发展和临床经验的积累,喉部分切除术逐渐广泛地被采用。喉部分切除术的术式很多,不同术式的选择主要根据肿瘤的部位、范围以及患者的全身状况等因素而定。

(1)喉部分切除术:喉部分切除术是在彻底切除喉癌的基础上,将喉的正常部分安全地保留下来,根据需要进行整复并恢复喉的全部或部分功能的手术。根据切除的部位、范围,喉部分切除术包括以下术式。

①喉显微 CO_2 激光手术:适用于早期(T_1、T_2)声门型和声门上型喉癌。对于早期声门型喉癌,根据病变的部位和肿瘤的浸润深度,可以实施不同方式的声带切除术(cordectomy)。

②喉裂开声带切除术(laryngofissure and cordectomy):已经逐渐被喉 CO_2 激光手术所替

代，使早期喉癌的治疗更加微创。

③喉垂直部分切除术（vertical partial laryngectomy）：适用于一侧声带癌向前接近、累及前连合而声带活动正常者，或向上侵及喉室、室带，或向下累及声门下区，声带活动正常或受限者。手术切除包括患侧甲状软骨板前 1/3 或 1/2，对侧甲状软骨前 0.5cm，患侧声带、喉室、室带、声门下区、前连合和（或）对侧声带前 0.5cm。

④喉额侧部分切除术（frontolateral partial laryngectomy）：适用于声门型喉癌累及前连合以及对侧声带前 1/3，向声门下侵犯前部不超过 1cm，未侵及声带突，声带运动正常者。手术切除包括患侧甲状软骨板前 1/3 或 1/2，对侧甲状软骨前 0.5～1cm，患侧声带、喉室、室带、声门下区、前连合及对侧声带前 1/3 或 1/2。

⑤喉扩大垂直部分切除术（extended partial laryngectomy）：适用于声门型喉癌累及一侧声带全长，向后累及声带突。手术切除包括患侧甲状软骨板前 1/3 或 1/2，对侧甲状软骨前 0.5cm，患侧声带、喉室、室带、声门下区、前连合和（或）对侧声带前 0.5cm，同时切除患侧的杓状软骨。

⑥喉声门上水平部分切除术（horizontal supraglottic partial laryngectomy）：适用于会厌、室带或杓会厌皱襞的声门上癌，未累及前连合、喉室或杓状软骨者。手术切除会厌、室带、喉室、杓会厌皱襞、会厌前间隙或部分舌根部及甲状软骨上半部。

⑦喉水平垂直部分切除术（horizontal vertical partial laryngectomy）：亦称 3/4 喉切除术，适用于声门上癌侵及声门区，而一侧喉室、声带及杓状软骨正常者。

⑧环状软骨上喉部分切除术（supracricoid partial laryngectomy）：主要包括环状软骨舌骨会厌固定术（CHEP）和环状软骨舌骨固定术（CHP）等术式。前者主要适用于 T_1b、T_2 和部分经选择的 T_3 声门型喉癌；后者主要适用于声门上癌侵及声门区，而有一侧声带后 1/3 及杓状软骨正常者。

⑨喉近全切除术（near－total laryngecomy）：主要适用于 T_3、T_4 喉癌，已不适合做上述各种喉部分切除术，而有一侧杓状软骨及残留的声带、室带、喉室、杓会厌皱襞和杓间区黏膜正常者。手术切除喉的大部后，利用保留的杓状软骨及一条与气管相连的喉黏膜瓣，缝合成管状，来保留患者的发音功能。

（2）喉全切除术：喉全切除术的切除范围包括舌骨和全部喉结构。

适应证：①由于肿瘤的范围或患者的全身情况等原因不适合行喉部分切除术者。②放射治疗失败或喉部分切除术后肿瘤复发者。③T_4 喉癌已累及并穿通软骨者。④原发声门下癌。⑤喉癌放疗后有放射性骨髓炎或喉部分切除术后喉功能不良难以纠正者。⑥喉咽癌不能保留喉功能者。

发音功能重建及语言康复：喉全切除术后，患者丧失发音功能，无论从生理上和心理上都对患者产生巨大影响。目前，常用的发音重建方法主要有：食管发音法、人工喉和电子喉、食管气管造瘘术（如 Blom－Singer 发音钮、Provox 发音钮和各种一期和二期的气管食管造瘘法等）。

（3）颈清扫术：喉癌常有颈淋巴结转移，因此颈清扫术是喉癌手术治疗的重要组成部分，能提高头颈部肿瘤患者的生存率和临床治愈率。特别是声门上型喉癌，颈淋巴结转移率和

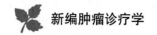

N_0 病例的隐匿性转移率高,除了对临床上触及颈淋巴结肿大的病例应行颈淋巴结清扫术外,对 N_0 的声门上型喉癌,也应行择区性颈淋巴结清扫术(selective neck dissection)。根据癌肿原发部位和颈淋巴结转移的情况可行经典根治性颈清扫术(classical radical neck dissection)、改良根治性颈清扫术(modified radical neck dissection)、扩大根治性颈清扫术(extended radical neck dissection)和择区性颈清扫术(selective neck dissection),以尽可能清除转移的淋巴结。

2. 放射治疗

(1)单纯放疗:主要适用于①早期声带癌,向前未侵及前连合,向后未侵及声带突,声带活动良好。②位于会厌游离缘,比较局限的声门上型癌。③全身情况差,不宜手术者。④晚期肿瘤,不宜手术治疗的各期病例,可采用姑息性放疗。

(2)术前放疗:对病变范围较广、波及喉咽且分化程度较差的肿瘤,常采用放疗加手术的方式;术前放疗的目的是使肿瘤缩小,癌细胞活力受到抑制,更有利于彻底手术切除,可以明显提高患者的喉功能保留率。

(3)术后放疗:主要适用于①原发肿瘤已侵至喉外或颈部软组织;②多个颈淋巴结转移或肿瘤已浸透淋巴结包膜;③手术切缘十分接近瘤缘(<5mm)或病理证实切缘有肿瘤残留者可采用术后放疗。近年,总照射剂量增加而分次剂量减少的超分割放疗(hyperfractioned radiotherapy)和缩短放疗时限的提速放疗(accelerated radiotherapy)或二者的结合可以增加治疗效果。

3. 化学治疗　传统观点认为,由于喉癌绝大多数情况为鳞状细胞癌,常对化疗不太敏感。虽然近年来肿瘤化疗有一定的进展,但在喉癌的治疗中仍不能作为首选治疗方法,常与放射治疗联合使用。

4. 同步放化对(concomitant chemotherapy and radiotherapy,CCR)　由于放疗和化疗二者有相互补充或协同效应,化疗可以为放疗增敏,而放疗可以增加肿瘤对化疗药物的吸收。有 Meta 分析表明,同步放化疗可以增加 5 年生存率 8%,而诱导化疗不增加生存率。但需要注意,CCR 具有明显的治疗不良反应。

5. 分子靶向治疗(targeted molecular therapy)　初步研究证实,分子靶向治疗可以用于喉器官保留。西妥昔(cetuximab,抗人 EGFR 单克隆抗体),可以明显提高放疗效果,而不增加放疗毒副作用。喉癌患者使用西妥昔单抗联合放疗可以明显提高喉保留率和肿瘤局部控制率,降低病死率,是喉癌保留喉功能的一项新的治疗选择。

五、并发症及预后

喉癌的并发症主要包括原发癌和喉癌治疗导致的并发症。由原发癌导致的并发症主要是呼吸困难和进食呛咳等,多由肿瘤生长和侵犯引起;喉癌治疗导致的并发症包括放射治疗并发症、手术治疗并发症、化疗并发症以及分子靶向治疗并发症等。上述并发症均根据情况需要采取必要的方法加以解决和适当处理。声门上型喉癌一般分化较差,转移多见,预后不良。声门型喉癌一般分化较好,转移少见。声门下型喉癌少见。总体说来,由于喉癌容易早期发现和治疗,预后较好。喉癌 T_1 病变,无论采取放疗或手术,其 5 年生存率可达 75%～

95％；T_2 病变采取部分喉手术,5 年生存率可达 80％；T_3、T_4 患者中有部分患者可采取保留喉功能手术,5 年生存率 60％～70％。近年来,随着注重喉功能保全和多学科协作综合治疗的开展,当代喉癌治疗的原则应该是,在确保疗效的前提下,合理应用手术和综合与辅助治疗手段,尽可能缩小手术范围、保留功能、提高生活质量,最终形成喉癌诊治的专业化和个体化方案。

第三节　鼻咽癌

一、流行病学

鼻咽癌是发生于鼻咽部的恶性肿瘤,世界上大多地区发病率低于 1/10 万,但在我国华南地区尤其在广东省高发,占头颈部肿瘤发病率首位,男性发病率为女性的 2～3 倍,40～50 岁为高发年龄组,并且家族聚集性较其他恶性肿瘤明显。其发病率在一定范围内略有波动,总体发病趋势相对稳定。鼻咽部位深在,鼻咽癌早期症状并不典型,容易误诊、漏诊。

二、病因

目前认为与遗传因素、EB 病毒感染及环境因素等有关。

1. 遗传因素　鼻咽癌发病具有种族及家族聚集现象,高发区的居民迁移到低发区后仍保持着较高的鼻咽癌发病率。目前证实人类白细胞抗原(HLA)、染色体异常、代谢酶基因及肿瘤相关易感基因的多态性与鼻咽癌发生发展密切相关。

2. EB 病毒　EB 病毒与鼻咽癌发生的密切关系已得到公认。应用分子杂交及聚合酶链反应(PCR)技术证实鼻咽癌活检组织中有 EBV DNA 特异性病毒 mRNA 或基因产物的表达。此类 EB 病毒血清学抗体及基因表达产物检测,已被运用于临床,作为鼻咽癌筛查及诊断的重要依据。

3. 环境因素　我国鼻咽癌高发区居民多有进食腌制食品的习惯,摄入的亚硝酸盐含量较高,该类化合物在动物实验中能够诱发出鼻咽癌。另外,吸烟、环境中烟粉尘及化学蒸汽的暴露、微量元素的失衡等环境因素均在一定程度上影响着鼻咽癌的发生和发展。

三、病理

其在总体上呈结节型、菜花型、浸润型和溃疡型 4 种形态。2005 年 WHO 分类在组织学上将鼻咽癌分为 3 型,即非角化性癌(未分化型或分化型)、角化性鳞状细胞癌和基底细胞样鳞状细胞癌,乳头状腺癌和涎腺型癌被排除在外。其中未分化型非角化性癌在鼻咽癌中最常见,约占非角化性癌的 70％。

四、鼻咽癌的 TNM 分类及分期

根据肿瘤的生长范围和扩散的程度,按美国癌症分期联合委员会(AJCC)(2002)第 7 版的方案如下。

1. TNM 临床分类

T—原发肿瘤。

T_x：原发肿瘤不能确定。

T_0：无原发肿瘤之证据。

T_{is}：原位癌。

T_1：肿瘤局限于鼻咽，或累及口咽或鼻腔。

T_2：侵犯咽旁间隙。

T_3：颅底骨质和（或）鼻窦受累。

T_4：侵犯颅内、脑神经、下咽、眼眶、颞下窝/咀嚼肌间隙。

N—区域淋巴结转移。

N_x：区域淋巴结转移不能确定。

N_0：无区域淋巴结转移。

N_1：淋巴结直径不超过 6cm，单侧锁骨上窝以上区域淋巴结转移，单侧或双侧咽后淋巴结转移。

N_2：淋巴结直径不超过 6cm，双侧锁骨上窝以上区域淋巴结转移。

N_3：1 个或数个淋巴结转移。

N_{3a}：淋巴结直径大于 6cm。

N_{3b}：进入锁骨上窝。

M—远处转移。

M_x：远处转移不能确定。

M_0：无远处转移。

M_1：有远处转移。

2. 分期

Ⅰ期：$T_1 N_0 M_0$

Ⅱ期：$T_1 N_1 M_0$，$T_2 N_{0 \sim 1} M_0$

Ⅲ期：$T_{1 \sim 2} N_2 M_0$，$T_3 N_{0 \sim 2} M_0$

Ⅳ期 A：$T_4 N_{0 \sim 2} M_0$

Ⅳ期 B：任何 $T N_3 M_0$

Ⅳ期 C：任何 T 任何 $N M_1$

五、临床表现

1. 症状　由于鼻咽部解剖位置隐蔽，鼻咽癌早期症状不典型，早期诊断较难，容易延误，应特别警惕。常见症状如下。

（1）鼻部症状：早期可出现涕中带血，时有时无，容易忽略。肿瘤增大出现缺血坏死及侵犯周围大血管时出现鼻咽部大出血。部分增大的瘤体可阻塞后鼻孔，表现为渐进性加重的单侧或双侧鼻塞。

（2）耳部症状：单侧的耳鸣、耳闷胀感，病情加重时出现听力下降，以低频为主。顽固性中耳积液,伴发感染时出现耳痛、耳道溢液等症状,临床易误诊为分泌性中耳炎。

(3)头痛:较为常见,多出现在一侧颞顶部及枕部,早期呈间歇性,病变加重时出现部位固定的持续性剧烈头痛,易误诊为偏头痛。

(4)颈部淋巴结肿大:颈淋巴结转移发生早,转移率高,以淋巴结肿大为首发症状者占60%,以颈深上淋巴结最为常见,呈进行性增大,早期活动可、边界清;后期多个融合、边界不清、活动性差,伴发感染时出现疼痛,易误诊为淋巴结炎。若转移肿块巨大可出现疼痛及压迫症状。

(5)脑神经症状:瘤体经患侧咽隐窝由破裂孔或直接经卵圆孔侵入颅内,常先侵犯第Ⅴ、Ⅵ对脑神经,引起头痛,面部麻木,眼球外展受限等症状;继而累及第Ⅱ、Ⅲ、Ⅳ对脑神经,出现视力下降、眼球运动障碍、上睑下垂等脑神经受累症状;瘤体直接侵犯或由转移淋巴结压迫,可导致第Ⅸ、Ⅹ、Ⅺ、Ⅻ对脑神经受损,引起软腭瘫痪、呛咳、声嘶、伸舌偏斜等症状。

(6)远处转移:鼻咽癌晚期常向骨、肺、肝等部位转移。

2.体征

(1)间接鼻咽镜检查:鼻咽癌好发于鼻咽顶后壁及咽隐窝,常表现局限性隆起,表面粗糙不平,易出血,若为黏膜下隆起,则表面较为光滑。早期病变不典型,仅表现为黏膜充血、血管怒张或一侧咽隐窝较饱满,容易漏诊。

(2)颈部触诊:颈上深部可触及质硬、活动度差或不活动、无痛性肿大淋巴结。

六、辅助检查

1.间接鼻咽镜检查 经口腔通过间接鼻咽镜观察鼻咽部肿物,应用鼻咽活检钳进行肿物活检。

2.鼻内镜或电子纤维鼻咽镜检查 有助于发现早期病变,并要常规进行病变部位的准确病理活检。鼻内镜检查已成为临床上鼻咽部检查的常规方法。为提高内镜下对鼻咽黏膜病变的辨认效果,更容易发现早期恶变病灶,提高诊断的敏感性和准确性,有研究表明可采用基于鼻内镜的新型窄带成像技术(narrow band imaging,NBI)和接触内镜下黏膜染色观察技术。

3.EB病毒血清学检查 可以作为鼻咽癌诊断的辅助指标,部分地区已作为鼻咽癌筛查及诊断的常规手段运用于临床。目前已开展的有EB病毒壳抗原－免疫球蛋白A(EB VCA－IgA)、EB病毒核抗原－免疫球蛋白A(EB NA－IgA)、EB病毒DNA定量检测、鼻咽癌相关表达产物检测、基因芯片等。

4.影像学检查 鼻咽及颈部CT、MRI的平扫加增强扫描检查有助于了解肿瘤侵犯范围,是临床诊断与分期必须需要的检查项目。胸片、腹部B超、全身骨ECT等检查了解有无远处转移。PET－CT被认为对鼻咽癌的诊断优于常规的影像学检查手段,特别对早期病变的诊断,其灵敏度、特异性及准确性都很高,对鼻咽癌的临床分期也大有帮助,但由于其目前总体价格较为昂贵,尚未作为鼻咽癌诊治中的常规手段。

七、诊断及鉴别

1.诊断要点 诊断的主要手段有:间接鼻咽镜下鼻咽活检;经鼻内镜下鼻咽病理活检;血

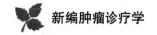
清学检查和鼻咽影像学平扫加增强扫描检查。

（1）鼻咽癌的确诊有赖于病理活检。有时需多次活检才能取得阳性结果。应尽量进行鼻咽部活检，只有当多次鼻咽活检阴性才考虑行颈淋巴结活检。

（2）对于首诊鼻咽癌，应根据临床表现及影像学检查结果进行 TNM 分期和临床分期，以便治疗方案的确定及预后评估。

（3）虽无临床表现，但有下列情况之一者，为鼻咽癌高危人群，应仔细进行鼻咽部检查，必要时活检：①EB 病毒 VCA－IgA 抗体滴度≥1：80。②EB 病毒 EDAb≥60％。③EB 病毒 VCA－IgA(≥1：5)，EA－IgA(≥1：5)、EDAb(≥30％)三项指标中任何两项为阳性。④EB 病毒 VCA－IgA、EA－IgA、EDAb 三项指标中，任何一项持续高滴度或滴度持续升高。

2.诊断流程见图1－1。

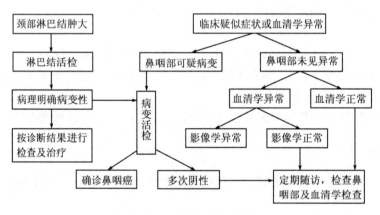

图 1－1　鼻咽癌诊断流程

3.鉴别诊断

（1）鼻咽部原发病变

①慢性鼻咽炎：因鼻咽分泌物倒流，常有"多痰"症状，多伴有慢性鼻炎、鼻窦炎、咽炎。鼻咽黏膜慢性充血，表面可见脓性分泌物及干痂。鼻咽活检可鉴别。

②腺样体：大多数成人的腺样体基本萎缩消失，但部分成人鼻咽顶后壁可有腺样体残留，表面呈纵行沟缝状，感染时可有溃疡或出血，活检可明确诊断。

③咽囊囊肿：位于鼻咽顶正中，表面光滑，灰白色，活检可见黄白色囊液溢出。此外鼻咽顶壁及顶后壁还可见到潴留囊肿或表皮样囊肿，排除脑膜脑膨出后可行活检鉴别。

④咽旁间隙肿瘤：咽旁肿物可形成鼻咽侧壁隆起、内移，应与黏膜下型鼻咽癌鉴别。EB 病毒血清学检查、影像学检查及活检可明确诊断。

⑤鼻咽血管纤维瘤：多见于青年男性，反复鼻出血。鼻咽部可见红色肿物，基底宽，表面光滑且血管丰富。本病无颈淋巴结转移，根据病史、鼻咽镜检查结合影像学不难诊断，一般不宜活检。

⑥鼻咽结核：可有涕中带血，常合并咽结核、喉结核、肺结核或颈淋巴结核。多位于鼻咽

顶后壁近中线处,结节或肉芽样隆起,表面有溃疡及坏死。与鼻咽癌鉴别较困难,可行结核相关病原学检查,活检可明确诊断。

⑦鼻咽部其他恶性肿瘤:如恶性淋巴瘤、横纹肌肉瘤等,均需活检明确诊断。

⑧颅内疾患:颅咽管瘤、脊索瘤、脑膜瘤等可突破颅底在鼻咽部形成肿块,压迫邻近的脑神经发生相应的症状,通过影像学检查及活检可明确诊断。

（2）颈部肿块

①颈淋巴结炎:急性者局部有红肿热痛;慢性者常与口腔或上呼吸道慢性炎症有关,淋巴结质软,活动。中年以上患者警惕转移癌,行穿刺细胞学检查。

②颈淋巴结核:多见于青少年,淋巴结常融合或呈串珠样,穿刺可抽出干酪样物。

③恶性淋巴瘤:多为青少年,鼻咽部球形隆起,表面光滑。除颈淋巴结外,可出现全身多处淋巴结肿大、质韧、活动度较好,有发热、盗汗、体重减轻等全身症状。鉴别需要依据病理学。

④颈部其他转移癌:可来自甲状腺、腮腺、咽、喉、肺部及消化道等恶性肿瘤,可出现颈部淋巴结转移,并出现与压迫部位相应的临床表现。结合转移灶淋巴引流的解剖关系及穿刺细胞学检查可鉴别。

⑤鳃裂囊肿:为先天性疾病,多位于胸锁乳突肌上段前缘,平时可无症状,合并感染时出现肿胀、疼痛。B超检查结合穿刺结果可与鼻咽癌鉴别。

⑥颈动脉体瘤:位于颈动脉三角内,生长缓慢,质地中等,搏动明显,可左右活动而不能上下活动。颈动脉造影有助诊断,一般鼻咽部无病变。

⑦颈部其他良性肿瘤:如淋巴管瘤、神经纤维瘤、脂肪瘤、血管瘤等。通过影像学可帮助鉴别,通过病理明确病变性质。

八、治疗对策

1.治疗原则及方法

（1）放射治疗。绝大多数鼻咽癌对放射线敏感,因此放射治疗对多数病例是首选方法。一般早期的鼻咽癌采用放射治疗就可以根治。根据最新版 NCCN2010 指南 $T_1N_0M_0$ 采取鼻咽部根治性放疗及颈部预防性放疗。放射治疗原则如下。

①放射治疗为鼻咽癌的首选治疗手段,最低要求是能给予外照射治疗,首次治疗严禁单纯后装治疗。立体定向放射治疗只用于部分病例的局部推量治疗。

②外照射包括肿瘤及侵犯范围,对未受侵犯的高危部位(如颅底、颈部淋巴结引流区等)应给予预防照射。

③酌情采用缩野或多野照射技术(如颅底野、咽旁野),合理分配各照射野剂量比例。

④严格控制照射的总剂量,保证肿瘤获得高剂量照射,尽可能保护邻近正常组织(如脑干、脊髓、晶体等)免受过量照射。

（2）化学治疗:对于中、晚期病例,放疗后未能控制及复发者,化疗是一种辅助性或姑息性治疗。化疗主要适用于Ⅲ～Ⅳ期鼻咽癌。化疗方案以铂类＋氟尿嘧啶类方案为首选,包括新辅助化疗、同期放化疗、辅助化疗及姑息化疗等。

(3)手术治疗:手术治疗主要指挽救性手术治疗,有其手术适应证和禁忌证。

手术适应证:

①复发性鼻咽癌,病灶相对局限者。

②根治量放疗后局限性鼻咽残留病灶。

③分化高的鼻咽恶性肿瘤,如角化性鳞癌、腺癌等,病灶局限者。

④根治量放疗后颈部淋巴结残留或复发。

手术禁忌证:

①患者全身状况差,不宜手术。

②手术难以完整切除肿瘤,如病变范围广泛侵及颈内动脉及其周围颅底骨质和咽旁间隙甚至颅内等区域。

手术方式上分为针对鼻咽部的挽救性手术和针对颈部淋巴结复发颈部淋巴结清扫术。鼻咽部的挽救性手术有经腭入路、上颌骨掀翻入路等开放性手术入路和经鼻内镜微创入路两种。

(4)中医中药治疗能够配合放疗和化疗,减轻放化疗反应。

(5)免疫治疗及基因靶向治疗尚处于研究阶段,可作为辅助治疗方法。目前研究较多的有表皮生长因子受体抑制剂及血管生成抑制剂。

九、预后

鼻咽癌预后与年龄、病理类型、临床分期等有关。青少年患者一般预后较好。低分化癌预后较高分化癌好。Ⅰ期 5 年生存率约 90%,Ⅱ期 5 年生存率约 75%,Ⅲ期 5 年生存率约 50%,Ⅳ期 5 年生存率约 20%。

十、出院后随访

1. 时间安排　治疗结束后随访,第 1 年:1～3 个月复查 1 次;第 2 年:2～4 个月复查 1 次;第 3～5 年:4～6 个月复查 1 次;>5 年:6～12 个月复查 1 次。

2. 随访内容

(1)常规检查

①鼻咽、头颈部检查。

②鼻咽镜检查。

③EB 病毒血清学检查。

④鼻咽 MRI 和(或)CT 平扫加增强检查。

(2)参考检查:ECT、PET－CT;耳功能检查,包括门齿距、口腔黏膜、颈部皮肤、脑脊髓功能等检查;B 超、胸片检查等。

第四节　扁桃体肿瘤

一、扁桃体良性肿瘤

扁桃体良性肿瘤中,常见的有乳头状瘤、潴留囊肿及血管瘤等,较为少见的有多形性腺瘤、腺瘤、纤维瘤、脂肪瘤、血管瘤、神经鞘瘤及畸胎瘤等。

（一）临床表现

1. 症状

(1)肿瘤较小时一般无症状,多于体格检查时偶然发现。

(2)有时有咽异物感、咽部轻微不适,偶有干咳等症状。

(3)少数较大的肿瘤可出现吞咽、呼吸和发音障碍。

2. 体征　扁桃体乳头状瘤位于扁桃体表面,呈颗粒状或桑椹状,白色或粉红色,多数基底部有蒂,一般仅 3～5mm 大小,发展慢,有时呈簇状多发。儿童乳头状瘤常多发。扁桃体潴留囊肿多位于一侧扁桃体,呈球形或圆球形,有时有蒂,直径一般数毫米,表面光滑、柔软,多为黄白色,内容为干酪样物或黏稠液体。多形性腺瘤表面平滑,呈结节状,肿瘤外有包膜。

（二）诊断及鉴别诊断

1. 诊断　根据肿瘤的外观特点可作出初步诊断,确诊需组织病理学检查。

2. 鉴别诊断　扁桃体良性肿瘤需与扁桃体息肉、局限性扁桃体瘤样增生等非肿瘤性疾病和扁桃体恶性肿瘤鉴别。扁桃体息肉常无症状,发生于扁桃体隐窝或周围,光滑、带蒂、可活动,质软;局限性扁桃体瘤样增生的突出部分的表面及颜色与扁桃体一致,常带蒂或呈结节状。扁桃体恶性肿瘤多为单侧扁桃体肿大,表面溃烂,质较硬,伴下同侧颈淋巴结肿大;也有一侧扁桃体肿大、充血、表面光滑者。

（三）治疗

乳头状瘤一般采用表面麻醉手术切除,也可采用激光切除。对潴留囊肿、有蒂者可局部切除,基底广与扁桃体难以分离者可将扁桃体一并切除。多形性腺瘤可将肿瘤连同扁桃体完整切除。其他良性肿瘤须根据病变特点选择手术治疗方法。

二、扁桃体癌

扁桃体癌是头颈部常见肿瘤,占头颈部肿瘤的 3%～10%;是口咽癌中最常见者,约占口咽癌的 2/3。扁桃体癌是扁桃体恶性肿瘤中最常见的一类。除扁桃体癌外,扁桃体还可发生淋巴瘤、网织细胞肉瘤、横纹肌肉瘤等其他恶性肿瘤。扁桃体癌的好发年龄为 50～70 岁,男性较女性多见。

（一）病因

扁桃体癌的病因有待进一步研究。一般认为,吸烟和饮酒是扁桃体癌的重要发病因素。长期的炎症刺激可能与扁桃体癌的发病有关。近年来越来越多的研究表明部分口咽癌患者不具备吸烟、饮酒等传统致癌因素,而与人乳头状瘤病毒(human papillomavirus,HPV)感染有关,高危型 HPV 感染在扁桃体鳞癌的发生中发挥着重要的病因作用。高危型 HPV 可通过性行为传播到上呼吸消化道,增加 HPV 相关的口咽鳞癌的发病风险。研究提示 HPV 相关口咽鳞癌是一类具有独特的病因和临床病理特点的疾病。国内晚近报道口咽鳞癌患者 HPV 感染率为 16.7%,其中扁桃体癌 HPV 感染率达 25.2%。HPV 阳性的扁桃体鳞癌更易发生于年轻的患者,对放、化疗具有较高的敏感性,疗效较 HPV 阴性者好,复发和死亡风险相对较低,HPV 感染状态有提示预后的意义。

(二)病理学

扁桃体癌常发生于扁桃体黏膜,易向邻近结构蔓延,侵犯磨牙后区域、软腭、舌根、咽侧、咽后壁等,晚期可侵及咽缩肌、咽旁间隙、硬腭、下颌骨等结构。

扁桃体癌的组织学类型以鳞状细胞癌最为多见,其次为淋巴上皮癌。腺癌和未分化癌较为少见。扁桃体癌常发生颈淋巴结转移,转移率为 30%~80%,最常累及 Ⅱ 区淋巴结。未分化癌的恶性程度极高,易发生全身转移。

除扁桃体原发癌外,有文献报道肺腺癌、肺未分化癌、胃腺癌、结肠印戒细胞癌、原发性肝细胞癌、透明细胞性肾细胞癌、甲状腺未分化癌及睾丸精原细胞瘤等多种恶性肿瘤转移至扁桃体。

(三)临床分期

2002 年国际抗癌联盟(UICC)和美国癌症研究联合会(AJCC)第 6 版口咽癌 TNM 分期方案如下。

1. TNM 分期方案

(1)原发肿瘤(T)

T_1:肿瘤最大径≤2cm。

T_2:肿瘤最大径>2cm,但≤4cm。

T_3:肿瘤最大径>4cm。

T_{4a}:肿瘤侵犯喉、舌深层/外肌、翼内肌、硬腭或下颌骨。

T_{4b}:肿瘤侵犯翼外肌、翼板、鼻咽侧壁,或颅底,或肿瘤包绕颈动脉。

(2)区域淋巴结(N)

N_x:区域淋巴结无法评估。

N_0:无区域淋巴结转移。

N_1:同侧单个淋巴结转移,最大径≤3cm。

N_2:同侧单个淋巴结转移,最大径>3cm,但≤6cm;或同侧多个淋巴结转移,最大径均≤6cm;或双侧或对侧淋巴结转移,最大径均≤6cm。

N_{2a}:同侧单个淋巴结转移,最大径>3cm,但≤6cm。

N_{2b}:同侧多个淋巴结转移,最大径均≤6cm。

N_{2c}:双侧或对侧淋巴结转移,最大径均≤6cm。

N_3:转移淋巴结最大径>6cm。

(3)远处转移(M)

M_x:远处转移无法评估。

M_0:无远处转移。

M_1:有远处转移。

2. 口咽癌分期

口咽和下咽分期

0期	T_{is}	N_0	M_0
Ⅰ期	T_1	N_0	M_0
Ⅱ期	T_2	N_0	M_0
Ⅲ期	T_3	N_0	M_0
	T_1	N_1	M_0
	T_2	N_1	M_0
	T_3	N_1	M_0
ⅣA期	T_{4a}	N_0	M_0
	T_{4a}	N_1	M_0
	T_1	N_2	M_0
	T_2	N_2	M_0
	T_3	N_2	M_0
	T_{4a}	N_2	M_0
ⅣB期	T_{4b}	任何 N	M_0
	任何 T	N_3	M_0
ⅣC期	任何 T	任何 N	M_1

(四)临床表现

1. 症状

(1)咽部不适和咽异物感:小的扁桃体癌通常无症状。随着肿瘤的增大,可出现咽部不适、咽异物感等早期症状。

(2)咽痛:一侧自发性咽痛,吞咽时明显,可放射至同侧耳部。

(3)吞咽困难:肿瘤增大阻塞咽腔或侵犯软腭、舌根或磨牙区,影响吞咽动作的协调而出现吞咽困难,严重时影响呼吸和言语。

(4)吐出分泌物带血:肿瘤所致的溃疡可有少量出血,可伴有口臭等症状。

(5)耳鸣、听力减退:肿瘤侵犯鼻咽和软腭,影响咽鼓管功能。

(6)颈淋巴结肿大:扁桃体癌患者易出现颈部淋巴结转移,可为首发症状或主要就诊时的主要症状。

(7)远处转移表现:晚期可出现远处转移,肺是最常见的转移部位,肝、骨等远处转移相对较少。纵隔转移认为属远处转移。

2. 体征　扁桃体癌多呈外生性生长或呈溃疡状。易累及腭舌弓,也可累及舌根及咽后壁等口咽部结构、侵犯磨牙三角区及颊黏膜等口腔结构;向深部侵犯可累及下颌骨、舌咽神经、舌神经、下牙槽神经等,出现牙齿松动、吞咽困难及感觉障碍;向后可侵犯腭咽弓、累及翼肌出现张口困难;向侧方可经咽旁间隙侵犯颅底,导致脑神经症状。扁桃体癌最常转移的颈淋巴

17

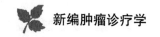

结为Ⅱ区,其次是Ⅰ区和Ⅲ区淋巴结和咽后淋巴结、咽旁淋巴结,再逐级向较远的淋巴结转移;有些患者可出现对侧淋巴结转移。

（五）辅助检查

1.内镜检查　纤维鼻咽喉镜检查有助于进一步明确肿瘤的原发部位、原发灶的情况。由于扁桃体癌患者同时存在多原发性肿瘤的可能性,需仔细检查上呼吸消化道是否存在多原发灶。

2.影像学检查　颈部增强CT扫描对评估扁桃体癌原发灶的范围、了解原发灶的周围的状况和有颈部淋巴结转移情况有重要意义。CT扫描显示扁桃体癌初期表现为不规则肿块突向口咽腔呈浸润性生长,边界常不清晰,易伴发感染和坏死;肿块较大时多与周围结构分界不清,周围间隙内脂肪界面消失,正常结构被异常密度或信号的肿瘤取代,口咽腔有不同程度的变形;扁桃体癌易沿咽旁间隙、血管或肌束间隙向周围组织侵犯,病灶较大时将腭舌沟向前推移,并进一步侵犯舌根、口底;扁桃体癌颈部淋巴结转移发生率较高,不规则环形强化伴中央低密度或低信号区为颈部淋巴结转移的典型影像表现。MRI扫描有助于进一步了解周围软组织、脑神经及硬脑膜等受累情况,以便确定能否手术切除。

（六）诊断及鉴别诊断

1.诊断　对咽部不适、异物感、持续轻微咽痛经药物治疗无效或症状加重者应警惕扁桃体癌的可能。查体应注意观察扁桃体的大小、形态,有无肿物和溃疡;观察舌体的活动度、腭部的运动情况,间接喉镜检查喉咽部是否受累。对扁桃体、腭舌弓、腭咽弓、舌根、口腔等仔细触诊,检查质地、压痛、有无血性分泌物等;咽部和颈部双合诊检查咽旁间隙是否受累;检查三叉神经第三支分布区域有无感觉减退;检查颈部有无肿大的淋巴结。病变部位的活检是扁桃体癌确诊必须的手段;即使颈部淋巴结活检确诊为癌,扁桃体原发灶的活检也是必需的。

2.鉴别诊断　扁桃体癌需与扁桃体炎、扁桃体良性肿瘤和扁桃体淋巴瘤等疾病鉴别。典型的扁桃体炎呈双侧性、扁桃体常有脓栓,有急性咽部感染反复发作等病史,扁桃体质软;而扁桃体癌多为单侧扁桃体肿大,常有溃疡形成,质地较硬,生长较快,可侵犯软腭等周围组织,可伴有淋巴结肿大。扁桃体良性肿瘤病程较长、生长较缓慢,质软或质韧,表面无坏死物;扁桃体淋巴瘤多为黏膜下肿物,多数无溃疡,少数可发生溃疡,溃疡后与癌相似,淋巴瘤可出现多部位淋巴结肿大,可累及全身的淋巴结及多个脏器。扁桃体癌与上述疾病的鉴别最终靠病理检查。

（七）治疗

扁桃体癌的治疗包括放疗、化疗和手术等方法。必须根据肿瘤的分期、患者的治疗要求和患者的全身情况综合考虑,治疗相应的治疗方案。扁桃体癌的预后相对较差,易发生颈淋巴结转移,治疗常需多学科协作完成。手术已不再是一线的治疗手段,在许多医疗中心,放射治疗和化疗已成为首选的方法,手术则作为放化疗失败的挽救治疗。多主张以放射治疗和手术挽救为主要的治疗方式。

一般而言,目前对扁桃体癌的治疗,Ⅰ、Ⅱ期病变可单纯放疗或外科手术,两者生存率相近;因放射治疗效果较好,功能保存更好,常被作为首选。单纯外照射放疗已成为大多数早期病变的治疗选择。T_1或T_2的早期病变,无或伴有小的颈部淋巴结转移(N_0或N_1)患者,可行根治性放射治疗。由于Ⅲ、Ⅳ期患者放疗的效果较差,故强调Ⅲ、Ⅳ期病变应采取综合治疗,如放疗加手术,或手术加放疗。

扁桃体癌的手术方法包括①经口切除:主要用于表浅和较小的扁桃体原发癌。②经咽侧切开:适用于累及软腭及舌根的扁桃体癌。③联合径路:包括下颌骨部分切除,咽侧切开和经口腔切除,适用于中等大小或范围较大的扁桃体癌。这些手术方法也适用于化疗和放疗后肿瘤残存或肿瘤复发的患者。

对于有颈部淋巴结转移的扁桃体癌患者,应行颈淋巴结清扫术。对于治疗前颈淋巴结转移较严重者,在化疗和放疗结束后无论缓解情况如何,均应行计划性颈清扫术。对于颈部淋巴结 N_0 的患者,不同学者有不同的主张,包括①随诊观察;②择区性颈清扫术;③选择性放疗。

(八)预后

扁桃体癌早期病变预后较好,有报道经放疗后Ⅰ期病变 5 年生存率达 100%,Ⅱ期 5 年生存率达 80%左右。N_1 病变患者经放疗后也可取得较好的治疗效果。晚期患者总的 5 年生存率 20%～60%,因此强调与手术的综合治疗。

三、扁桃体淋巴瘤

扁桃体是淋巴瘤的好发部位。淋巴瘤(lymphoma)是一组起源于淋巴结或其他淋巴组织的恶性肿瘤,是恶性淋巴瘤(malignant lymphoma)的简称。淋巴瘤可分为霍奇金淋巴瘤(Hodgkins lymphoma,HL)和非霍奇金淋巴瘤(non－Hodgkins lymphoma,NHL)两大类。扁桃体淋巴瘤的病理类型以 NHL 常见,HL 少见。据报道,扁桃体 NHL 约占全身淋巴瘤的 4.7%,占头颈部淋巴瘤的 35.0%,60.0%～75.0%的咽环淋巴瘤为扁桃体 NHL。

(一)病因

淋巴瘤病因复杂,50%左右的病因尚未完全阐明。一般认为感染、免疫因素在淋巴瘤的发生过程中起重要作用,物理、化学及遗传因素也有重要作用。

(二)病理

不同类型和亚型的淋巴瘤的临床表现、治疗和预后各不相同,而同一类淋巴瘤则有较为一致的临床特点和生物学行为。

(三)临床表现

1.全身症状 可有发热、贫血、消瘦、盗汗及衰竭等症状。

2.咽部表现 咽部异物感。扁桃体肿大,常呈结节性增殖,质韧,不易出血,少数可有破溃。可有吞咽困难。

3.淋巴结肿大 颈部及锁骨上淋巴结肿大,腋窝、腹股沟淋巴结也可肿大。常为对称性和多发性。可伴有纵隔、肺门等深部淋巴结肿大。

4.其他 扁桃体淋巴瘤常有腹腔内淋巴结及腹腔脏器受累,尤其是胃。

(四)辅助检查

1.全身检查 包括血常规、肝肾功能、血清乳酸脱氢酶、红细胞沉降率、心电图,以及胸腔、腹腔、盆腔的检查。

2.CT 和 MRI 扫描 扁桃体淋巴瘤 CT 和 MRI 表现具有特征性,均表现为类圆形等密度(等信号)软组织肿块,密度均匀,无钙化、囊变或坏死,向口咽腔突出生长,肿块轮廓规整,可轻度强化,一般无咽旁间隙及相邻结构受侵犯。多数可发现同侧颈深部淋巴结肿大,肿大

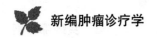

淋巴结的形、密度(信号)改变与扁桃体原发灶相似。

（五）诊断

扁桃体淋巴瘤的诊断靠组织病理学。经典的组织形态学观察，结合部分现代病理技术的应用是临床诊断淋巴瘤的唯一"金标准"。

（六）治疗

扁桃体淋巴瘤的治疗通常采用化疗，有些患者需采用化疗和放射治疗。外科操作仅限于活检进行组织学诊断。

第五节　下咽部肿瘤

一、下咽癌

下咽癌是原发于下咽区的恶性肿瘤，以鳞状细胞癌为主，依其发生部位可分为梨状窝癌、环后癌和下咽后壁癌。

（一）流行病学

下咽癌在临床上较为少见，年发病率为 0.17～0.8/10 万，占头颈部恶性肿瘤的 1.4%～5.0%，占全身恶性肿瘤的 0.5%。下咽癌多发生于梨状窝区，下咽后壁区次之，环后区最少。50～70 岁为高发年龄，但近年来有年轻化趋势。总体来看，男性患者远多于女性，梨状窝癌和下咽后壁癌多见于男性，而环后癌女性较多发。

（二）病因学

1. 吸烟、饮酒　导致头颈部肿瘤已成共识，在下咽癌，饮酒的相关性要高于吸烟。

2. 遗传因素　部分患者呈现家族性头颈部恶性肿瘤聚集发病。

3. 营养因素　有文献报道 Plummer－Vinson 综合征(多发生于低血红蛋白性贫血的中年妇女)易导致患者罹患环后癌。

4. 病毒感染　人类乳头状瘤病毒感染可引起头颈部鳞状细胞癌。

（三）病理与病理生理学

95% 以上为鳞状细胞癌，且大部分肿瘤分化程度差，易发生局部扩散及淋巴结转移。

1. 局部扩散　梨状窝外侧壁癌常早期侵及甲状软骨后部，向外穿过甲状软骨或环甲膜侵及甲状腺，亦可绕过甲状软骨后缘侵及喉外组织或甲状腺，向内可于黏膜下扩展经咽后壁或环后区前壁累及对侧梨状窝，向上扩展侵入舌根部和扁桃体，少数病例可向下侵及颈段食管。

梨状窝内侧壁癌常易向内扩展侵及喉部，沿杓状软骨后或外侧生长侵及环杓关节，循黏膜扩展累及杓状会厌襞、杓区、喉室带及向后累及环后区，亦可向前直接侵入声门旁间隙。晚期全部梨状窝、下咽后壁、对侧梨状窝、甲状软骨、甲状腺、颈部软组织及颈段食管均可受累，而会厌前间隙常会幸免。

环后癌多呈外生菜花样或结节状，常伴中心性溃疡，周围可有黏膜下浸润，向前易侵及环杓后肌、环状软骨、杓状软骨及环杓肌，进而侵及梨状窝、甲状腺、气管和喉返神经，引起单侧声带麻痹。向下侵及颈段食管，但很少累及椎前筋膜。

下咽后壁癌多沿咽后壁向上下迅速扩展，并易向后浸润生长，晚期可扩展累及侧壁。肿瘤易向下累及食管,但较少侵入椎前肌。肿瘤常于黏膜下广泛扩散,向上侵入口咽及鼻咽,直接侵及颈椎和颅底者少见,下咽后壁癌常有多发癌灶。因下咽腔较宽敞,肿瘤发生早期对吞咽功能影响不大,至出现较明显的吞咽困难时,往往提示食管已受累及。

2.颈部淋巴结转移 颈淋巴结转移是下咽癌重要的预后因素。Ⅱ、Ⅲ区是下咽癌常见的转移部位,其次Ⅳ区。环后癌可向气管旁淋巴结转移,造成全喉切除后的造瘘口复发。下咽后壁癌可向咽后淋巴结转移,咽后淋巴结的交通可能是出现对侧转移的因素。

3.远处转移 晚期的下咽癌可导致肺、骨等远处转移。

(四)临床表现

1.喉咽部异物感 喉咽部异物感是喉咽癌患者最常见的初发症状。

2.吞咽疼痛可向耳部放射,合并感染或侵犯血管时可加剧。

3.吞咽不畅或进行性吞咽困难。

4.声嘶 肿瘤侵犯喉部,可伴有不同程度的呼吸困难。

5.咳嗽或呛咳,常出现痰中带血。

6.颈部肿块。

7.喉咽癌晚期时患者常有贫血、消瘦、衰竭等恶病质的表现。肿瘤侵犯颈部大血管时可发生严重的出血。

(五)诊断

下咽癌的诊断需要结合临床表现及多种下咽癌辅助检查。其有价值的诊断手段见表1－1。

表1－1 下咽癌的诊断及多种辅助检查

间接喉镜检查/电子喉镜检查	明确肿瘤部位及环杓关节运动
增强 CT	明确肿瘤的范围及淋巴结转移情况
MRI	同增强 CT 但诊断价值不如前者
病理组织活检	下咽癌确诊的标准
PET	对高度怀疑远处转移者可行 PET 明确

(六)分期

见表1－2。

表1－2 下咽癌分期

T	T_x	原发肿瘤无法评估
	T_0	无原发肿瘤证据
	T_{is}	原位癌
	T_1	肿瘤局限于下咽的一个解剖亚区并且最大径≤2cm
	T_2	肿瘤侵犯超过下咽的一个解剖亚区或邻近解剖区,或最大径>2cm,但≤4cm,无半喉固定
	T_3	肿瘤最大径>4cm 或半喉固定
	T_{4a}	肿瘤侵犯甲状/环状软骨、舌骨、甲状腺、食管或中央区软组织
	T_{4b}	肿瘤侵犯椎前筋膜,包绕颈动脉或累及纵隔结构

（续表）

	N_x	区域淋巴结无法评估
	N_0	无区域淋巴结转移
	N_1	同侧单个淋巴结转移,最大径≤3cm
N	N_2	同侧单个淋巴结转移,最大径>3cm,但≤6cm;或同侧多个淋巴结转移,最大径均≤6cm;或双侧或对侧淋巴结转移,最大径均≤6cm
	N_{2a}	同侧单个淋巴结转移,最大径>3cm,但≤6cm
	N_{2b}	同侧多个淋巴结转移,最大径均≤6cm
	N_{2c}	双侧或对侧淋巴结转移,最大径均≤6cm
	N_3	转移淋巴结最大径>6cm
	M_x	远处转移无法评估
M	M_0	无远处转移
	M_1	有远处转移

$M=M_0$	T_1	T_2	T_3	T_{4a}	T_{4b}
N_0	I	II	III	IVA	T_{4b}
N_1	III	III	III	IVA	T_{4b}
N_2	IVA	IVA	IVA	IVA	T_{4b}
N_3	T_{4b}	T_{4b}	T_{4b}	T_{4b}	T_{4b}

注:$M=M_1$,均为IVC期。

（七）治疗

下咽癌的治疗有手术治疗、放化疗、生物治疗以及上述治疗措施的组合。下咽癌治疗始终围绕着患者获得更高的生存率和保喉率。传统的治疗下两者是此消彼长的,但随着对下咽癌生物学行为研究的不断深入,在保持生存率的基础上提高保喉率也是可行的。目前国内外的基本共识是,外科治疗是下咽癌的最佳治疗措施,对有手术机会的患者仍应行以手术为中心的治疗计划。

1.下咽癌的外科切除　依据范围的不同可分为:单纯的咽部分切除术;保留喉功能的咽部分切除术;全喉咽部分切除术;全喉全下咽切除术;全喉全下咽全食管切除术。

（1）单纯的咽部分切除术适应证较为局限,仅适用于少数 T_1 期下咽后壁癌等,可由颈咽侧或会厌谷入路暴露肿瘤,以裂层皮片或人工组织修补创面。文献报道对 T_1 期下咽癌,尤其是下咽后壁区、杓会厌皱襞外侧区肿瘤采用 CO_2 激光手术,术后辅以放疗也获得较佳的效果。但激光应用于下咽癌手术时,肿瘤的暴露及安全边界的控制仍需注意。

（2）保留喉功能的下咽癌切除术建立在对下咽癌生物发展规律不断的深入理解和术式选择理念的转变上。绝大多数的下咽癌发展多有规律可循,因而对癌肿的安全切缘更有方向性,而非一味在数值上追求切缘的足够。传统的下咽癌手术术式选择以 TNM 分期为依据,但这种分期并无法体现肿瘤的个体差异,同样 T_2 分期的肿瘤并非都能实现喉功能的保留。

与之相比,在保证切缘的情况下,喉功能区(环杓关节区)和喉软骨支架在考虑是否行喉功能保留手术时更为重要,无论T分期,只要上述两点满足皆可考虑行保喉手术。

①梨状窝外侧壁癌:自患侧胸骨舌骨肌外缘分离该肌深面,将其拉向对侧暴露喉体,游离患侧甲状腺,结扎其分支血管。切除患侧舌骨大角,于甲状软骨后缘切开咽下缩肌,向前剥离暴露甲状软骨后半纵行切开。根据肿瘤不同的原发部位和侵犯范围,分别选择于梨状窝外侧壁、会厌谷、梨状窝尖或食管入口等处切开黏膜,进入咽腔,沿梨状窝外侧壁后缘纵行切开,充分暴露肿瘤。直视下将患侧受累的甲状腺、甲状软骨板后1/3、梨状窝外侧壁及部分前壁和下咽后壁一并切除。

②梨状窝内侧壁癌:咽侧入路进入咽腔。直视下逐步扩大下咽外侧壁切口,沿肿瘤前外缘向下切开下咽外侧壁至肿瘤下极,再于肿瘤下极向上沿肿瘤深面紧贴环状软骨表面向上分离,如环状软骨受累,可将受累软骨切除,软骨内侧组织因软骨屏障多数未受累及而可予以保留。术者可将示指放在患者的喉腔内,这样可以更准确地分离甲状软骨板、声门旁间隙及肿瘤;如声门旁间隙饱满,紧贴甲状软骨内侧已有肿瘤累及,声带固定或活动受限较重,可于喉室、室带前缘或会厌根进入喉腔,再从喉腔侧将患侧半喉包括声带、喉室、室带、声门旁间隙与梨状窝肿瘤整块切除;如声门旁间隙受累较轻,声带活动正常或轻度受限,则可保留声带,切除喉室、室带和声门旁间隙,或视情况仅切除声门旁间隙,保留声带、喉室及室带的黏膜。切开患侧环后区或梨状窝内侧壁后部黏膜,将梨状窝肿瘤与受累的部分喉组织整块取下。

③下咽后壁癌:咽侧入路视野暴露充分,操作空间较大,适用于大多数下咽后壁癌的切除。进入咽腔后,直视下纵行扩大咽侧切口,直至充分暴露肿瘤上下极。分离解剖咽后间隙,探查有无咽后淋巴结肿大。以手指伸入咽后间隙内钝性分离,将肿瘤深部与椎前筋膜分离。再自肿瘤下极向上分离,注意探查食管入口有无累及。如肿瘤累及该侧梨状窝,可于肿瘤下极向上沿肿瘤深面紧贴环状软骨表面向上分离;如环状软骨受累,可将受累软骨切除,软骨内侧组织多可保留。于肿瘤上极横断咽后壁黏膜,使肿瘤上下极及患侧均充分游离,再切除肿瘤对侧,应注意保护对侧颈动脉。

④环后癌:于梨状窝外侧壁避开肿瘤进入咽腔,完整显露肿瘤后,于其外侧垂直切开梨状窝内侧壁黏膜,下达梨状窝尖和颈段食管,深至环状软骨表面。若肿瘤为外生型局限性的T_1病变,可紧贴软骨表面完整切除后尝试性行喉功能重建,注意保护环杓后肌和环杓关节,以襞裂区的黏膜适度游离向下及梨状窝尖和食管入口黏膜游离向上来修补环后区的缺损。但环后癌的手术不易勉强行保喉手术,一旦探查环状软骨受侵犯宜行全喉切除术,或喉气管瓣成形术。

(3)全喉咽部分切除术:适用于绝大多数环后癌及部分梨状窝内侧壁T_3病变,肺功能差者可能无法耐受,术后误吸者也可考虑该术式。不同于喉癌的全喉切除术,依据喉的解剖亚区的划分及双侧的相对独立引流,可以保留喉的前半或健侧半制作喉瓣修补咽壁缺损。

(4)全喉全下咽切除:下咽的环周受累较为少见,但下咽的多中心病灶可造成切除后的环周缺损。晚期的下咽癌可向颈段食管侵犯,需要切除部分颈段食管,甚至全食管剥脱。

2.上消化道的重建 保留及不保留喉功能的下咽癌切除术均涉及上消化道的重建。下咽及食管的常用修复材料有:喉气管瓣、胸大肌肌皮瓣、结肠上徙、游离空肠、胃上提、胸三角皮瓣、颈阔肌皮瓣、胸骨舌骨肌筋膜瓣、胸锁乳突肌骨膜瓣等。

多数情况下,直接将梨状窝及下咽侧后壁残余黏膜缝合即可关闭下咽腔。若患侧梨状窝近全部切除且患侧下咽后壁黏膜缺损较大,可采用胸大肌肌皮瓣、胸三角皮瓣或颈阔肌皮瓣修复下咽缺损。后二者关闭咽腔时,需将皮瓣蒂部切除部分表皮,形成创面,再与下咽黏膜切缘缝合,操作稍有不便,近来已较少应用。梨状窝癌累及尖部时,需切除部分颈段食管。若颈段食管仅切除 1 个侧壁,且局限于食管入口以下 2cm,则仍可采用胸大肌肌皮瓣修复。但需吻合成斜面,防止吻合口狭窄。既往学者们曾强调尽量恢复双侧梨状窝的对称性,对患侧梨状窝考虑进行修复重建;近年来临床实践发现,在环后区和健侧梨状窝完整的情况下,一侧梨状窝缺失对吞咽功能的恢复影响并不是明显。术后对部分患者进行纤维喉镜检查时发现,患侧下咽侧壁甚至已接近中线,而患者并未发生吞咽功能不良,亦未发生误咽。因此,在对喉口进行适当处理后,患侧梨状窝并非一定要进行重建修复,但其前提是吻合口一定要宽敞。

但当切除范围超出了患侧梨状窝时,如扩大至下咽后壁、环后区或颈段食管时,则需进行下咽和食管的重建,可考虑采用胸大肌肌皮瓣、游离的前臂皮瓣、胃、结肠等重建方法进行。缝合时一定将黏膜与周围组织一起与胃肠吻合,同时注意吻合口不宜太大,以减轻反流。颈段食管部分切除后,残余食管黏膜不能过分游离,以免损伤血供,并使食管切缘形成斜面,再与胸大肌肌皮瓣缝合,以防止吻合口狭窄。

若术前估计可能会用到喉气管瓣,可先不行气管切开,以免破坏气管,使喉气管瓣利用困难。先经口行气管插管,切除肿瘤后,再于适当位置横断气管,制成喉气管瓣。喉气管瓣手术中,会厌常需切除弃用。杓状软骨一定要切除,否则会影响吞咽功能。为保证喉气管瓣的血供,应至少保留一侧喉上动脉。

梨状窝外侧壁癌切除有时需切除部分下咽后壁黏膜,由于咽下缩肌被切除或切断,下咽黏膜失去了咽肌的附着而向对侧收缩,组织缺损显得相对较大。可将下咽侧后壁黏膜向患侧牵拉缝合于椎前筋膜。为减小缝合时对黏膜的拉力,应先缝合黏膜下组织,再缝合黏膜。术中将下咽后壁黏膜纵行切缘横行缝合,以加宽下咽后壁,并能防止成形的下咽侧壁过度内移,影响吞咽。若吻合口外侧仍有较大腔隙,可将胸锁乳突肌自上端切断内侧 1/2,将单蒂的肌瓣填塞于腔隙处,也可用患侧保留的甲状腺侧叶牵拉至此处填塞死腔。

3. 颈淋巴结的处理 N_0 的病例需要行患侧 Ⅱ、Ⅲ区的择区性颈清扫,N_+ 的患者需行患侧的择区性或根治性颈清扫,对环后癌及下咽后壁癌还需探查气管旁及咽后淋巴结。

并发症的预防及处理:

(1)咽瘘是术后最常见和棘手的并发症。咽瘘一旦发生,患者的住院时间将大为延长,许多患者因此而延误术后放疗的最佳时机。术中关闭下咽时,注意将黏膜固定缝合于黏膜下组织或甲状软骨板后缘,使黏膜有依托,黏膜外无死腔,并能防止咽腔运动时黏膜撕脱,形成咽瘘。下咽关闭后,吻合口外侧的组织缺损可用单蒂胸骨舌骨肌肌筋膜瓣、甲状腺或单蒂胸锁乳突肌肌瓣填补,以尽量减小死腔。同时,死腔内放置有效的负压引流是避免死腔积液咽瘘形成的最有力措施之一。颈清扫术后,颈动脉容易内移,可用胸锁乳突肌将颈动脉包裹缝合,使之与下咽吻合口隔离。

(2)吞咽困难也是经常出现的并发症。咽食管相接处吻合口狭窄是造成吞咽困难较常见的原因。为此,咽食管黏膜吻合时应尽量扩大吻合面呈斜形,以减少因瘢痕增生导致的狭窄。此外,结肠上徙患者术后吞咽肌肉不协调、喉气管瓣代下咽手术后因喉气管瓣组织无吞咽功能,也可出现较为明显的吞咽困难。术中应尽量扩大吻合口,以期食物借重力作用顺利通过咽腔。如有吻合口狭窄出现,轻者可通过食管镜扩张得到改善,重者需再行手术整复。

4.下咽癌的放化疗　对于 T_{is} 及 T_1 患者可考虑行放疗,且效果不亚于手术治疗。绝大多数病例,放疗是作为手术的辅助手段,可在手术前或手术后。术前放疗的剂量在 45～50Gy,而术后放疗在 60Gy,对于切缘阳性或淋巴结包膜外侵者需追加 6～7Gy 的剂量。由于放疗后的炎症反应,绝大多数外科医师选择术后放疗。相对单纯放疗,同步放化疗以及超分割的方案疗效及耐受度更好。

放疗的适应证可归结为: T_1 病变,尤其外生肿物; T_3、T_4 患者术前计划性放疗;术后的辅助放疗;不能手术或复发患者的姑息性放疗;病例为低分化癌或未分化癌患者均应行放疗。

其他治疗措施,如生物疗法,EGFR 单克隆抗体 Cetuximab 已经开展了临床前期应用。

(八)预后

下咽癌是上呼吸消化道恶性程度最高的肿瘤之一,临床统计 5 年生存率在 25％～40％。其预后差的主要原因为:位置隐蔽,症状出现较晚;局部呈侵袭性生长并沿黏膜下浸润扩散;易发生淋巴结转移;也可发生远处转移。

二、下咽其他良恶性肿瘤

其他下咽部少见的恶性肿瘤有恶性软组织肿瘤、淋巴瘤等。恶性软组织肿瘤包括纤维肉瘤、恶性纤维组织细胞瘤(malignant fibrous histiocytoma,MFH)、骨骼肌肉瘤等,临床罕见。无特殊发病年龄段,症状表现类似下咽癌,但病史一般较短。治疗可以选择外科手术,但多需肿瘤科的联合治疗。下咽部原发淋巴瘤非常罕见,但可有转移性肿瘤,治疗多采用肿瘤科治疗。黑色素瘤、软骨肉瘤等极为罕见。

下咽部良性肿瘤有乳头状瘤、血管瘤、横纹肌瘤、脂肪瘤、神经纤维瘤等。

下咽乳头状瘤是下咽部常见的良性肿瘤,人类乳头状瘤感染是其重要发病因素,任何年龄均可,在儿童和 20～40 岁成人常见。男女比例相当,男性略高。表现为质软、有蒂、呈丛状的指突起样或为无蒂的圆隆起样病损。常于检查咽部时发现,表现为吞咽阻挡感等,治疗可以激光烧灼,但有复发和恶变可能。

血管瘤可发生于下咽后壁、构会厌皱襞外侧等位置,可分为毛细血管型和海绵状型,成人多为海绵状血管瘤。患者常感咽部不适或异物感,治疗首选支撑喉镜下的切除,也可选择硬化剂注射等。

横纹肌瘤为一种良性间充质肿瘤,可分为胎儿型、中间型、成人型。成人型横纹肌瘤表现为棕黄色的多结节状,表现为吞咽症状,治疗应选择保守但彻底的切除。

其他下咽部良性肿瘤较为罕见,部分患者甚至终身无症状生存。

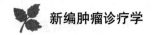

第六节 腮腺肿瘤

腮腺是三对大唾液腺中最大的腺体。大约 80% 的唾液腺肿瘤发生在腮腺。腮腺肿瘤中约 80% 为良性,而在这些良性肿瘤中大约 80% 为多形性腺瘤。腮腺恶性肿瘤以黏液表皮样癌居首位,其次为腺样囊性癌、恶性混合瘤、各型腺癌及腺泡细胞癌等。

一、病理

腮腺肿瘤以上皮性肿瘤多见,约占 90% 以上。目前对腮腺上皮性肿瘤的病理分类国内外尚不完全一致。1990 年世界卫生组织提出了试行的涎腺肿瘤病理组织分类(表 1-3)。

表 1-3 涎腺肿瘤病理学分类(WHO 试行)

1.腺瘤	2.14 癌在多形性腺瘤中
1.1 多形性腺瘤	—非侵袭癌
1.2 肌上皮细胞瘤	—侵袭性癌
1.3 基底细胞瘤	—癌肉瘤
1.4 腺淋巴瘤	—转移性多形性腺瘤
1.5 嗜酸粒细胞瘤	2.15 肌上皮细胞癌
1.6 小管腺瘤	2.16 未分化癌
1.7 皮脂腺瘤	—小细胞癌
—皮脂淋巴腺瘤	—未分化癌伴淋巴样基质
1.8 导管乳头状瘤	2.17 其他类型癌
—内翻型导管乳头状瘤	3.非上皮细胞瘤
—导管内乳头状瘤	3.1 血管瘤
—乳头状涎腺瘤	3.2 脂肪瘤
1.9 囊腺瘤	3.3 神经元肿瘤
—乳头状	3.4 其他良性间质肿瘤
—黏液状	3.5 肉瘤
2.癌	4.恶性淋巴瘤
2.1 腺泡细胞癌	4.1 涎腺实质内结外淋巴瘤
2.2 黏液表皮样癌	4.2 涎腺淋巴结淋巴瘤
—高分化	5.继发肿瘤
—低分化	6.未分类肿瘤
2.3 腺样囊性癌	7.肿瘤样疾病
—腺样/管状	7.1 涎腺良性肿大
—实体	7.2 嗜酸细胞增多症

（续表）

2.4 低度恶性多形性腺癌	7.3 坏死性涎腺化生(涎腺梗阻)
2.5 上皮—肌上皮细胞癌	7.4 良性淋巴上皮病
2.6 涎腺导管癌	7.5 涎腺囊肿
2.7 基底细胞腺癌	一小涎腺黏液囊肿
2.8 皮脂腺癌	一涎腺导管囊肿
2.9 嗜酸粒细胞癌	一淋巴上皮性囊肿
2.10 乳头状囊腺癌	一发育不全(多囊)疾病
2.11 黏液腺癌	7.6 慢性硬化性颌下腺炎
2.12 腺癌,NOS	7.7 艾滋病的囊性淋巴增生
2.13 鳞状细胞癌	

1. 常见良性肿瘤

（1）多形性腺瘤：多形性腺瘤也称混合瘤，是腮腺肿瘤中最常见的一种。混合瘤的大体标本呈圆形或卵圆形，表面光滑或呈结节状，具有包膜，厚薄不均，有时包膜不完整。切面实质性，灰白色，有时含有囊腔，并含有半透明的黏液样物质。组织学特征为肿瘤上皮细胞呈片块状或条束状，排列成腺管样或分散在黏液和软骨样基质中。腮腺混合瘤具有潜在的恶性生物学行为，如肿瘤包膜不完整，有的包膜内有肿瘤浸润，甚至在周围的腺组织内可见有肿瘤的瘤芽。所以，临床上将腮腺混合瘤视为"临界性肿瘤"，即界于良性与恶性之间的肿瘤。

（2）腺淋巴瘤：又称淋巴乳头状囊腺瘤或 Warthin 瘤。在腮腺良性肿瘤中的发病率仅次于多形性腺瘤，占腮腺肿瘤的 6%～10%。腺淋巴瘤多发生于腮腺的下极，男女比例为(3～5)∶1，患者以 50～60 岁以上的老年人居多。肿瘤呈圆形或椭圆形，边界清楚，表面光滑，可活动，质地较软，可有囊性感。肿瘤生长缓慢，可达数十年之久。肿瘤可多中心起源，10%～20%病例可在腮腺内呈多发性，5%～10%可双侧性，可同时或不同时出现，恶变极为少见。

（3）乳头状囊腺瘤：乳头状囊腺瘤虽为良性肿瘤，但可恶变。肿瘤生长缓慢，有包膜，但不完整，可侵入周围腺体内。

（4）基底细胞瘤：基底细胞瘤是一种发病率不高的涎腺上皮性肿瘤，也有人称之为单形性腺瘤。本病生长缓慢，好发于腮腺和上唇。发病年龄以 40～49 岁最多，患者表现为局部肿块而多数无自觉症状。

肿瘤形态呈圆形或椭圆形，表面光滑，具完整包膜，与周围组织界限清晰。切面多为实质性或实质性与囊性并存，多呈灰白色，少数为褐色或粉红色。

（5）嗜酸细胞腺瘤：嗜酸细胞腺瘤较少见，约占涎腺肿瘤的 1%，主要发生在腮腺。本病好发于老年女性，肿瘤生长缓慢，临床表现似多形性腺瘤，呈圆形或卵圆形肿块，可活动，无痛，触之质硬，手术切除后很少复发，极少恶变。

2. 常见恶性肿瘤　腮腺恶性肿瘤以黏液表皮样癌、腺样囊性癌、恶性混合瘤、腺泡细胞癌和腺癌等最为多见。而来源于间叶组织的肉瘤(如淋巴肉瘤等)极为少见。

（1）黏液表皮样癌：是最常见的腮腺恶性肿瘤，好发于 40～50 岁，女性较男性多见。黏液表皮样癌恶性程度不一,低度恶性者病程较长,生长较局限;中度及高度恶性者呈浸润性生长,病程较短。大体上,分化较好的黏液表皮样癌可有包膜,但多数不完整,甚至完全无包膜,切面呈灰白色或浅粉红色。约有半数患者可见大小不等的囊腔,内含透明黏液,有时黏液黏稠呈胶冻状。分化较差的黏液表皮样癌无包膜,与正常组织界限不清,切面灰白色,质地均匀较硬,常见出血灶及坏死灶。组织学上肿瘤主要由黏液细胞、表皮样细胞和中间细胞组成。高度分化的黏液表皮样癌中,黏液细胞及表皮样细胞较多,但中间细胞较少。低度分化者,主要为中间细胞和表皮样细胞,黏液细胞较少。低度恶性黏液表皮样癌(高度分化)彻底手术切除预后较好,5 年生存率在 90% 左右。高度恶性的黏液表皮样癌(低度分化)预后较差,5 年生存率为 25%～30%。

(2)腺样囊性癌:腺样囊性癌是仅次于黏液表皮样癌的常见恶性肿瘤。本病生长缓慢而局部侵袭性强,易侵犯神经,术后复发率高。患者以 30～50 岁居多,男女发病率无大差别。

腺样囊性癌大体上为呈圆形或卵圆形,边界清楚,包膜多不完整,易浸润周围组织,质地较硬而脆。切面呈灰白色或灰黄色,黏液少见,有时可见出血及小囊腔。组织学上肿瘤由腺上皮细胞及肌上皮细胞所组成。肿瘤细胞的排列方式可为筛状型、管状型和实质型。

(3)恶性混合瘤:恶性混合瘤大多为长期存在的良性混合瘤基础上发生恶变,少数为原发恶性混合瘤。本病以 50 岁左右的患者多见,男性多于女性,主要发生在腮腺,约占腮腺恶性肿瘤的 17%。

大体上,外形呈不规则结节状,质地硬,大部分包膜不完整或无包膜,有不同程度地侵犯周围组织而与之黏连。切面呈灰白色,颗粒状,质较脆,无黏液软骨样组织,常伴变性、坏死、出血及囊性变。良性混合瘤恶变者,组织学上可见在同一肿瘤结构中,既能看到混合瘤成分,又能看到有明显恶性成分。其特征为异形性细胞,胞核大,胞质比例增加,核膜增厚,核仁明显。原发性恶性混合瘤在镜下可见混合瘤结构,但细胞丰富,核大小不等,并有较多核分裂象和局灶性出血坏死等。

(4)腺泡细胞癌:腺泡细胞癌是一种低度恶性的肿瘤。临床上较少见,占腮腺恶性肿瘤的 12%。患者多为 30～50 岁的中年人,女性多于男性,男女比例为 2∶1。肿瘤生长缓慢,可达数年,局部破坏性较小,但可局部复发或多次复发,可达 30%～50%。颈淋巴结转移率也可达 15%,晚期可出现肺、骨等部位远处转移。

大体上,肿瘤呈圆形或椭圆形,表面光滑或结节状,常有包膜,部分包膜不完整,切面为实性,囊性或囊实性,呈灰白或粉红色,质脆,见出血,偶有坏死。镜下可见肿瘤细胞有颗粒细胞、透明细胞、空泡细胞和闰管细胞四种。

(5)腺癌:占腮腺癌的 1%,多见于 40 岁以上的男性。肿瘤生长快,质较硬。镜检可见肿瘤细胞较大,圆形或多边形,胞质丰富,有粗细不等的嗜酸颗粒或呈网状。核偏一侧,核仁明显;细胞异形显著,核分裂象常见,排列呈实性团块或小条索状,有呈腺管状排列倾向,但极少形成腺腔;间质少,无包膜,明显浸润周围组织。

(6)乳头状囊腺癌:较少见。肿瘤呈浸润性生长。大体上,肿瘤多无包膜,切面可见大小不等的囊腔,囊腔内含有黏液,有突出的小乳头,常有出血、坏死等改变。组织学上肿瘤常产生黏液和形成腺样结构,瘤细胞增生形成乳头,向腺腔或囊腔突起。

(7)鳞癌:少见,约占涎腺癌的5%。多发生于腮腺和颌下腺,患者多为中、老年男性。大体切面可见散在小囊,囊腔内可见有黏液,镜下可见黏液细胞和表皮样细胞及其分化的过渡型—中间型细胞,罕见角化珠。

(8)未分化癌:未分化癌或称小细胞癌,少见,恶性程度高,仅占腮腺癌的1%。本病好发于老年患者,病程发展快,肿瘤侵袭性强,首诊颈部转移率可达50%,预后极差。

二、临床表现

腮腺肿瘤以发生在面神经浅侧者居多,约占90%以上。绝大多数患者在无意中发现耳垂前下或后下方无痛性肿块,生长缓慢。如为混合瘤,肿块多呈结节状,硬度不一,活动,病程长者可形成巨型肿块。约10%左右腮腺肿瘤发生在腮腺深部,由于位置隐蔽,常不易被发现。当达到一定体积时,肿瘤可向咽侧壁、软腭隆起,可见患侧扁桃体后上方软腭膨出,有时可在下颌骨升支后缘内侧触及肿块。

腮腺恶性肿瘤较少,一般病程较短,生长较快,局部常有疼痛或麻木感,常浸润周围组织或与深层组织发生黏连,肿瘤活动度差,如肿瘤侵犯面神经,则出现面神经麻痹。

三、诊断

大多数腮腺肿瘤无论良、恶性均生长缓慢,除有明显的特征性表现外,临床上鉴别诊断较难。B型超声波对于区分肿块为囊性或实质性,炎性或肿瘤以及良恶性有参考价值。良性者呈界限清楚、回声均匀、后壁反射增强的声像图;而恶性者恰呈相反表现。B超的优点是价廉、无创无痛、可重复,并能显示1cm以下的占位病变。B超特别适用于腮腺浅层组织病变,深层者则由于下颌支的影响而显示不足。对深部肿物及其与周围组织的关系的了解也不满意。CT及MRI能区分肿物发生于腺内或腺外,且能较准确地显示出肿物的大小、形态及与周围组织的关系,特别对发生于腮腺深叶及咽旁的肿瘤的检查有独到的优势,已成为临床上常规的检查方法。CT和MRI在肿瘤的定位诊断方面显示极大优点,但在定性方面却显示不足。为了防止肿瘤包膜破裂而造成种植性播散,一般情况下,不允许做术前切取活检,而作肿块细针穿刺行细胞学检查则有助于在术前明确肿瘤的性质。

由于腮腺肿瘤的组织学类型较多,不同组织学类型的涎腺肿瘤,其生物学行为、手术方式和预后都不一样。为了达到最佳的治疗效果,应在术中对肿块作冰冻切片检查,并根据冰冻切片的结果来确定手术范围。

四、治疗

(一)腮腺良性肿瘤外科治疗的原则

在保护好面神经的基础上,完整彻底切除肿瘤。

腮腺多形性腺瘤的切除术式尚不完全一致,由于本病90%发生在腮腺浅层组织,目前多主张在保留面神经的情况下,作浅叶合并肿瘤切除或部分浅叶切除术。由于行肿瘤剜出术或局部摘除术复发率高达13.6%～42%,因此不主张行剜出术和局部摘除术。也有少数作者主张常规行保留面神经的全腮腺切除术,理由是腮腺多形性腺瘤浅叶切除的术后复发率17%,

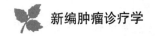

认为多形性腺瘤常无完整的包膜,且多为多中心性。Shaheen复习文献资料,认为绝大多数报道多形性腺瘤浅叶切除术术后复发率在3%左右。多形性腺瘤的多中心起源论并未被证实,而且全腮腺切除后暂时性面瘫的发生率增高。因此,目前多不主张行全腮腺切除术。若肿瘤位于腮腺深叶者,则应行保留面神经的全腮腺切除术。

对Warthin瘤,单纯肿瘤摘除复发率为5.5%～12%。目前多主张行腮腺部分浅叶合并肿瘤切除术。

(二)腮腺恶性肿瘤的处理原则

腮腺恶性肿瘤术前已有面神经麻痹者,应将受累的面神经分支或总干连同肿瘤一并切除,未受累的面神经分支应予保留。对临床上无面神经麻痹者,如术中面神经可与肿瘤分离,或虽然面神经和肿瘤紧贴而不是穿通,只要面神经和肿瘤之间有正常组织可分离,则应尽可能在不影响彻底切除肿瘤的情况下保留面神经,必要时术后辅以放射治疗。但如面神经变粗或色泽变暗紫,或见神经穿过瘤体,则应切除受累的面神经。面神经缺损可取耳大神经或腓肠神经移植。

对于CN_+的腮腺恶性肿瘤病例需要行颈淋巴结清扫。对CN_0患者如是分化差的肿瘤,如未分化癌、腮腺导管癌、表皮样癌、腺癌和低分化的黏液表皮样癌则需行分区性颈清扫。

单纯手术治疗对于小于3cm且没有高危因素的肿瘤是足够的。术后放疗通常适用于那些病理学证实有不良预后因素的患者,例如肿瘤分化差、手术切缘不够或阳性、淋巴结转移、沿神经生长和血管受侵犯等。

(三)腮腺手术的并发症及其处理

1.面神经麻痹　若面神经未被切断,往往是手术时牵拉面神经引起,多为暂时性面瘫,常发生在腮腺全切除的病例。经过维生素B_1、维生素B_{12}及神经营养药物治疗,一般术后3～6个月逐步恢复正常。

2.涎瘘　腮腺是一个多突起的腺体,几乎不可能全部切除,而残留的腺体仍有分泌功能,因此未妥善处理残余腺体或加压包扎不当可出现术后耳垂下方唾液积存。如发生积液,可用穿刺吸尽后加压包扎,一般1～2周即愈。如反复加压包扎仍不愈,可给予小剂量放射治疗。预防的方法是手术中对所有切断的腮腺组织仔细结扎,另外术后对手术区正确的加压包扎非常重要。

3.味觉出汗综合征(Frey综合征)　表现为术后3～6个月起进食时或刺激唾液分泌时,耳前手术区的某一区域出现皮肤潮红及出汗。为支配腮腺唾液分泌的副交感神经切断后再生长入汗腺所致。目前尚无有效的药物治疗方法。术中可用组织瓣,如胸锁乳突肌瓣、肌筋膜瓣填塞术区以阻断副交感神经再生入汗腺。

4.耳垂麻木　为术中切断耳大神经所致。

第七节　甲状腺肿瘤

一、甲状腺腺瘤

甲状腺腺瘤(thyroid adenoma)是起源于甲状腺组织的良性肿瘤。具体病因不详。

（一）流行病学

甲状腺腺瘤好发于中青年，以女性多见，20~50 岁的患者占 70% 以上。

（二）病理及病理生理

甲状腺腺瘤为甲状腺结节中的常见病变，组织学常表现为单发病变，肿瘤可以呈实性或囊实性，包膜完整，边界清楚，质地均匀，或囊实性者实质部分质地均一。病理上可分为：

1. 乳头状腺瘤(papillary cell adenoma)　因肿瘤常常形成囊实性空腔，又称为乳头状囊腺瘤。肿瘤的滤泡上皮细胞由含有毛细血管的少量间质支持，呈单层排列，形成乳头状向囊腔内生长，肿瘤可发生出血、坏死、纤维化。乳头状腺瘤可恶变，有时与分化良好的乳头状腺癌难以区别。

2. 滤泡状腺瘤(follicular adenoma)　滤泡状腺瘤又分为以下几种类型：①单纯型腺瘤(simple adenoma)：滤泡形态与正常腺体相似，大小不同，滤泡内含有胶质，包膜完整。一般不发生癌变。②胎儿型腺瘤(fetal adenoma)：肿瘤由很多小的滤泡组成，与胎儿期的甲状腺组织相似，上皮细胞呈小立方形，滤泡内一般不含胶质，间质丰富，可呈透明变性或黏液变性。肿瘤容易发生囊性变或囊内出血。③胚胎型腺瘤(embryonic adenoma)：肿瘤由排列成条索状或小梁状的小细胞构成，无完整的滤泡腔，纤维间质常呈水肿状。④胶样腺瘤(colloid adenoma)：形态类似单纯型腺瘤，唯有不同的是滤泡明显大，泡腔扩张，充满大量胶质物质。⑤嗜酸性腺瘤(hurthle cell adenoma)：嗜酸细胞呈大的多角形或不规则形，细胞核较小，细胞体大，胞浆中有嗜伊红颗粒，也叫 hurthle 细胞，瘤组织排列成索条或巢状，有时会形成不完整的滤泡腔，或形成乳头状。嗜酸细胞腺瘤可以恶变为嗜酸细胞腺癌，是滤泡状癌中恶性程度较高的一种亚型。

3. 不典型腺瘤(untypical adenoma)　比较少见，细胞丰富，可长形或梭形，核不规则而深染，呈包块状或片状排列。瘤体包膜完整，质地坚实。

（三）临床表现

1. 症状　甲状腺腺瘤常无明显的自觉症状，或长大到一定程度有气管压迫感。大部分患者因咽部异物感查体时发现，或抚摸颈部时偶然发现。

2. 体格检查　查体可见甲状腺结节，质地较韧或软，边界清楚，无压痛，可活动，随吞咽上下移动，颈部无明显肿大淋巴结。

（四）实验室及辅助检查

1. B 型超声　甲状腺内中低回声影，边界清楚，包膜完整（图 1－2）。结节以周围型血流为主，结节内部可见少量血流或部分区域可见血流信号。颈部淋巴结一般无肿大。

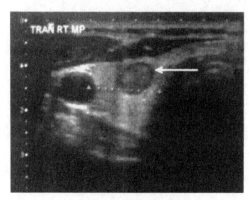

图 1-2　甲状腺腺瘤 B 超所见

2.CT 扫描　CT 扫描表现为均匀的甲状腺内的低密度区,边界清楚,肿瘤无明显增强。

(五)诊断及鉴别诊断

1.诊断　依据病史、症状体征,以及超声所见,一般容易作出诊断。

2.鉴别诊断　需与单发性的结节性甲状腺肿、分化好的甲状腺癌相鉴别。必要时可行超声引导下细针穿刺细胞学。

(六)治疗

甲状腺腺瘤有一定的恶变率,以手术治疗为主,手术中应对切除所有结节都做冰冻病检。如结节为腺瘤,可选择甲状腺叶部分切除或腺叶全切除,多发的腺瘤以腺叶切除为好,防止复发和有的结节为恶性。如怀疑为甲状腺癌,则按甲状腺癌的原则处理。

二、甲状腺癌

(一)定义

甲状腺癌(thyroid carcinoma)是指起源于甲状腺上皮组织的恶性肿瘤,肿瘤可以起源于甲状腺的滤泡细胞,形成乳头状腺癌或滤泡状腺癌,也可以起源于滤泡旁细胞(C 细胞)形成髓样癌,或起源难以确定的未分化癌。

(二)流行病学

甲状腺癌的发病率在我国较西方国家低,常见于 20~40 岁的女性,据北京、上海、天津等大城市的统计,年发病率在 0.71/10 万~6.00/10 万,男性为 0.71~1.20/10 万,女性为 1.35~6.00/10 万;美国 2002 年统计为 4/10 万。甲状腺癌的发病率近年有明显的增加趋势,高碘地区的发病率明显高于低碘地区,我国河北省一个高碘乡镇,甲状腺癌的发病率达到0.9%。高辐射地区如俄罗斯的切尔诺贝利地区,自从发生核电站爆炸后,近 30 年发病率增加了 30 倍。日本福岛地区在 2011 年地震核电站泄漏后,2012 年的甲状腺癌发病率也明显增加。甲状腺癌的发生还和癌基因、抑癌基因、家族遗传、女性激素等有关,幼年时有颈部放射线接触史的患者,患甲状腺癌的概率是常人的 30~40 倍。甲状腺髓样癌发病率较低,占甲状腺癌的 3%~10%,男女发病率相近,发病年龄以 40 岁以上的患者较多。临床上甲状腺髓样癌可分为散发性和家族性,散发性较多,家族性与基因遗传有关。

（三）病理及病理生理

病理学上，甲状腺癌表现为甲状腺内的肿块，质地硬，可单发或多发，多发者占 20％～65％。有包膜或包膜不完整，切面淡黄色，少数呈暗红色，常有细小的钙化，故切割时有磨砂感，也可为囊实性肿块，内含棕色或暗褐色液体，囊壁上有乳头样突起。镜下分为乳头状腺癌、滤泡状腺癌、髓样癌（来源于甲状腺的滤泡旁细胞）、未分化癌（包括大细胞癌、小细胞癌、鳞状细胞癌、巨细胞癌、腺样囊性癌、黏液表皮样癌等）。

1. 乳头状腺癌（thyroid papillary adenocarcinoma）　可见滤泡壁上肿瘤细胞排列成乳头样结构，乳头大小不等，长短不一，常见三级以上分支，乳头中心为纤维血管束。肿瘤细胞异型性，细胞大小均匀，胞质丰富，嗜中性或嗜酸性，细胞核小常呈毛玻璃样，半数以上的病例细胞内可见同心圆排列的沙粒体形成。在乳头状腺癌中，可见到高柱状细胞或岛状细胞的亚型，一般恶性程度较高，预后较差。小的不足 1cm 的癌灶称为微小癌；甲状腺乳头状癌有时可有分泌甲状腺素的功能，少数患者可有甲状腺功能亢进的表现。

2. 甲状腺滤泡状腺癌（thyroid follicular adenocarcinoma）　肉眼观肿瘤实性，常具包膜，包膜上有丰富的血管网。镜下呈滤泡状或腺管状结构，形态不规整；细胞分化较好，滤泡中含有胶体，肿瘤细胞常侵入周围正常的腺体组织或血管。有时癌细胞的部分胞质增多，充满嗜酸性红染的颗粒，称许特莱细胞（Hurthle cell），以许特莱细胞为主的滤泡状癌称为嗜酸细胞腺癌，呈浸润性生长，容易侵犯血管和淋巴管，是分化型甲状腺癌中恶性程度最高的一种。

3. 甲状腺髓样癌（medullary carcinoma）　来源于甲状腺的滤泡旁细胞，亦即 C 细胞，C细胞为内分泌细胞，分泌降钙素和产生淀粉样物质，属于摄取胺的前体并脱羟的细胞（amine precursor uptake and decarboxylation，APUD）所以髓样癌又叫内泌素瘤。散发性的患者肿瘤多单发；家族性多为多发病灶。好发于腺体的中上 1/3 交界处，圆形或椭圆形，实性质硬，切面灰白色，包膜不完整，偶见钙化；镜下癌细胞呈圆形、多边性或浆细胞样，胞质多少不等，嗜酸性颗粒状或透明；癌细胞排列成实性癌巢，滤泡较少；间质有嗜酸性的淀粉样物质沉积，可有钙沉积。肿瘤细胞浸润包膜、血管和淋巴管。电镜下可见癌细胞内有神经分泌颗粒。可合并多发性内分泌肿瘤。根据肿瘤细胞的排列形态可分为巢状型、带状型、囊状型、腺管样型、类癌型和弥漫型。

4. 未分化癌（thyroid un－differentiated carcinoma）　肿瘤分化极差，难以分辨。根据细胞形态分为小细胞癌、巨细胞癌、梭形细胞癌、鳞状细胞癌等。一般癌细胞大小不一，形态变化多样。

（四）临床表现

1. 症状

（1）颈部肿块：甲状腺癌好发于中青年女性，早期无明显症状。表现为甲状腺区的无痛性肿块，或在体检时偶然查出，肿块可数月至数十年，未分化癌者进展迅速。

（2）颈部淋巴结肿大：发生颈淋巴结转移时有颈淋巴结肿大。

（3）声音嘶哑：肿瘤侵犯喉返神经引起声带固定是出现声音嘶哑。声音嘶哑经过 3～5 个月的代偿，可以逐步减轻甚至变为正常。

（4）呼吸困难：肿瘤侵犯气管内可引起呼吸困难，或有痰中带血。

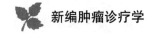

（5）甲状腺功能亢进的症状：个别患者肿瘤具有分泌功能而表现为甲状腺功能亢进的症状。

（6）疼痛：晚期患者发生骨或其他部位转移，可引起疼痛，或相应的占位症状。

（7）部分家族性髓样癌的患者，可合并有腹泻、面色潮红等内分泌功能紊乱的类癌综合征的症状。也可发生多发性内分泌腺瘤（multiple endocrine neoplasm，MEN），分为 MEN－2A 和 MEN－2B 两型；MEN－2A 型常合并嗜铬细胞瘤及甲状旁腺瘤及功能亢进症，也有合并皮肤苔藓淀粉样病变；MEN－2B 型为常染色体显性遗传，合并嗜铬细胞瘤和多发性神经节瘤综合征，包括舌及结膜下黏膜神经节瘤、厚唇、马方体型（Marfanoid）、胃肠道多发神经节瘤。儿童期即可出现肠梗阻及腹泻。

2. 体格检查

（1）甲状腺肿块：肿块质地韧、硬不一，半数以上的肿块较韧，不足 1/3 的患者表现为质硬肿块。

（2）颈部淋巴结肿大：出现颈部淋巴结转移时，可以有颈部淋巴结肿大，质地中等或质地硬。

（3）喉返神经麻痹：喉镜下可见声带固定于旁中线位。

（4）喉气管内肿物：当病变侵犯喉或气管内时，可以有喉或气管内肿瘤，常呈菜花状，有溃破。

（5）髓样癌合并内分泌瘤时有相应的表现。

（五）实验室及辅助检查

1. B超　B超是方便、快捷、经济的辅助检查方法。B超可以检查出直径大于 2～3mm 的甲状腺结节，对甲状腺占位病变的检出明显优于核素扫描，可以确定甲状腺肿瘤的位置、大小、包膜的情况、颈部淋巴结的位置大小等。甲状腺肿瘤的 B 超征象变化较多，一些特有的 B 超征象可以帮助我们对甲状腺肿瘤做出初步判断。甲状腺癌多为低回声实性、实性或囊实性的结节，边界不清楚或不规则，超声造影显示明显增强。多普勒下见结节内血流丰富（图 1－3）。

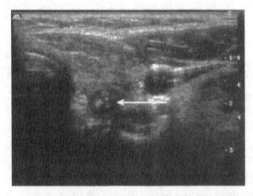

图 1－3　甲状腺癌 B 超见包膜不完整的结节内有强回声点

肿瘤内常有乳头状突起，边界欠清晰，或包膜不完整，50%～60% 结节内有细小的沙粒状钙化，表现为强回声点，此为甲状腺癌的特征性改变，肿瘤后方透声衰减，彩色多普勒显示肿瘤内血流丰富。颈淋巴结转移时有颈淋巴结肿大,或淋巴结内有点状强回声,提示淋巴结内有微小钙化,为乳头状腺癌转移的特征性改变。归纳所述,甲状腺癌的超声表现有4点:①实性结节;②边界不清或不规则;③结节内点状钙化;④结节内血流丰富。如果具备以上4点,基本可以确诊为癌;如果具备3项,应高度怀疑癌;如果具备2项或1项,则至少不能排除癌变,应进一步检查。

2. CT　CT可以发现大于3mm的甲状腺结节,对甲状腺癌的诊断的准确率在60%～70%。表现为甲状腺组织内的低密度区,密度不均,乳头状腺癌可呈类囊状改变,其间有乳头状突起,边界欠清晰,肿瘤内常多发有点状密度增高,增强CT上肿瘤的特征更明显,通过CT可以区分单发与多发结节,了解肿瘤的侵犯范围,特别是胸骨后甲状腺癌,以及怀疑侵犯喉和气管的甲状腺癌。有颈淋巴结转移时可见气管食管沟和颈内静脉周围淋巴结肿大,肿大的淋巴结常有囊性变,内有乳头状突起,注射造影剂后强化明显(图1—4,图1—5)。

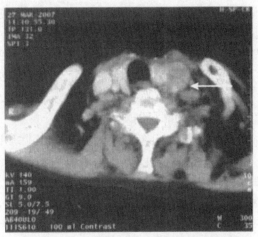

图1—4　甲状腺癌CT(增强扫描),侵出腺叶

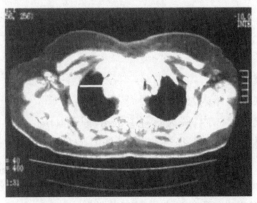

图1—5　胸骨后甲状腺癌,气管受压变形

3. MRI　甲状腺癌在MRI扫描上,T_1加权像肿瘤与甲状腺等信号或略低信号,T_2加权

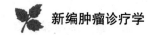

像呈高信号,注射造影剂后呈中到高的信号增强,边界欠清晰。

4.核素扫描　患者空腹服用$^{99m}TcO_4$,1h后显像检查,正常甲状腺左右两叶呈蝴蝶状,放射性分布均匀,根据甲状腺结节吸收核素的多少分为热结节、温结节、凉结节、冷结节,甲状腺癌一般为冷结节或凉结节。核素的诊断准确率30%～50%,可以区分甲状腺的单发与多发结节,了解结节的功能,确定远处功能结节转移,辅助异位甲状腺癌诊断,也可用于内放射治疗前的诊断试验。

5.正电子发射断层扫描(PET或PET－CT)　PET或PET－CT对甲状腺癌有较高的诊断率,为目前准确率最高的无创检查手段。但费用较高,目前难以普及。

6.细针穿刺细胞学(FNAB,fine needle aspiration biopsy)　细针穿刺对甲状腺肿瘤穿刺抽吸,涂片,细胞学检查,对甲状腺癌的诊断准确率在80%～95%。为提高穿刺的准确性,可在B超引导下进行,对于不能确诊的病例,可反复穿刺,PCR、免疫细胞化学可以提高细胞学读片的准确性。目前还没有因为细针穿刺造成肿瘤种植的报道。有文献报道在B超引导下的FNAB对甲状腺癌的诊断,特异性是100%、阳性预测值100%、阴性预测值80%、准确率85%。尤其适用于超声不能确诊,也不能排除的甲状腺结节。

7.血清甲状腺球蛋白(HTg)　甲状腺球蛋白为甲状腺组织分泌,甲状腺癌手术前HTg升高,甲状腺全切除手术后降低或测不出,甲状腺癌复发及远处转移时升高。小于$1\mu g$时复发的概率很低;在$1～10\mu g$时,复发的概率为20%左右;大于$10\mu g$,复发的概率大于60%。甲状腺全切除手术后动态监测HTg可预测早期复发和转移。

8.血清降钙素　甲状腺髓样癌时血清降钙素增高。肿瘤切除后降钙素降低,肿瘤复发时可以再次升高。

(六)诊断和鉴别诊断

1.诊断　依据甲状腺腺结节的质地、淋巴结的情况、超声特征等,一般可作出诊断。对于不易确诊的病例,可结合细针穿刺细胞学检查。

2.鉴别诊断　甲状腺癌应与桥本甲状腺炎合并结节、甲状腺瘤、甲状腺淋巴瘤、甲状腺结核、甲状腺纤维化伴钙化等相鉴别。

3.甲状腺癌的TNM分期(UICC2002)　适用于分化型甲状腺癌,包括乳头状癌和滤泡状癌。

T:原发肿瘤

T_x:原发部位肿瘤不能估计。

T_0:原发部位无肿瘤证据。

T_1:肿瘤局限于甲状腺腺体内,最大直径$\leqslant$2cm。

T_2:肿瘤局限于甲状腺腺体内,最大直径>2cm,但$\leqslant$4cm。

T_3:肿瘤局限于腺体内,最大直径>4cm,或伴有腺体外的少许侵犯,如侵犯颈前带状肌或甲状腺周围的软组织。

T_{4a}:肿瘤侵犯至甲状腺包膜外,侵及皮下组织、喉、气管、食管、喉返神经。

T_{4b}:肿瘤侵犯椎前筋膜、纵隔血管或包裹颈总动脉。

注:肿瘤有多灶性加用m,如$T_2(m)$。

N:区域淋巴结,包括颈部和上纵隔淋巴结。

N_x:区域淋巴结不能确定。

N_0:无区域淋巴结转移。

N_1:有区域淋巴结转移。

N_{1a}:同侧颈淋巴结转移。

N_{1b}:双侧、中线或对侧颈部,或纵隔淋巴结转移。

M_x:远处转移不能确定。

M_0:无远处转移。

M_1:有远处转移。

临床分期:

45 岁以下

Ⅰ期　任何 T,任何 N,M_0

Ⅱ期　任何 T,任何 N,M_1

45 岁以上

Ⅰ期	T_1	N_0	M_0
Ⅱ期	T_2	N_0	M_0
Ⅲ期	T_3	N_0	M_0
ⅣA期	$T_{1\sim3}$	N_0	M_0
	$T_{1\sim3}$	N_{1b}	M_0
	T_{4a}	$N_{0\sim1}$	M_0
ⅣB期	T_{4b}	任何 N	M_0
ⅣC期	任何 T	任何 N	M_1

对于甲状腺未分化癌,一经确诊,即为Ⅳ期病变。

(七)预后评估(适用于分化型甲状腺癌)

甲状腺的预后评估有 AGES、AMES、MACIS 和 MSKCC 法等,主要考虑的预后因素有年龄、性别、肿瘤大小、淋巴结转移、远处转移、甲状腺外侵犯、手术的范围等因素。Hay 等提出 AGES 及 MACIS 评估法,Cady 提出 AMES 评分法,Shaha 发表了关于临床危险度分组法(表1-4)。

表1-4　Shaha 临床危险度分组

因素	危险度分组			
	低危组	中危组		高危组
年龄(y)	<45	<45	>45	≥45
远处转移	M_0	M_1	M_0	M_1
肿瘤大小(cm)	T_1/T_2(<4)	T_3/T_4(>4)	T_1/T_2(<4)	T_3/T_4(>4)
组织病理和分级	乳头状癌	滤泡癌或分化差	乳头状癌	滤泡状癌和(或)分化差

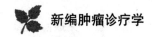
1. AGES 评估法　A：Age，G：tumor grade，E：tumor extent，S：tumor size.

得分＝0.05×年龄(如年龄大于 40 岁)

如 grade 2 级　＋1 分

如 grade 3、4 级　＋3 分

肿瘤侵出甲状腺　＋1 分

远处转移　＋3 分

＋0.2×肿瘤最大直径(cm)

低危组　＜4 分

高危组　＞4 分

20 年生存率：＜4 分　　99％

　　　　　　　4.0～5.0　80％

　　　　　　　5.0～6.0　67％

　　　　　　　＞6 分　　13％

2. AMES 评分法

A：age，M：metastases，E：tumor extent，S：tumor size.

低危组：男性＜40 岁，女性＜50 岁；

　　　　无转移；

　　　　高龄患者(局限于腺叶内的乳头状癌，微小包膜浸润，或滤泡状癌)；

　　　　原发肿瘤＜5cm；

　　　　无远处转移。

高危组：远处转移；

　　　　乳头状癌腺叶外侵犯，滤泡状癌明显包膜侵犯；

　　　　高龄患者(男＞40 岁，女＞50 岁)原发灶＞5cm。

20 年生存率：低危组 99％

　　　　　　　高危组 61％

3. MACIS 评估法

M：metastases，A：age，C：completeness of resection，tumor extent and tumor size.

得分＝3.1(年龄＜40 岁)或 0.08×年龄(如年龄＞40 岁)

　　　＋0.3×肿瘤最大直径(cm)

　　　＋1 如果未彻底切除

　　　＋1 如有局部侵犯

　　　＋3 如果远处转移

得分：低危组　＜6 分

　　　高危组　＞6 分

20 年生存率：

<6 分　　99%

6.0~6.99 分　　89%

7.0~7.99 分　　56%

>8 分　　24%

（八）甲状腺癌的治疗

1.手术治疗

（1）手术治疗：手术治疗是甲状腺癌的主要治疗方式。对于分化型甲状腺癌，大部分患者单纯手术治疗即可；少数患者需要手术后^{131}碘内放射治疗。髓样癌一般行全甲状腺切除手术，或加手术后放疗；未分化癌一旦确诊，则以同步放化疗，或全甲状腺切除加手术后放化疗。下面主要讨论分化型甲状腺癌的手术方式。

（2）原发灶的治疗：低危组 $T_{1~2}$ 病变：肿瘤局限于一侧腺叶，如无明显颈侧淋巴结转移，则可以做一侧甲状腺叶加峡部切除。手术中探查对侧腺叶，如有肿瘤，切除送冰冻病检，如无肿瘤，则不切除对侧腺叶。肿瘤位于峡部，略偏向一侧，一侧腺叶加峡部加对侧腺叶次全切除。如有明显的颈侧淋巴结转移，则应该做全甲状腺切除术。

低危组 $T_{3~4}$ 病变：肿瘤位于一侧腺叶时，如无明显颈侧淋巴结转移，一侧腺叶加峡部加对侧腺叶次全切除；累及双侧腺叶时，甲状腺全切除。手术中注意探查甲状旁腺，必要时取出，切下小部分送冰冻病检。确定是甲状旁腺后，切开埋入胸锁乳突肌。如肿瘤侵出甲状腺，术中将颈前带状肌一并切除。如有明显的颈侧淋巴结转移，则应该做全甲状腺切除术。

高危组：T_1 病变如无明显颈侧淋巴结转移，腺叶＋峡部＋对侧腺叶次全切除；T_2 以上病变，甲状腺全切除。国外大多主张高危组一律行甲状腺全切除。

肿瘤侵犯气管及食管的处理：肿瘤侵犯气管壁，如仅仅是表面侵犯，可在气管表面保证切缘的前提下以电刀做锐性切除；如肿瘤侵犯入气管壁，将受侵犯的部分管壁切除。缺损直径不超过 1cm 时，不用修复，手术结束时将周围皮肤缝合于气管造口壁上，做暂时的气管切开，待颈部切口愈合后，对气管套管堵管 48h 后拔管即可。如气管壁的缺损较大，可取胸锁乳突肌为蒂的锁骨骨膜，修复于缺损处，同时做气管切开；缺损超过气管壁环周的 2/3，而上下长度不超过 2cm 时，可以将气管袖状切除，上下端端吻合，手术结束时可以不作气管切开。如肿瘤侵犯气管膜部，切除后不可拉拢缝合，可局部皮瓣或肌筋膜铸修复。肿瘤侵犯食管时，可将受侵部分切除，局部拉拢缝合。侵犯范围较大时，可行皮瓣或肌皮瓣修复，或游离空肠代替颈段食管（图 1－6）。

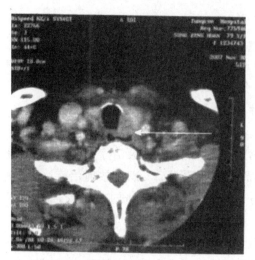

图 1-6　甲状腺乳头状腺癌侵犯食管及气管(局部切除)

2.颈部淋巴结的处理

(1)颈淋巴结 N_0 的处理:甲状腺乳头状癌颈部淋巴结无明显肿大时,是否作颈淋巴结清扫术目前有争议,有人认为乳头状癌有较高的淋巴结转移率,文献报道转移率在 36%～72%,应一律作颈淋巴结清扫;有人建议一律不做清扫,临床随访观察。我们认为,不应该千篇一律,应根据肿瘤的大小和患者对治疗的依从性来决定,以及颈部淋巴结的超声或 CT 评估结果决定,对 T_1T_2 病变影像无可疑颈侧淋巴结转移,可以只做中央区(同侧或双侧 level Ⅵ区)清扫,其他区域不做清扫。对 T_3T_4 病变的肿瘤,探查 level Ⅵ区和 level Ⅱ、Ⅲ、Ⅳ区淋巴结,有肿大淋巴结切除送冰冻病检。如病检无转移,则不做颈清扫;如有转移,则行同侧改良根治性颈清扫(清除 level Ⅱ～Ⅳ区和 level Ⅵ区淋巴结,择区性颈淋巴结清扫)。最近有人对颈淋巴结 N_0 的患者,手术中在肿瘤周围注射淋巴结示踪剂,做前哨淋巴结活检,根据淋巴结活检的结果,如有转移则清扫,如无转移则观察。对于偏远地区不能及时随访的患者,对 N_0 淋巴结的处理应持较积极的态度,因为一旦颈淋巴结转移肿大明显后再手术,一部分可能不能彻底切除,则影响手术效果。

(2)颈淋巴结转移:对颈淋巴结 N_{1a} 病变,可做同侧颈淋巴清扫,如淋巴结直径不超过3cm,一般可做改良根治性清扫(保留胸锁乳突肌、副神经及颈内静脉,也可保留颈丛神经);如肿大淋巴结的直径大于3cm,往往需要根治性颈淋巴结清扫,手术切除同侧的淋巴结及胸锁乳突肌、副神经及颈内静脉;如病变局限于一侧腺叶,气管前及对侧 level Ⅵ区无转移淋巴结,则不做对侧的淋巴结清扫。如果是 N_{1b} 病变,可同期行双侧颈淋巴结清扫,原则同 N_{1a} 病变;如果需要双侧根治性颈淋巴结清扫术,如计划同期双侧根治性颈清扫,手术中要保留一侧的颈内静脉。如两侧的颈内静脉均不能保留,手术开始时要注意保留双侧的颈外静脉,也可以避免因其双侧颈内静脉的切除导致的头部血液回流障碍。对部分颈淋巴结转移不广泛的患者,如转移局限于 level Ⅱ～Ⅵ区,或其中的 1～2 个区域,可以不清扫 level Ⅰ 及 Ⅴ区,因为甲状腺癌在该区的转移率较低;对气管食管沟的清扫,应将喉返神经和甲状旁腺解剖后,将该区域的软组织及脂肪清除干净。甲状旁腺可切除做自体移植于胸锁乳突肌内。

3.甲状腺癌的姑息手术 对于甲状腺乳头状癌,如果肿瘤与颈总动脉黏连,难以完全切除,可将肿瘤自动脉上锐性切除,残余部分手术后放射治疗,也能得到长期控制,对这类患者不要轻易放弃手术。

有远处转移的甲状腺乳头状腺癌的手术治疗:有肺、骨等远处转移的患者,可术前做同位素扫描,确定转移灶的吸碘率。如转移灶有明显的吸碘,可手术清除颈淋巴结,同时做甲状腺全切除,术后给[131]碘内放射治疗。

4.甲状腺癌内分泌治疗 目前认为内分泌治疗对于分化型的甲状腺癌有一定的疗效,血液中的甲状腺素通过反馈性的抑制下丘脑分泌的激素抑制垂体前叶促甲状腺素(TSH)的分泌,来抑制甲状腺组织及癌组织的生长。常用量为左甲状腺素 $50\sim100\mu g/d$,或干粉甲状腺素片 $80\sim120mg/d$,开始是从左甲状腺素 $50\mu g$ 晨起顿服,$2\sim3$ 个月检查一次血液的 TSH 水平,逐渐增加剂量,至 TSH 水平下降或低至正常值以下,然后维持该剂量,终身服用。尤其是青年女性,在妊娠期间也不应停药,否则容易导致新生儿呆小症。

5.甲状腺癌的放射治疗

(1)甲状腺癌的外放射治疗:分化型的甲状腺癌对放射线不敏感,一般不作为甲状腺癌的常规治疗,甲状腺癌外放射治疗的适应证为:①晚期甲状腺癌,手术姑息切除;②分化型甲状腺癌分化较低,颈淋巴结转移广泛;③喉、气管或喉返神经包绕在肿瘤组织内,手术将喉、气管或喉返神经解剖保留的。甲状腺癌的外放射剂量一般为 $55\sim65Gy$,分 $5\sim6$ 周。

(2)甲状腺癌内放射治疗:分化型甲状腺癌有吸收和代谢碘功能,利用[131]碘的放射性可以将肿瘤细胞杀死,包括这些癌的转移灶也可以吸收碘。甲状腺癌的内放射治疗主要针对分化型癌的远处转移灶,或高危组患者预防复发和远处转移。治疗前应作甲状腺扫描,了解吸碘功能。一般治疗前手术将甲状腺全切除,然后作内放射治疗。吸碘愈多,疗效愈好。剂量应根据患者的情况,每次 $30\sim150mCi$ 不等;碘治疗可引起骨髓抑制、生殖功能抑制、黏液水肿、放射性肺炎、肺纤维化、放射性腮腺炎等。

6.甲状腺癌的化学治疗 甲状腺乳头状腺癌的化疗一般为姑息治疗,主要用于不能手术切除及晚期的患者,以阿霉素(ADM)及顺铂(CDDP)为主的单一或联合化疗方案。

常用方案:

①阿霉素 $50\sim60mg/m^2$ 体表面积,静脉点滴,第 1d;

②顺铂 $20\sim40mg/m^2$ 体表面积,静脉点滴,第 $1\sim5d$;

③5-氟尿嘧啶 $500\sim750mg/m^2$ 体表面积,静脉点滴,第 $1\sim5d$;每 21d 为一周期,重复。共 $4\sim6$ 周期。

7.甲状腺癌的随访和预后

(1)随访:甲状腺癌术后第一年应每 $3\sim4$ 个月复查 1 次,包括甲状腺和颈部淋巴结 B 超、胸部 X 线片、血液 T_3 T_4 TSH 及甲状腺球蛋白;髓样癌患者还应定期检查血清降钙素。根据

TSH 的水平来调整甲状腺素的用量,尽可能地将 TSH 的水平降低至正常水平以下,然后维持该剂量,终身服用。1 年以后可每年复查 1～2 次,终生随访。

(2)预后:分化型甲状腺癌的预后较好,预后和年龄、性别、肿瘤的临床分期、肿瘤的分化程度、肿瘤治疗方式及彻底性等有关,年轻患者、女性、临床分期早、肿瘤分化程度高、手术根治彻底的患者预后较好;总体 10 年生存率 82%～95%,20 年生存率 76%～85%,高危组患者预后较差,10 年生存率约 60%。甲状腺髓样癌预后较差,一般 5 年生存率 60%左右,10 年生存率 30%左右。甲状腺未分化癌一般很少有 1 年以上的生存期,1 年生存率 10%～15%,3 年生存率为 0。

第八节　咽旁间隙肿瘤

一、概述

咽旁间隙(parapharyngeal space,PPS)是位于咽后间隙两侧,由咽肌环与咀嚼肌群和腮腺之间由深筋膜围成的间隙,主要成分为脂肪,左右各一,上自颅底,下至舌骨水平,大致呈倒置的锥形。

咽旁间隙的内侧为颊咽筋膜和咽缩肌,与扁桃体相邻;外侧为下颌骨升支、翼内肌和腮腺;后部为覆盖颈椎和椎前肌的椎前筋膜;顶部为岩椎和蝶骨翼大部分;底部为二腹肌后腹和舌骨大角连接处及颌下腺的包膜。由茎突及其附着的肌肉(茎突舌骨肌、茎突咽肌和茎突舌肌)、韧带(茎突舌骨韧带和茎突下颌韧带)和茎突咽筋膜组成的隔膜将咽旁间隙分为两个部分,即茎突前间隙和茎突后间隙。茎突前间隙较小,外侧有腮腺深叶伸入,间隙内主要为脂肪组织,颈外动脉及静脉丛,还有下颌神经及其分支等。茎突后间隙结构比较复杂,其内有颈内动静脉、第Ⅸ～Ⅻ对脑神经、颈交感干和颈深淋巴结等。咽旁间隙内侧毗邻咽后间隙并与之相通,前外与翼腭窝和颞下窝交通,向下与颌下间隙相通,故炎症极易在这些间隙间互相扩散。

咽旁间隙的毗邻及内容物较多,故好发于咽旁间隙的良恶性肿瘤的种类较多,根据肿瘤发病特点有以下 2 种分类方法。

1.根据肿瘤的来源　可分为以下 3 类。

(1)涎腺源性:如良恶性多形性腺瘤等。

(2)神经源性:如神经鞘膜瘤、神经纤维瘤、神经节细胞瘤、副神经节瘤、脑膜瘤、神经纤维肉瘤等。

(3)其他组织来源:如来源于脂肪的脂肪瘤、脂肪肉瘤等,来源于淋巴的淋巴管瘤、淋巴瘤等,来源于血管的血管瘤、颈动脉瘤等,及其他来源的鳃裂囊肿、平滑肌瘤、畸胎瘤、脊索瘤等。

2.根据肿瘤的好发部位　分为以下 2 类。

(1)茎突前间隙肿瘤:腺瘤最为多见,尤其是腮腺深叶来源的多形性腺瘤,血管瘤、鳃裂囊肿、脂肪瘤等也可见,神经源性肿瘤较少见。

(2)茎突后间隙肿瘤:神经源性肿瘤最为常见,其次为血管源性肿瘤,也可见累及淋巴结的原发或继发恶性肿瘤和各种感染性反应性淋巴腺病等。鼻咽癌多侵犯此间隙。

二、咽旁间隙良性肿瘤

咽旁间隙肿瘤中以良性居多，约占80％，其中最常见的良性肿瘤为多形性腺瘤，占30％～50％，多数源发于腮腺深叶，少数来自于颌下腺及咽旁间隙内异位的腺体组织。其次为神经鞘膜瘤，占2.0％～30％，以来自于颈动脉鞘的迷走神经最为多见，还可来自于交感神经、舌咽神经、下颌神经分支、第Ⅺ和Ⅻ对脑神经等。第三位常见的为副神经节瘤或化学感受器瘤，来自于颈动脉体、迷走神经上的球体组织或向下扩展的颈静脉球瘤。其他的良性肿瘤还有血管性肿瘤、神经纤维瘤、神经节细胞瘤、脂肪瘤、鳃裂囊肿、纤维瘤、平滑肌瘤、淋巴管瘤、脑膜瘤、畸胎瘤和表皮囊肿等。

（一）临床表现

1.症状 咽旁间隙良性肿瘤以无痛性口腔或颈部肿块起病为特点，生长缓慢，因其病变部位较为隐匿，早期常无症状，多数患者常规体检时才偶然发现，或在肿瘤较大（直径达25～30mm）、出现邻近器官受累或神经受累症状后才就诊。临床常表现为咽部不适、吞咽不适、耳鸣、耳闷等，肿瘤较大者可引起打鼾、呼吸困难、张口困难和说话含糊不清等表现，亦可压迫或侵犯后组脑神经引起声嘶、吞咽呛咳、伸舌偏移等。

2.体征 体格检查可见咽侧壁隆起，扁桃体内移或软腭下塌，但表面光滑且无新生物生长，多数肿瘤触之质中（血管瘤较软），部分患者于下颌部或上颈部可触及肿块。

（二）诊断与鉴别诊断

咽旁间隙部位深在，解剖关系相对复杂，仅根据病史、体格检查一般较难明确诊断，活检亦较困难和危险，相关的影像学检查对于作出正确诊断和了解肿瘤与周围结构的关系就显得尤为重要（表1－5）。

表1－5 常见咽旁间隙良性肿瘤的临床特点

病种	来源	症状	体格检查	辅助检查
多形性腺瘤	腮腺常见	生长缓慢，早期少有症状，可有吞咽不适、咽痛、发音含糊、一侧头痛、张口受限等	咽侧壁可见圆形隆起，软腭不对称，扁桃体向前移位	CT边界清楚、卵圆形或分叶形等，多呈中等密度，轻至中度强化。MRI多为 T_1 较低、T_2 较高信号，中度强化。DSA显示肿瘤乏血供
神经鞘膜瘤	迷走神经常见	生长缓慢，早期少有症状，瘤体增大可有语言改变、局部疼痛、吞咽障碍等	咽侧壁可见圆形隆起，扁桃体向前移位	CT边界清楚，密度不均匀，呈囊性和实质混杂密度，轻度强化。MRI信号不均匀，为 T_1 低、T_2 高信号，有明显不均匀强化。DSA显示肿瘤乏血供
颈动脉球体瘤	颈动脉体	生长缓慢，早期症状不明显，压迫邻近器官和脑神经可有吞咽困难、舌肌萎缩、声嘶等	颈侧无痛性肿块，呈球形，听诊可闻及杂音，压迫颈总动脉后杂音消失	MRI表现为高信号，强化明显。DSA显示肿瘤有主供血管，典型的高脚杯征象

1.颈部彩超 可初步判断肿瘤囊实性、肿瘤包膜完整度、肿瘤与周围组织的关系，但无法

对肿瘤的整体作出完整判断。

2.CT 和 MRI CT 和 MRI 图像能直接显示肿瘤位置、形态、大小、内部结构、血供、与周围结构的关系等，尤其是螺旋扫描、动态扫描、三维重建等技术的不断发展，对组织结构的分辨率更加提高，能更简便和清楚地显示肿瘤的血供和引流情况、肿瘤与周围结构和血管的关系。MRI 对软组织的分辨率明显高于 CT，且具有流空效应和直接三维显像功能，在咽旁软组织集中区域的疾病诊断中具有较大优势，现已成为咽旁间隙肿瘤的最佳检查方法（图1－7）。

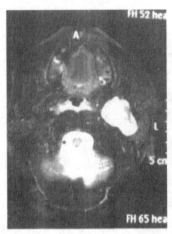
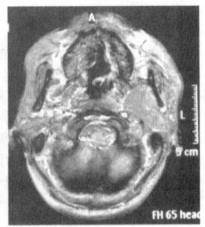

图 1－7　多形性腺瘤 MRI 征象

3.CTA 或 MRA 可清楚地显示肿瘤与颈内外动脉的关系以及周围血管受压和移位情况。

4.DSA 检查 属于有创性检查，不能作为咽旁间隙良性肿瘤检查的首选，但对于怀疑副神经节瘤或颈动脉有侵犯者，或手术操作中有可能危及颈动脉的病例（通常为茎突后间隙肿瘤），需行此检查，以便更清楚地了解肿瘤与血管的情况或同时行血管栓塞治疗。

（三）治疗

手术切除是目前最主要的治疗方法。手术原则是在安全、完整地切除肿瘤的同时，尽量减少术中和术后并发症的发生。良性肿瘤多数有完整包膜，只要选择合适的手术入路，一般情况下肿瘤可沿包膜完整摘除。手术径路包括口咽径路、颈侧径路、颈颌径路、侧颅底入路等，根据具体情况选择合适的手术径路，有利于减少术中及术后并发症的发生。

（四）术后并发症

术后并发症主要有血管损伤引起的大出血，腺体损伤如腮腺瘘，术腔的感染，神经的损伤如面神经损伤引起的面瘫、喉返神经和（或）喉上神经损伤引起的声音嘶哑和饮水呛咳、交感神经损伤引起的 Horner 综合征等。

三、咽旁间隙恶性肿瘤

发生于咽旁间隙的恶性肿瘤最为常见的是来源于涎腺的肿瘤。恶性腺瘤可包括恶性多形性腺瘤、腺样囊性癌、黏液表皮样癌、腺泡细胞癌等,也可见其他来源的肿瘤,如神经肉瘤、淋巴瘤或淋巴结转移、鳞癌、未分化癌、血管肉瘤、脂肪肉瘤、平滑肌肉瘤、纤维肉瘤等。鼻咽癌可以累及此间隙。

（一）临床表现

咽旁间隙恶性肿瘤生长较为迅速,早期不易发现,临床上早期常表现为咽部不适、吞咽不适、耳鸣、耳闷等,肿瘤压迫或侵犯脑神经可引起声嘶、吞咽呛咳、声带麻痹、伸舌偏移和Horner综合征等症状,原发于腮腺的恶性肿瘤易引起面瘫。

（二）检查

咽旁间隙恶性肿瘤因解剖部位隐蔽,早期无明显症状。发现时多已侵犯周围组织结构,出现相应的症状。体格检查可见咽侧壁隆起,扁桃体内移或软腭下塌,下颌或上颈部可扪及肿块,质地较硬。

（三）诊断与鉴别诊断

症状及体格检查对于咽旁间隙肿瘤的鉴别诊断没有明显帮助,影像学检查是明确诊断和了解肿瘤与周围结构的关系的重要方法。

1.CT 和 MRI　恶性肿瘤多无被膜,且呈浸润性生长,边缘不完整。CT 图像多表现为密度不均,边界模糊,周围组织均有不同程度的破坏。

2.MRI(T_1WI 和 T_2WI)　图像多呈高信号,信号不均。转移癌 CT 图像可表现为单个或多个圆形肿块,多个肿块的密度均匀一致,MRI 多呈高信号。

3.CTA、MRA 或 DSA　可显示肿瘤与周围血管的关系。

（四）治疗

发生于该间隙的恶性肿瘤因呈浸润性生长,周围界限不清楚,故手术易出血,易损伤邻近的重要组织,肿瘤的彻底切除有相当的难度。对恶性肿瘤应采取综合治疗方案,在条件许可时应尽量争取先行手术切除,力争但不强求彻底切除肿瘤,术后多需配以辅助治疗,如放疗或化疗。

第二章　颅脑肿瘤

第一节　脑膜瘤

脑膜瘤主要发生在颅内有脑膜组织覆盖的区域,是由脑膜组织中的蛛网膜细胞形成的轴外病变。无脑膜组织覆盖的器官因胚胎时期残留蛛网膜细胞也可形成脑膜瘤,如头皮、眼眶、鼻窦等部位,在这里不做讨论。本节主要介绍脑膜瘤的一些临床常见特点及处置原则。

一、病因

脑膜瘤的病因目前尚不清楚,可能与染色体缺失、癌基因和抑癌基因调控失衡、脑膜损伤、放射线、病毒感染等因素有关,也可能是多种因素共同作用的结果。

1. 基因水平　目前报道脑膜瘤患者基因异常可发生在 1、3、6、7、8、10、12、14、18、19、X 和 Y 等染色体上,但与之关系最为密切的是 22 号染色体,理由是:①部分脑膜瘤患者 22 号染色体为单体型,染色体缺失造成与之相关的抑癌基因缺失;②Ⅱ型神经纤维瘤病和乳腺癌患者可并发脑膜瘤,而这两种病也存在 22 号染色体缺失。此外,H-ras、c-fos、c-myc、c-erb、c-sis 等一些癌基因也与脑膜瘤的发生相关。

2. 脑膜损伤　脑膜瘤发病可能与脑膜损伤有关。有研究发现部分脑膜瘤患者有外伤病史,发病部位与外伤部位一致;而颅脑手术后患者在手术部位亦有发生脑膜瘤的。

3. 放射线　研究发现接受头部放疗的患者,脑膜瘤的发病率增高,放疗剂量越大,危险性越高。

4. 其他因素　脑膜瘤的发生还可能与病毒感染和性激素、生长因子、细胞因子等受体异常有关,但都缺乏确切证据,有待于进一步研究。

二、发病率

脑膜瘤是颅内发病率最高的良性肿瘤之一,占颅内肿瘤的 $15\%\sim24\%$。成年人发病占中枢神经系统肿瘤的近 30%,儿童及青少年的发病较低,约占 $0.4\%\sim4.6\%$(Kotecha,2011)。Wiemels 等人做的脑膜瘤流行病学调查显示,女性发病率略高于男性并随年龄增长发病率升高(Wiemels,2010)。

近年来,随着 CT、MRI 技术的发展,脑膜瘤的患病率呈逐年增高趋势,全国 50 家大型医院 2008 年～2010 年收治肿瘤 118 484 例,脑膜瘤 28 750 例,脑膜瘤占颅内肿瘤平均 24.2%。

三、发病部位

脑膜瘤可发生于颅内任何部位,好发部位靠前的依次是:①矢状窦旁和大脑镰旁(两者起源和临床表现具有相似之处);②大脑凸面;③蝶骨嵴;④嗅沟、鞍结节(两区相近);⑤桥小脑角、小脑幕(两区相近);⑥颅中窝、斜坡(两区相近)。

四、病理

脑膜瘤由脑膜组织发生。大脑表面有三层脑膜组织:硬脑膜、蛛网膜、软脑膜。目前认为脑膜瘤主要是由蛛网膜细胞发生,其理由是:①蛛网膜细胞具有修复和演变功能;②细胞演变后形态与脑膜瘤多种亚型细胞形态相似;③蛛网膜颗粒的分步与脑膜瘤的好发部位一致;④蛛网膜颗粒细胞巢结构与脑膜瘤病理相似。

脑膜瘤形态多呈球形或类圆形,在颅底存在骨嵴或硬脑膜游离缘的部位,因其阻隔作用而呈哑铃形,部分脑膜瘤呈扁平状;良性脑膜瘤多有一层包膜,肿瘤借此包膜与脑组织间形成明显界面,呈球形的脑膜瘤一般质地韧,包膜厚,而扁平状或不规则形态的脑膜瘤多质地软而包膜薄;恶性脑膜瘤常无包膜或包膜不完整,呈浸润性生长。肿瘤实质多为灰白色,剖面有旋纹,内部可有钙化、骨化或囊变。周围颅骨可因破坏或反应性骨增生而出现筛状小孔和骨疣。

1993 年 WHO 在 1979 年分类的基础上对脑膜瘤进行了重新分类,2000 年 WHO 根据脑膜瘤侵袭性和复发倾向对分类的亚型进行分组和分级(表 2-1)。

表 2-1　脑膜瘤病理分型(2000 年 WHO 根据侵袭性分组)

病理分型	WHO 分级	特点
较少机会复发和侵袭的脑膜瘤		
脑膜内皮细胞型	Ⅰ级	常见亚型,多见于大脑镰、蝶骨嵴和嗅沟
纤维型(成纤维细胞型)	Ⅰ级	常见亚型,细胞排列成同心圆漩涡,退行性变时可出现星形细胞瘤改变,磷钨酸苏木精染色(一)
过渡性(混合型)	Ⅰ级	常见亚型,介于脑膜内皮细胞型和纤维型之间
砂粒型	Ⅰ级	常见于嗅沟或椎管内,中年女性多见
血管瘤型	Ⅰ级	有许多成熟微血管,血供丰富
微囊型	Ⅰ级	存在大小不定的囊,好发于男性
分泌型	Ⅰ级	免疫组织化学测定角化素(+),癌胚抗原(+),瘤周有明显水肿
淋巴浆细胞丰富型	Ⅰ级	常伴有 γ-球蛋白血症
化生型	Ⅰ级	含有软骨、骨、脂肪、黏液样变
较多机会复发和(或)侵袭性强的脑膜瘤		
非典型脑膜瘤	Ⅱ级	多见于儿童,细胞可存在坏死带可转变成恶性脑膜瘤
透明细胞型	Ⅱ级	好发于桥小脑角和马尾

(续表)

病理分型	WHO分级	特点
脊索型	Ⅱ级	瘤间质产生黏性物质;可伴血液系统疾病,如:Castleman病
横纹肌样	Ⅲ级	少见,可仅见于复发脑膜瘤
乳头状型	Ⅲ级	少见,好发于儿童,侵袭,转移
恶性或间变型	Ⅲ级	侵袭脑实质,可转移至颅外

颅内有多个不相连的脑膜瘤,同时伴有神经纤维瘤病,称为脑膜瘤病。

颅内有多个不相连的脑膜瘤,不伴有神经纤维瘤病,称为多发脑膜瘤。

脑膜瘤肉眼全切后,在肿瘤原生长部位处又重新出现肿瘤,称为复发脑膜瘤。

五、临床表现

局灶性症状因脑膜瘤生长缓慢,增大的肿瘤体积因脑组织和脑脊液的代偿作用而不引起明显的颅内压增高。局灶症状常常是脑膜瘤的首发症状,最常见的是癫痫(额、颞叶多见),尤以老年人明显。根据肿瘤部位不同可出现不同的症状,如肢体运动或感觉障碍、精神症状、记忆力和计算力下降、失语、视野缺损、脑神经功能障碍、眩晕、眼震、共济障碍、尿崩、意识障碍等,将在各部位脑膜瘤分论中详细论述。

颅内压增高症状脑膜瘤引起颅内压增高症状常不明显,常有轻微头痛,视乳头水肿常见,有时可见视神经萎缩,当肿瘤增长到一定体积,颅内压失代偿时会出现剧烈头痛、恶心、呕吐症状。

六、辅助诊断

1.头颅CT　是筛查和体检中发现脑膜瘤的最常见手段,可显示肿瘤钙化情况、肿瘤邻近骨质变化情况。典型表现:

(1)边界清晰、密度均一的占位病变,多呈类圆形、半圆,也可有分叶状或不规则形改变。

(2)肿瘤多呈等密度或略高密度,少数可低密度,囊变者可密度不均,钙化者局部可伴点、块状高密度影。

(3)增强扫描均匀强化。

(4)部分肿瘤附近颅骨可见增厚、骨疣或缺失。

(5)有的伴有瘤周低密度水肿带。

2.头部MRI　可在轴位、冠状位、矢状位清晰显示肿瘤部位,肿瘤与周边邻近神经、血管、脑组织等的关系,特别是肿瘤与硬膜的关系,成为脑膜瘤的主要诊断方法,是手术前不可缺少的诊断资料。脑膜瘤具有诊断意义的MRI表现:

(1)边界清晰、密度均一的肿瘤影,T_1加权像多呈等T_1或略长T_1(低)信号,少数可呈略短T_1信号;T_2加权像多呈等T_2信号或略长T_2(高)信号,肿瘤可有囊变(长T_1、长T_2信号)或钙化表现(长T_1、短T_2信号)。

(2)多数呈广基底与硬脑膜接触,少数向脑内球状生长者亦可找到与脑膜相连接处,脑室内脑膜瘤与脉络丛相连;肿瘤基底硬脑膜附着处可见脑膜尾征,为其特征性表现。

（3）少数脑膜瘤在瘤周或瘤内形成囊变,囊变部分表现为长 T_1 和长 T_2 表现（图 2－1）。

（4）有的脑膜瘤伴有明显的瘤周水肿（图 2－2）。

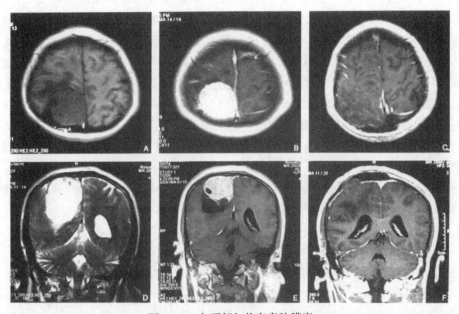

图 2－1　右顶部矢状窦旁脑膜瘤

肿瘤内和瘤周伴有囊性改变。A 为 T_1 相,D 为 T_2 相,B、E 为增强扫描,C、F 为术后增强扫描

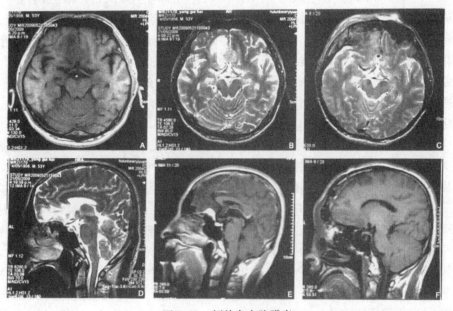

图 2－2　颅前窝底脑膜瘤

较小的肿瘤引起明显的脑组织水肿。A、F 图为 T_1 相,B、C、D 为 T_2 相,E 为增强扫描,C、F 为术后改变

3. 血管成像(DSA、MRA、CTA、MRV) 邻近鞍结节、蝶骨嵴或侧裂、静脉窦、斜坡、枕骨大孔等部位的脑膜瘤应行血管成像。血管成像目的:①观察肿瘤周边动静脉的出入情况,血管受侵袭情况,重要血管术中加以保护,如海绵窦内脑膜瘤观察颈内动脉位置及受累情况,斜坡脑膜瘤观察基底动脉是否被包裹;②观察肿瘤供血动脉,增粗、分支变多而无重要功能的动脉可术前栓塞或在适当时机结扎,如颈外动脉供血术前栓塞,脑膜中动脉供血在开骨窗时电闭;③观察静脉窦受侵袭情况及阻塞程度,静脉窦完全阻塞可术中切除,如矢状窦旁脑膜瘤矢状窦闭塞术中切除。众多方法中因 MRA、MRV 为无创检查应用逐渐增多。CTA 能够很好地显示颅底脑膜瘤与颅底骨质、血管的关系。DSA 有多个成像期,是观察肿瘤血管细微形态的有利手段。在毛细血管期可见肿瘤染色,静脉期仍可见呈迟发染色;因其有创和价格昂贵在脑膜瘤的辅助诊断中应用较少,术前栓塞的病例更适合做 DSA。各种血管成像的特点不再一一介绍。

4. 头部 X 线片 目前已基本不用于脑膜瘤的辅助诊断,可看到一些间接征象:肿瘤钙化可见高密度影、局部骨质破坏或增生改变、板障静脉增粗等。

七、治疗

脑膜瘤的有效治疗方法包括手术治疗和立体定向放射外科治疗,目前以手术治疗为主。

(一)手术治疗

大多数脑膜瘤属于良性肿瘤,通过手术切除可以达到治愈,肿瘤全切是防止术后复发的关键,因此任何部位的脑膜瘤在不引起不可逆性功能障碍和致命性损伤的前提下都应该力争全切肿瘤。下列情况出现其中一条应行手术治疗:①肿瘤有明显的占位效应,引起局灶性神经功能缺失、脑室受压移位、梗阻性脑积水;②肿瘤引起颅高压症状、刺激症状如癫痫、局部改变如瘤周水肿;③肿瘤直径大于 3cm,且两次检查对比肿瘤有增长趋势;④肿瘤邻近重要结构,肿瘤生长导致手术难度大大增加或不能行放射外科治疗的区域,如大脑凸面、矢旁、镰旁、海绵窦旁、鞍结节、嗅沟、桥小脑角、蝶骨嵴。脑膜瘤手术没有绝对的适应证和禁忌证,其他情况应根据患者年龄、患者全身状态、肿瘤大小、肿瘤部位综合考虑是否需要手术治疗。肿瘤较小而无症状者建议定期复查,长期随访。

在这里浅谈一些手术体会供参考:①在条件允许的情况下先处理瘤蒂或颈外系统供血动脉是减少术中出血的有效方法;②肿瘤包裹神经、有功能血管或操作空间较小时分块切除扩大空间是保护神经血管的有效途径;③保护肿瘤周边粘连而未进入肿瘤的动静脉,邻近动静脉可在设计手术切口和入路时避开;④术中不要刻意寻找在影像学上观察到的肿瘤周边的血管和神经,减少对脑组织的牵拉和损伤;⑤静脉窦旁的脑膜瘤先处理窦周肿瘤,再处理窦内肿瘤,切开静脉窦前要做好止血和静脉窦修补或重建的准备,完全闭塞的静脉窦可切除,但有时术前静脉成像显示无血流通过不代表完全闭塞,术中试行夹闭是有效观察手段,同时要防止气体栓塞;⑥前颅底和岩骨嵴附近的脑膜瘤,处理硬膜及颅骨后要防止脑脊液鼻漏和耳漏;⑦全切肿瘤、处理受侵硬膜和颅骨是防止复发的关键,但斜坡、蝶骨嵴内侧等深在复杂区域的脑膜瘤适当残留有助于提高患者术后生活质量。

Simpson 在 1957 年提出对脑膜瘤切除程度的评估分类法得到国际公认,G1:彻底切除－全切肿瘤,并切除附着硬膜及受侵颅骨;G2:全切除－全切肿瘤,但与其附着的硬膜仅做电灼;G3:肉眼全切除－全切肿瘤,但肿瘤附着的硬脑膜及受侵颅骨未作处理;G4:次全或部分切除－肿瘤未全切,有残留;G5:开颅减压－肿瘤仅作减压或活检。

（二）立体定向放射外科治疗

治疗方法包括 γ 刀、X 刀和粒子刀,其优点是无手术创伤、无感染、低并发症。X 刀照射准确性略差;粒子刀具有高度精准性且正常组织副损伤微小,治疗病灶体积可大于 3cm 等优点,但价格昂贵使其应用较少;一般 γ 刀因高度准确性(误差小于 0.2mm),操作简单而得到广泛应用。在此简单介绍 γ 刀对脑膜瘤的治疗。γ 刀一般治疗小于 3cm 的脑膜瘤,适用于位于颅底及重要结构附近的脑膜瘤、术后残存或早期复发者、年高体弱不适合手术者。γ 刀治疗肿瘤生长控制率(肿瘤停止生长或缩小)在 90％左右,γ 刀治疗后脑水肿的发生率较高,尤其是大脑凸面脑膜瘤,所以大脑凸面脑膜瘤及已经有瘤周水肿的脑膜瘤建议手术治疗;有一定的副损伤距离,例如肿瘤上表面与视交叉的距离必须大于 3mm;治疗效果有潜伏期,需半年至数年后才能观察到肿瘤缩小。

（三）其他治疗

方法包括栓塞治疗、放射治疗和药物治疗,这些方法均为辅助治疗手段。术前应用栓塞治疗或放射治疗减少肿瘤血供,有利于术中操作增加手术安全性。栓塞常用物理性栓塞。放射治疗也用于偏恶性的脑膜瘤术后辅助治疗。药物治疗包括溴隐亭、枸橼酸他莫昔芬、米非司酮等,应用较少,在此不做介绍。

八、不同部位脑膜瘤

（一）矢状窦旁和大脑镰旁脑膜瘤

矢状窦旁脑膜瘤是指脑膜瘤的基底部主要位于矢状窦外侧壁或一部分基底部覆盖矢状窦,前者主要是起源于矢状窦壁的脑膜组织,而后者可能起源于大脑镰或者大脑凸面。随着肿瘤不断增长基底部蔓延覆盖矢状窦,当矢状窦受累后肿瘤的临床表现、处理方法和预后与前者相似,所以归为一类。矢状窦旁脑膜瘤瘤体多位于矢状窦一侧,早期多位于矢状窦外,后期长入矢状窦可造成矢状窦部分或完全阻塞,晚期肿瘤浸透矢状窦,从对侧矢状窦壁长出,形成矢状窦双侧脑膜瘤。Krause－Merrem 按照肿瘤生长过程将矢状窦旁脑膜瘤分为 6 型:Ⅰ型:肿瘤仅附着于矢状窦的侧壁;Ⅱ型:肿瘤侵犯上矢状窦的外侧角;Ⅲ型:肿瘤向窦腔内生长,同侧窦壁全层受侵;Ⅳ型:上矢状窦部分闭塞,肿瘤侵及上矢状窦顶;Ⅴ型,上矢状窦完全闭塞,肿瘤侵及对侧窦壁内侧;Ⅵ型:上矢状窦完全闭塞,肿瘤侵袭对侧窦壁全层,生长至对侧。大脑镰旁脑膜瘤起始于大脑镰,基底部附着于大脑镰而肿瘤突向脑实质内,矢状窦旁和大脑镰旁脑膜瘤约占脑膜瘤的 23％～31％。

1.临床表现　颅高压症状包括:头痛、视力减退。局灶症状前中后各异:①肿瘤位于矢状窦或大脑镰前 1/3,局灶症状以额叶症状为主,包括癫痫、痴呆、淡漠、欣快、记忆力减退、计算力下降,癫痫常常是主要和首发症状;②肿瘤位于矢状窦或大脑镰中 1/3,局灶症状以癫痫、对侧肢体运动障碍和(或)感觉障碍为主,病变位于大脑纵裂内因累及中央旁小叶症状以下肢为重,凸面受压出现上肢症状,最后是面部;③肿瘤位于矢状窦或大脑镰后 1/3,常缺乏局灶神经缺损表现,可引起对侧视野缺损。

2.影像学要点

(1)矢状窦旁脑膜瘤侵袭颅骨时,CT 骨窗位或 X 线可见邻近肿瘤的颅骨受侵袭破坏,MRI 可判断肿瘤是否穿透颅骨长至皮下。

(2)MRI 可显示肿瘤的基底部位,确定肿瘤是矢旁还是镰旁,判断肿瘤与矢状窦或大脑镰的关系,矢状位分辨前、中、后 1/3 关系。

(3)MRI 冠状位可辨肿瘤是单侧或双侧生长,有助于合理设计切口。

(4)MRI 水平位常可见中 1/3 位置肿瘤前后粗大血管,对术中操作有重要提示作用。

(5)动脉成像(DSA,MRA 或 CTA)了解肿瘤供血动脉,矢状窦前、中 1/3 肿瘤供血多主要来源于大脑前动脉,脑膜中动脉也可供血,如脑膜中动脉供血丰富,可术前栓塞,后 1/3 肿瘤供血主要是大脑后动脉。

(6)静脉成像(DSA 或 MRV)观察矢状窦是否阻塞变细或中断,回流静脉与肿瘤的关系及移位情况(图 2-3,2-4)。

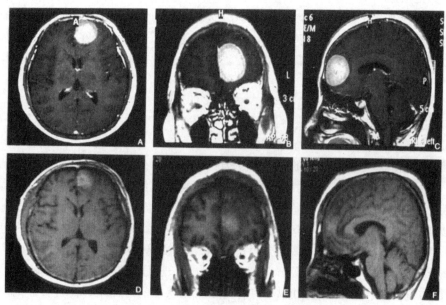

图 2-3 镰旁脑膜瘤

肿瘤广基底与大脑镰相连,A～C 为增强扫描,D～F 为术后改变

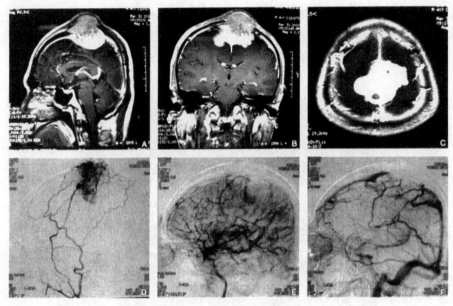

图2-4 矢状窦旁脑膜瘤

肿瘤向矢状窦两侧生长,颅骨受到侵蚀,肿瘤长至头皮下。A～C图为增强扫描,D～F图为DSA成像,D图可见肿瘤主要供血动脉来自颈外系统,E图可见颈内动脉系统也有供血,F图静脉相可见矢状窦受侵蚀完全中断,中断周边存在代偿的回流静脉

3.手术治疗 矢状窦旁或大脑镰旁脑膜瘤以手术切除为主,手术应考虑如下情况:①肿瘤是单侧还是双侧生长,单侧生长手术切口达中线,上侧生长手术切口过中线;②开骨窗时注意保护矢状窦,矢状窦表面出血以吸收性明胶海绵压迫止血为主,单侧开骨窗要贴近矢状窦,有利于打开纵裂;③中1/3部位手术时要根据动脉成像及MRI判断回流静脉与肿瘤的位置关系,合理设计入路,尽可能避开回流静脉或给予保护,避免术后偏瘫;④前1/3部位手术可做矢状窦结扎,中后1/3部位手术如果术前或术中证实矢状窦已经闭塞,可做矢状窦切除,但是要保护周围代偿回流静脉,如果证实未完全闭塞,窦内可不做切除,或切开窦壁刮除同时做窦壁修补或矢状窦再建成形术;⑤如切开矢状窦应预防气体栓塞或瘤细胞栓塞;⑥做到Simpson 1级切除是防止复发的关键,在条件允许的情况下尽可能切除受侵的矢状窦或大脑镰。

(二)大脑凸面脑膜瘤

大脑凸面脑膜瘤的发生率较高,约占颅内脑膜瘤的18%～27.7%,大多数凸面脑膜瘤呈半球形,基底位于硬脑膜而球面突向脑实质;有的肿瘤瘤蒂窄小,而大部分被脑组织覆盖深埋于脑实质内,这类肿瘤血供主要来源于脑表面血管,整体切除困难;部分肿瘤可至颅骨反应性增生,手术时应一并处理颅骨。恶性度高的脑膜瘤可侵袭穿透颅骨长至皮下,这类脑膜瘤术中尽可能不要使用自体血回输,避免种植转移。

1.临床表现 症状依部位不同而各异,包括癫痫、精神症状、运动障碍、感觉障碍、视野缺损、失语、头痛、呕吐、视乳头水肿,视神经萎缩等。

2.影像学要点 凸面脑膜瘤的影像学表现没有特殊之处,较易诊断。阅片时:①注意脑膜瘤基底宽度与肿瘤最大直径间的关系,有利于手术切口的设计;②注意增强 MRI 上脑膜尾征,个别病例脑膜尾征呈小的串珠样改变,术中应尽可能全切避免复发;③动脉成像(DSA、MRA、CTA)可观察肿瘤的血供,有时肿瘤以颈外系统供血为主(图 2—5)。

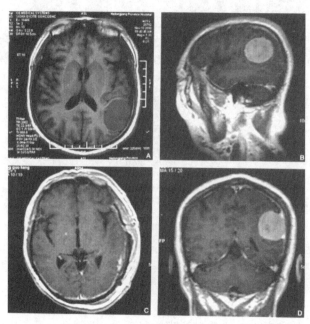

图 2—5 大脑凸面脑膜瘤

A 图为 T_1 相,B、D 为增强扫描,C 图为术后影像

3.手术治疗 大脑凸面脑膜瘤治疗原则是彻底切除脑膜瘤及其附着的硬膜,处理受侵的颅骨。手术治疗相对简单,术中可用神经导航系统辅助设计皮、骨瓣,减少开颅面积,功能区脑膜瘤注意保护周边引流静脉,尽可能从蛛网膜层分离肿瘤。

(三)蝶骨嵴脑膜瘤

起源于蝶骨大、小翼表面脑膜,内自前床突,外达翼点范围内的脑膜瘤称为蝶骨嵴脑膜瘤。蝶骨嵴脑膜瘤占颅内脑膜瘤 10.6%～23%,发病率仅次于矢状窦＋大脑镰旁、大脑凸面脑膜瘤。Cushing 将蝶骨嵴球形脑膜瘤按肿瘤与脑膜的黏着部位不同分为 3 型,被广泛采用和接受:蝶骨嵴内部(内 1/3),称床突型;蝶骨嵴中部(中 1/3),称小翼型;蝶骨嵴外部(外 1/3),称大翼型。Al—Meft 进一步将床突型脑膜瘤细分为 3 种:Ⅰ型:肿瘤起源于前床突下方;Ⅱ型:肿瘤起源于前床突上方或侧方;Ⅲ型:起源于视神经管。临床上各种分型常混合存在,无法细分。

1.临床表现 蝶骨嵴附近结构复杂,有垂体、视神经、颈内动脉、动眼神经、滑车神经、展神经、三叉神经、大脑中动脉及其分支等,蝶骨嵴脑膜瘤因其起源部位和生长方向不同,其临床表现多样。

(1)蝶骨嵴内侧(床突型):视力下降,肿瘤压迫视神经或造成颅高压引起,肿瘤生长较大时,因慢性颅高压可出现 Foster－Kennedy 综合征,表现为同侧视神经萎缩,对侧视乳头水肿,突眼、眼睑肿胀。原因有两种,一种是肿瘤引起蝶骨嵴或蝶骨翼骨质增生,造成眶内容积变小,一种是肿瘤压迫海绵窦,2 者均可引起静脉回流受阻,这种突眼一般无疼痛、无波动;上睑下垂、眼球固定、瞳孔散大、角膜反射消失、眼神经分布区感觉障碍等症状形成眶上裂综合征或海绵窦综合征,主要是由于肿瘤累及Ⅲ、Ⅳ、Ⅴ、Ⅵ对脑神经;精神症状(额叶受累)、嗅觉丧失(嗅神经受累)、垂功低下(垂体受累)、对侧肢体偏瘫(大脑脚受累)等。

(2)蝶骨嵴中部(小翼型):颅高压症状:头痛、恶性、呕吐、视力下降;额叶症状:记忆力、计算力下降,精神症状,失语,运动障碍等。

(3)蝶骨嵴外部(大翼型):癫痫、头痛、颅骨局部隆起、精神症状、运动障碍等;肿瘤生长至蝶骨嵴中内部时,可引起相应的中内部症状。

2.影像学要点

(1)CT 或 MRI 可见肿瘤位于前颅中窝交界、蝶骨嵴所在位置处。

(2)MRI 可观察肿瘤与垂体、颈内动脉、大脑中动脉、海绵窦、侧裂的关系,是否有主要血管在肿瘤内穿行,是重要术前参考资料。

(3)动脉成像可显示肿瘤的供血动脉及与肿瘤的毗邻关系,特别是颅底 CTA 可显示肿瘤、颅骨、动脉三者的毗邻关系;内侧型多与颈内动脉和大脑中动脉粘连或包裹,颈内动脉虹吸部拉直后移,有时可见大脑前动脉向对侧移位;外侧型多与大脑中动脉及其分支黏连或包裹,大脑中动脉弧形走向消失,陡峭抬高,颈外系统的脑膜中动脉是外侧型主要供血动脉,血供丰富者可术前栓塞(图 2－6)。

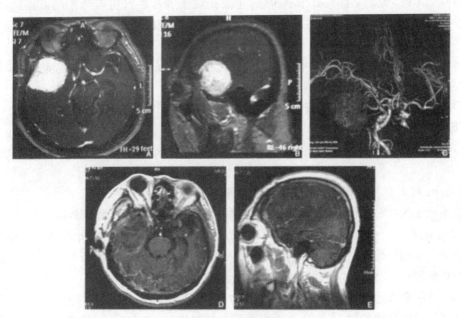

图 2－6　蝶骨嵴脑膜瘤

A、B 为增强扫描;C 为 CTA 扫描,右侧大脑中动脉受肿瘤抬高并有数个分支供应肿瘤;D、E 为增强扫描术后改变

3.手术治疗　蝶骨嵴脑膜瘤常选用翼点入路或扩大翼点入路,也可选用经额下或颞下入路。术中一些经验包括:

(1)蝶骨嵴脑膜瘤应尽可能全切,但有神经、血供粘连包裹,特别是内侧型脑膜瘤,不要刻意全切,避免术后出现严重并发症,残存肿瘤可术后放射治疗。

(2)蝶骨嵴脑膜瘤颈外动脉系统供血丰富,使邻近肿瘤的颞肌和颅骨血供增多,在开颅时易出血,应快速、沉稳止血;皮瓣形成过程中可解扎颞浅动脉,翻开骨瓣后可缝扎脑膜中动脉,减少外侧型脑膜瘤出血。

(3)蝶骨嵴脑膜瘤一般血供丰富,手术难度大;球形脑膜瘤一般质韧,不易切除,但电凝肿瘤易止血,且与脑组织易分辨;不规则形态的脑膜瘤,质地软,不易止血,邻近侧裂不易与脑组织分辨,应注意保护侧裂内血管。

(4)靠近内侧的脑膜瘤尽可能分块切除,可扩大操作空间,保护颈内动脉和视神经,靠近外侧的肿瘤先处理肿瘤基底部,减少肿瘤血供,肿瘤体积小、质地韧、与脑组织间有蛛网膜分界是整体切除的有利条件。

(四)嗅沟脑膜瘤

嗅沟脑膜瘤基底位于嗅沟及附近筛板至鞍结节之间的硬脑膜,文献报道发病率不尽相同,报道占颅内脑膜瘤的百分比范围为$8\%\sim18\%$,可单侧生长也可双侧生长,哪种生长占多数,统计结果各异,肿瘤供血主要来自眼动脉的分支筛前和筛后动脉。

1.临床表现

(1)嗅觉障碍,最常见且具有诊断价值,主要是由于肿瘤生长将嗅球抬高或推向外侧,嗅神经被拉断造成嗅觉障碍,可发生单侧或双侧障碍,单侧障碍常因不影响患者主观感受而被忽略。

(2)视力障碍,视神经受压或颅高压造成视乳头水肿、视神经萎缩都可引起视力障碍。

(3)颅高压症状,头痛、恶心、呕吐,部分患者嗜睡。

(4)额叶症状,精神症状、癫痫、记忆力下降等。

2.影像学要点

(1)CT 或 MRI 可见肿瘤位于前颅底中线一侧或双侧,单靠 CT 难与颅前窝底脑膜瘤鉴别。

(2)MRI 可观察颅底骨质变化和肿瘤与大脑前动脉的关系。

(3)动脉成像(DSA、CTA、MRA)可见大脑前动脉向后移位,A_2 段抬高。

3.手术治疗

(1)一般采用单侧或双侧额下入路或翼点入路。

(2)双侧额下入路,结扎并切断矢状窦和大脑镰。

(3)分离肿瘤周边蛛网膜,减少对视神经的牵拉,尽可能多地保留嗅神经。

(4)双侧嗅沟脑膜瘤时,术中争取至少保留一侧嗅神经,避免术后双侧嗅觉丧失。

(5)至肿瘤后方要注意保护视神经、视丘下部和大脑前动脉,特别是肿瘤巨大时要注意减少对视丘下部的牵拉和损伤,以免造成术后昏迷、内分泌功能不足和生物节律紊乱。

（6）处理筛孔处防止脑脊液鼻漏，如肿瘤侵袭严重，可用肌肉、生物胶、人工硬脑膜等修补。

（五）鞍结节脑膜瘤

鞍结节脑膜瘤起源于鞍结节脑膜。临床上的鞍结节脑膜瘤还包括鞍膈、前床突、蝶骨平台脑膜瘤。鞍结节脑膜瘤占颅内脑膜瘤的 5%～10%。

1.临床表现

（1）视力减退、视野缺损，因视神经受压可出现单眼或双眼颞侧偏盲，随着肿瘤的增长逐渐加重至视力完全丧失。

（2）头痛，以额部、颞部为主。

（3）尿崩、无力、闭经、性欲减退，垂体受压出现内分泌功能障碍症状。

（4）眼球运动障碍（Ⅲ、Ⅳ、Ⅵ脑神经受累）、脑积水（三脑室）、嗜睡（下丘脑）、精神症状（额叶）、运动障碍（后期累及内囊、大脑脚、脑干）等。

2.影像学要点

（1）CT、MRI 可见鞍上区肿瘤影像，视交叉被抬高，颈内动脉可毗邻粘连或被包裹。

（2）动脉成像可见双侧大脑前动脉上抬、后移，呈拱门形改变。

（3）肿瘤向上方生长突入三脑室，向下方生长进入鞍内，肿瘤也可长入视神经管内（图 2—7）。

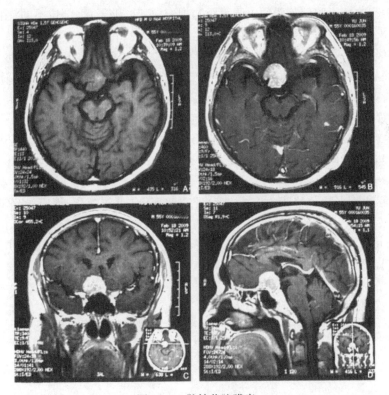

图 2—7　鞍结节脑膜瘤

肿瘤广基底附着于鞍结节，后方经鞍膈长至斜坡上端。图 A 为 T_1 相，图 B—D 为增强扫描。

3.手术治疗 一般采用翼点入路、扩大翼点入路或单侧额下入路,也可采用双侧。操作与嗅沟脑膜瘤相似:

(1)注意保护肿瘤两侧的颈内动脉、后交通动脉,注意保护后方的视交叉、终板、大脑前动脉和前交通动脉,注意保护前方的视神经。

(2)该区动脉分支较多,注意保护过路的穿通动脉,特别是贴附于肿瘤表面蛛网膜内的穿支,这些血管多供应下丘脑、视神经、视交叉等结构,损伤容易造成严重并发症。

(3)切除肿瘤时尽可能先行基底部切断,有利于减少出血。

(4)可在视交叉间隙、视神经和颈内动脉间隙、颈内动脉与小脑幕游离缘间隙内对肿瘤不同的角度电凝使之缩小或分块切除,减少对周边组织的牵拉。

(六)桥小脑角脑膜瘤

桥小脑角脑膜瘤基底部多位于岩骨后面,岩骨嵴上下,发病率与小脑幕脑膜瘤相近,占颅内脑膜瘤的 2%~4%。Nakamura 等按肿瘤在内听道周边的生发部位不同,以内听道为解剖标志将桥小脑角脑膜瘤分为 5 型:①内听道前型即岩斜坡型,肿瘤位于岩骨嵴内,内听道前方;②内听道型,肿瘤位于内听道内,单纯的内听道型脑膜瘤较少见;③内听道上型,肿瘤位于内听道上方与岩上窦之间;④内听道下型,肿瘤位于颈静脉孔与内听道之间;⑤内听道后型,内听道后方至乙状窦前。

1.临床表现 桥小脑角脑膜瘤主要累及脑神经、小脑、脑干,因部位不同症状出现的先后顺序无规律性。常见症状有:

(1)脑神经症状:听力障碍、耳鸣(位听神经的耳蜗神经症状),水平眼震、眩晕(位听神经的前庭神经症状);面部麻木、痛温觉减退等感觉障碍(三叉神经症状),角膜反射消失(三叉神经症状);声音嘶哑、吞咽困难、饮水呛咳(尾组脑神经症状)。

(2)小脑症状:走路不稳、共济障碍(小脑症状)。

(3)脑干症状:肢体无力。桥小脑角脑膜瘤引起前庭功能障碍较听神经瘤少,而引起面神经和三叉神经功能障碍较听神经瘤多。

2.影像学要点

(1)CT 可见桥小脑角脑膜瘤有岩骨尖骨质破坏,有时伴钙化;而听神经瘤多有内听道扩大。

(2)MRI 可见桥小脑角脑膜瘤一般宽基底,基底底角锐利,增强可见脑膜尾征;听神经瘤基底底角圆润,无脑膜尾征(图 2—8)。

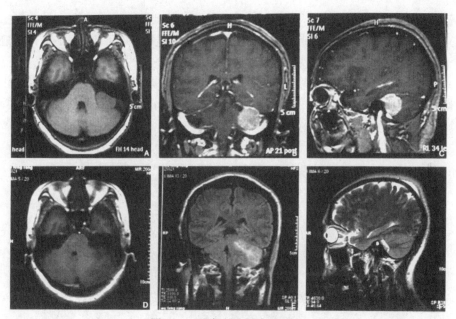

图 2-8　左侧桥小脑角脑膜瘤

肿瘤广基底附着于岩骨后面。A、D、E图为 T_1 相，F图为 T_2 相，B、C图为增强扫描，D-F图为术后改变。

3.**手术治疗**　手术方案与听神经瘤相同，常用入路包括：①枕下乙状窦后入路，是桥小脑角区脑膜瘤的首选入路，该入路适用于单纯桥小脑角脑膜瘤或肿瘤部分累及斜坡者，其优点在于路径短，显露充分，术中可见面、听神经多位于肿瘤的前下方，三叉神经多位于肿瘤的后下方，尾组脑神经多位于肿瘤下方；②颞枕开颅乙状窦前入路，该入路适用于瘤体横跨岩尖生长至颅中窝者，对斜坡中下部肿瘤也有良好的显露作用，缩短骨窗到斜坡的距离；③颞枕开颅颞下小脑幕入路，该入路适合于肿瘤经上斜坡长至鞍旁者，或肿瘤侵及小脑幕内侧缘，切除范围可达中斜坡，但不能处理下斜坡肿瘤，术中注意保护 Labbe 静脉。

（七）小脑幕脑膜瘤

小脑幕脑膜瘤基底附着于小脑幕，窦汇区及幕切迹脑膜瘤亦属于小脑幕脑膜瘤。小脑幕脑膜瘤可向幕下、幕上生长，或幕上下穿透型哑铃状生长，穿透型多由幕下长至幕上。小脑幕脑膜瘤占颅内脑膜瘤 2％～5％，幕下生长居多，常生长在窦汇、直窦、横窦处。对小脑幕脑膜瘤的临床分型各家说法不一，都是依据瘤体与小脑幕之间的位置关系进行分型，Yasargil 提出的分型概况的全面且易于理解，在此做简单介绍：①按小脑幕的内外环分为：内环型，肿瘤附着于小脑幕游离缘；外环型，肿瘤沿横窦生长；中环型，肿瘤基底附着于小脑幕内外环之间的区域；②按肿瘤在内外环上的位置分为：前、侧和后；③按瘤体在小脑幕上下的生长方向分为：幕上型、幕下型或跨幕型。

1.**临床表现**

（1）小脑症状（幕下）：走路不稳，向患侧倾倒；查体指向患侧水平眼震，共济障碍。

（2）视野缺损，幕上生长压迫视觉中枢导致同向性偏盲或象限盲。

（3）头痛，占位效应或静脉窦阻塞导致颅高压引起。

2.影像学要点

(1)CT 或 MRI 可见天幕区肿瘤影,MRI 判断肿瘤幕上或幕下生长,小脑幕切迹前方肿瘤与脑干的关系,肿瘤与窦汇、直窦、横窦的关系。

(2)静脉成像(DSA、MRV)观察静脉窦与肿瘤的关系,静脉窦是否完全闭塞,窦汇区脑膜瘤是单侧横窦受累还是双侧横窦受累,哪一侧横窦是主窦,这些情况对手术入路选择和术中处理静脉窦有指导作用(图 2—9)。

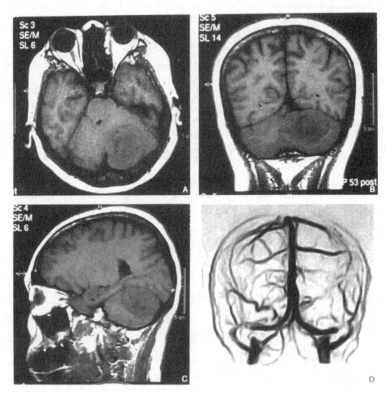

图 2—9　小脑幕脑膜瘤

A～C 图为 T_1 相,D 图为 MRV,肿瘤与小脑幕广基底相连,未侵袭横窦或窦汇。

3.手术治疗

(1)幕上生长的肿瘤采用枕下幕上入路或颞枕入路。

(2)幕下生长的肿瘤采用颅后窝入路。

(3)窦汇区脑膜瘤位于幕上者可采取跨矢状窦幕上下联合入路,幕上下穿透型位于一侧可以单侧跨横窦入路,双侧穿透型可采取跨横窦、矢状窦入路。先处理瘤蒂减少出血,保护静脉窦,尽可能全切肿瘤。

(4)如果可以确定矢状窦或一侧横窦闭塞,可以术中将闭塞部位窦与肿瘤一同切除;如果不能确定是否闭塞,术中可以试行夹闭 15～30min,观察颅内静脉是否膨胀,大脑是否肿胀。

(5)术前双侧颈内动脉造影显示一侧横窦不显影不代表该侧横窦一定闭塞,需要谨慎。

如果代偿不好，但术中窦壁破损，最好行窦成形术。窦成形术可选用自体静脉（如大隐静脉）或人工血管修补。修补前可将一内引流硅胶管两端分别植入双侧矢状窦断端架桥，减少矢状窦出血和避免气栓进入。修补窦的过程中可用肝素盐水冲洗窦腔，术后抗凝治疗，防止血栓形成。

（八）颅中窝脑膜瘤

颅中窝脑膜瘤是指基底部位于蝶骨大翼内侧，眶上裂、海绵窦、岩尖外侧，蝶骨嵴后方，颞骨岩部前方颅中窝底部的脑膜瘤。发生于内侧常称为鞍旁脑膜瘤。颅中窝脑膜瘤发病率约占颅内脑膜瘤 2%～3%。

1.临床表现

（1）岩尖部症状：可出现岩尖综合征，表现为三叉神经分布区痛觉过敏或温觉障碍，咬肌萎缩，展神经受累致眼球内斜、复视。

（2）眶上裂或海绵窦部症状：表现为眶上裂综合征或海绵窦综合征。眶上裂综合征：病变累及第Ⅲ、Ⅳ、Ⅵ脑神经和第Ⅴ脑神经的 1、2 支，造成上睑下垂、眼球固定、瞳孔散大、角膜反射消失，眼神经和上颌神经分布区痛温觉障碍；海绵窦综合征的临床表现除眶上裂综合征的上述表现外，可合并因眼静脉回流障碍导致的结膜充血和搏动性突眼；如出现眶上裂综合征表现的同时出现视神经萎缩或水肿引起视力下降，则称为眶尖综合征。

（3）岩骨部症状：听力障碍、面瘫。

（4）外侧部症状（颞叶）：癫痫。

（5）颅高压症状，多由脑脊液循环受阻引起。

2.影像学要点

（1）通过 MRI 判断肿瘤是位于外侧还是邻近中线结构，观察邻近中线肿瘤与眶上裂、岩尖等部位的关系。

（2）通过 MRI 判断与海绵窦内脑膜瘤鉴别。

3.手术治疗

（1）手术可采取颞下入路或翼点入路。骨窗要低，尽可能靠近颧弓，必要时可打开颧弓。

（2）肿瘤位置较深，特别是侵及颅骨向颅外生长侵入眶内或颞下窝时，可采用经眶颧额颞下入路切除肿瘤，该入路损伤较大，手术费时，应用较少。

（3）术中注意保护邻近肿瘤的脑神经，注意保护 Labbe 静脉。

（九）斜坡脑膜瘤

斜坡由蝶骨、枕骨和颞骨构成，上界为鞍背，下界为枕骨大孔的前缘，外界为枕岩峰和颈静脉孔。解剖学上按骨性标志将斜坡分为：①上斜坡，内耳门上缘平面以上至鞍背，上斜坡又分为蝶窦顶平面以上的鞍后斜坡和蝶窦顶平面以下的窦后斜坡；②中斜坡，颈静脉孔上缘上至内耳门上缘之间区域；③下斜坡，颈静脉孔上缘以下至枕骨大孔前缘之间区域。

斜坡脑膜瘤发病率占颅内肿瘤小于 2%。Sekhar 按脑神经标志把斜坡区脑膜瘤分成三个区：上斜坡区，三叉神经以上，包括鞍背和后床突；中斜坡区，三叉神经与舌咽神经之间区域，下斜坡区：舌咽神经以下至枕大孔。目前对斜坡脑膜瘤没有统一的分型，常按照 Sekhar 斜坡分区分为上、中、下斜坡区脑膜瘤。

1.临床表现

(1)脑神经症状:根据肿瘤上下位置的不同可出现Ⅲ～Ⅻ对脑神经症状。

(2)锥体束征:肿瘤位于中央可出现双侧锥体束征,肿瘤偏心生长出现对侧锥体束征。

(3)颅高压症状。

2.影像学要点

(1)MRI 观察肿瘤位于斜坡的位置及对应的脑干部位,肿瘤是否生长至颅中窝或枕骨大孔区,选择合适手术入路。

(2)MRI 观察椎、基底动脉与肿瘤关系,是否肿瘤内有动脉穿行。

(3)观察脑干受累程度及有无脑干水肿。

3.手术治疗　斜坡区神经血管结构复杂,斜坡脑膜瘤手术治疗要根据肿瘤部位选择合适手术入路:

(1)斜坡上中部的肿瘤或肿瘤横跨岩尖生长至颅中窝者一般采用颞枕开颅乙状窦前入路。

(2)斜坡中部向两侧生长的肿瘤可采用枕下乙状窦后入路。

(3)肿瘤位于中下斜坡可采用枕下远外侧入路。

(4)斜坡中上部肿瘤经斜坡长至鞍旁者,或肿瘤侵及小脑幕内侧缘者,可采用颞枕开颅颞下小脑幕入路;肿瘤的主体位于鞍区、鞍旁和中颅底发展者可采用翼点入路。

斜坡区毗邻众多重要结构,术中注意保护颈内静脉、椎基底动脉及供应脑干的分支动脉,保护脑干及脑神经。

(十)海绵窦脑膜瘤

海绵窦脑膜瘤发病率较低,分为原发于海绵窦内的脑膜瘤和海绵窦周边发生脑膜瘤侵入海绵窦的继发性脑膜瘤,两者手术都涉及处理海绵窦内复杂结构,固将其归到一起论述。

1.临床表现

(1)Ⅲ～Ⅵ对脑神经受累症状:眼球固定、瞳孔散大、角膜反射消失,三叉神经第一、二支分布区疼痛或麻木。

(2)突眼,静脉回流受阻引起。

(3)头痛。

(4)视力、视野改变。

2.影像学要点　动脉成像有助于观察颈内动脉的位置及与肿瘤的关系。

3.治疗　海绵窦脑膜瘤较难达到根治性切除,小于 3cm,特别是没有脑神经症状的海绵窦脑膜瘤建议伽马刀治疗。肿瘤体积较大时,可先行手术做大部分切除,术后辅以伽马刀治疗,不可刻意寻求全切而损伤脑神经。

手术治疗:①先切除海绵窦外部肿瘤再切除内部肿瘤;②海绵窦内操作要注意保护颈内动脉和脑神经;③切除海绵窦内肿瘤易出血,可用速即纱、明胶海绵、肌肉填塞止血。

(十一)脑室内脑膜瘤

脑室内脑膜瘤发生于脉络丛组织,包括侧脑室、四脑室、三脑室。总体发病率较低,包括松果体区脑膜瘤在内大约占颅内脑膜瘤的 2%～5%,侧脑室大约占 80%,三角区最为多见,三脑室次之,四脑室脑膜瘤罕见(图 2－10)。

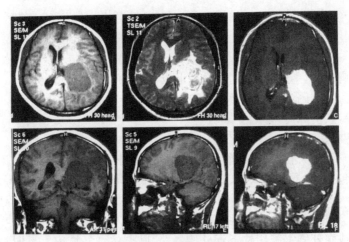

图 2-10　侧脑室脑膜瘤

可见左侧侧脑室枕角内肿瘤影,图 A、D、E 为 T_1 相,图 B 为 T_2 相,图 C、F 为增强扫描。

1. 临床表现

(1)侧脑室脑膜瘤:头痛、视乳头水肿(颅高压症状),可因肿瘤阻塞室间孔造成急性颅高压;运动、感觉障碍(内囊受压症状);癫痫(刺激症状);同向性偏盲(上丘受压症状)。

(2)四脑室脑膜瘤:梗阻性脑积水而产生颅高压;眼球震颤、眩晕、呕吐(前庭、小脑受累)等。

(3)三脑室脑膜瘤:梗阻性脑积水引起颅高压;尿崩症、意识障碍(下丘脑受压);视力视野障碍(视交叉受压)。

2. 手术治疗　侧脑室脑膜瘤根据肿瘤生长部位不同选择不同的手术入路:①顶枕入路,适合于侧脑室三角区、后角及较大的肿瘤,该入路可直达侧脑室三角区,利于处理脉络膜后动脉;②颞中回入路:经颞角进入侧脑室三角区,适用于脉络膜前动脉供血的三角区脑膜瘤,术中注意保护 Wernicke 区,避免发生失语;③额中回入路,适合位于侧脑室额角、体部及长入三脑室的脑膜瘤;④胼胝体后部入路,适于横跨双侧脑室三角区肿瘤。

三脑室脑膜瘤的手术入路选择取决于肿瘤的位置:①额下经终板入路或经胼胝体穹隆间入路,适用于三脑室前部的脑膜瘤。②经胼胝体经室间孔入路或经侧脑室额角入路,适用于肿瘤经室间孔长入一侧侧脑室者。③胼胝体穹隆间入路,适用于三脑室后部肿瘤。

四脑室脑膜瘤常采用枕下正中入路,四脑室上部肿瘤可采用枕部经小脑幕入路(Poppen 入路)。

脑室内脑膜瘤手术入路选择应遵循路径最短、皮层损失最小原则,术中注意:①手术时要尽可能避免血液流到其他邻近脑室内,以免造成梗阻性脑积水;②注意保护脑室壁不受损伤,特别是侧脑室内侧壁、四脑室底、三脑室下壁;③切开皮质进入脑室时,切开方向要与大脑皮质纤维投射方向平行,减少功能区神经损伤,如顶枕入路时要保护缘上回和角回等。

(十二)枕骨大孔区脑膜瘤

枕骨大孔区脑膜瘤是指肿瘤基底部附着于斜坡下 1/3 的枕骨大孔周边脑膜瘤,一般指桥延沟以下至 $C_{1\sim2}$ 节段水平脑膜瘤。枕骨大孔区脑膜瘤占全部脑膜瘤的 1.40%。Cushing 等将肿瘤主体位于颅内长入椎管的脑膜瘤定为颅脊型,而肿瘤主体位于椎管内长入颅内的脑膜瘤定为脊颅型。肿瘤多位于枕骨大孔前缘,肿瘤向后生长压迫延髓。

1.临床表现

(1)枕下、颈肩疼痛,上肢麻木、痛温觉减退或无力(延髓或上颈髓受压)。

(2)声音嘶哑、吞咽困难(迷走神经受累),斜颈(副神经受累)。

(3)步态不稳,共济障碍(小脑受累)。

(4)颅高压症状。

2.手术治疗　枕骨大孔区脑膜瘤的手术治疗根据肿瘤位置不同,选择不同的手术入路。常用的手术入路包括:枕下中线入路、枕下远外侧入路;其他入路如经口一经斜坡入路等因术野小、暴露不充分、易引起感染、脑脊液漏等并发症而较少采用,齿突高于双侧颈静脉球连线的病例应采用经口一经斜坡入路。肿瘤位于脑干背侧或背外侧常采用枕下中线入路切除;肿瘤位于脑干腹侧或腹外侧常采用枕下远外侧入路,肿瘤达到斜坡中上部时,该入路不易完成肿瘤全切,Rhoton将远外侧入路分为经枕骨髁入路、经枕骨髁旁入路、经枕骨髁上入路3种。远外侧入路游离椎动脉有利于显露中下斜坡及脑干腹侧,特别是肿瘤侵及硬膜外和椎动脉时。磨除后 1/3～1/2 枕髁既不引起寰枕失稳,又可明显增加脑干腹侧病变的显露角度,研究显示每磨除枕髁 1mm,可使手术视角增加 2°～4°。切除颈静脉结节有利于扩展术野,显露同侧椎动脉远端和对侧的椎动脉、基底动脉、后组脑神经、小脑后下动脉,并能增加枕骨大孔前缘的术野。开骨窗及术中操作时要注意保护延髓、上颈髓和椎动脉,防止呼吸停止和术后椎动脉及分支、乙状窦和颈静脉球损伤、后组脑神经损伤、脑脊液漏、脑膜炎、脑脊膜膨出、颅颈失稳等并发症的发生(图 2-11)。

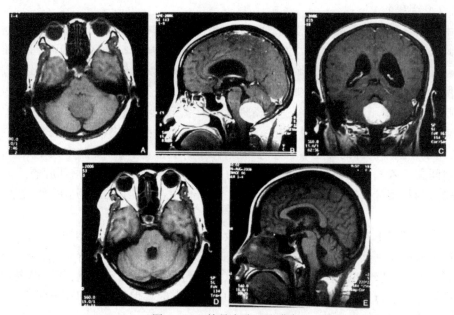

图 2-11　枕骨大孔区脑膜瘤

图 A、D、E 为 T_1 相,图 B、C 为增强扫描,图 D、E 为术后改变,枕骨大孔区肿瘤影消失。

第二节　幕上肿瘤

一、大脑胶质瘤

1.摘要　神经胶质瘤简称胶质瘤,起源于神经间胶质、室管膜、脉络丛上皮、神经元等,是最常见的原发性颅内肿瘤,主要有 4 种病理类型:星形细胞瘤、少突胶质细胞瘤、室管膜瘤和混合性胶质瘤。WHO 中枢神经系统肿瘤分类中将胶质瘤分为Ⅰ～Ⅳ级。低级别胶质瘤(LGG,WHOⅠ～Ⅱ级)常见的有毛细胞型星形细胞瘤、多形性黄色星形细胞瘤和室管膜巨细胞星形细胞瘤等。此外还包括混合型胶质神经元肿瘤,如节细胞胶质瘤、胚胎发育不良性神经上皮肿瘤等。近 30 年来,原发性恶性脑肿瘤发生率逐年递增,根据美国脑肿瘤注册中心统计恶性胶质瘤约占原发性恶性脑肿瘤的 70%。在恶性胶质瘤中,间变性星形细胞瘤(AA,WHOⅢ级)和多形性胶质母细胞瘤(GBM,WHOⅣ级)最常见,其中 GBM 约占所有胶质瘤的50%,二者统称高级别胶质瘤。近 30 年来,胶质瘤发生率逐年递增,年增长率约为 1.2%,中老年人群尤为明显。胶质瘤主要特征是肿瘤细胞弥漫性浸润生长、无明确边界、无限增殖并具有高度侵袭性,容易复发。胶质瘤发生的病因尚未明确。诊断主要依靠 CT 及增强 MRI 等影像学检查。目前,脑胶质瘤的基本治疗手段为手术切除加放疗和化学治疗的综合治疗。然而,任何单一的手段都难以达到真正的治愈。

2.流行病学特点　在美国,原发性脑肿瘤的发病率为 14.8/10 万,胶质瘤约占所有原发脑肿瘤的 40%。胶质母细胞瘤及星形细胞瘤约占胶质瘤的 75%。

不同部位、不同病理类型胶质瘤的发病年龄不尽相同:髓母细胞瘤等原始神经外胚层起源的肿瘤好发于儿童,胶质母细胞瘤及星形细胞瘤在 22～74 岁有一个发病高峰期。少突胶质细胞瘤患者预后较好,青壮年患者的 2 年生存率超过 80%,生存超过 10 年者也不乏其人。20 世纪 70—80 年代,髓母细胞瘤患者 5 年生存率提高了 20%,而生存率近年来保持稳定。胶质母细胞瘤患者无论年龄如何,预后均是最差的,1 年生存率约为 30%。新型化疗药物替莫唑胺虽然可以在一定程度上提高患者的生存期,但是作用亦相当有限。神经胶质瘤在颅内各种肿瘤中最为多见。在神经胶质瘤中以星形细胞瘤为最常见,其次为多形性胶质母细胞瘤,室管膜瘤占第三位。根据北京市宣武医院和天津医学院附属医院的统计,在 2 573 例神经胶质瘤中,分别占 39.1%、25.8%和 18.2%。胶质瘤发生的病因尚未明确,随着分子生物学、细胞生物学和遗传学的不断深入,基因与环境的相互作用成为目前肿瘤流行病学研究热点。胶质瘤的发生是机体内部遗传因素和外部环境因素相互作用的结果。具体发病机制尚不明了,目前确定的两个危险因素是暴露于高剂量电离辐射和与罕见综合征相关的高外显率基因遗传突变。

3.病理　全世界 70 多位病理学家和遗传学家参与了第 4 版世界卫生组织(WHO)中枢神经系统肿瘤分类的修订工作,其中 25 位专家组成的工作组于 2006 年 11 月在海德堡的德国癌症中心最终达成一致意见。2007 年 7 月由 Lois DN、Ohgaki H、Wiestier OD 和 Cavene-

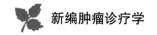

eWK 共同编辑出版了《WHO 中枢神经系统肿瘤分类》。目前,该分类为全球神经肿瘤领域学者所共同认可。

常见胶质瘤的病理特点:

(1)星形细胞瘤:①发生:由星形细胞起源,占胶质瘤中的半数以上,成年人多发生在大脑半球,小儿多发生在小脑。其他如丘脑、脑干和脊髓均可发生。星形细胞瘤可分为纤维型和原浆型 2 类。肿瘤在脑内呈浸润性生长,大小不一,可以侵犯 1 个或 2 个以上的脑叶,甚至可以经胼胝体侵入对侧大脑半球;②大体形态:纤维型星形细胞瘤比较硬韧,原浆型星形细胞瘤质软,常可见有囊性变,瘤内出血和坏死比较少见;③显微镜下形态:瘤组织由分化比较成熟的星形细胞组成,纤维型星形细胞瘤富于胶质纤维,原浆型星形细胞瘤富于细胞质,若是星形细胞比较密集,细胞有异型性,且见丝状核分裂象,血管内皮细胞和外膜细胞增生,小灶状出血和坏死,则称星形母细胞瘤,或称分化不良星形细胞瘤。

(2)多形性胶质母细胞瘤:①发生:是成年人比较多见的恶性胶质瘤,发生率仅次于星形细胞瘤,多发生在大脑半球,很少发生在小脑;②大体形态:肿瘤浸润范围比较大,可以侵犯几个脑叶,或经胼胝体侵犯对侧大脑半球。肿瘤质软,灰红色,常出现大片出血和坏死区,瘤周围组织显著水肿,甚至液化,出现假性分界,其实瘤细胞浸润范围远较肉眼所见广泛得多;③显微镜下形态:瘤细胞分化不成熟,多形性、异型性,有较多核分裂象,常出现单核和多核瘤巨细胞,血管内皮细胞和外膜细胞显著增生,血管腔内有血栓形成,散在大片出血和坏死,和分化不良星形母细胞瘤没有明确的区。

(3)少突胶质细胞瘤和少突胶质母细胞瘤:

①发生:由少突胶质细胞发生,患者多是中年人,也可见于儿童,主要发生在大脑半球白质内;②大体形态:肿瘤质软,灰红色,界限不清,常有钙化和囊性变;③显微镜下形态:瘤细胞形态比较一致,胞核圆形、深染,核周细胞质因水肿而显空白,间质少,常见钙化灶和囊肿形成。若是瘤细胞大小、形态、核染色性不一致,并出现巨瘤细胞,具有核分裂象,血管内皮细胞增生,有出血和坏死,则称少突胶质母细胞瘤。

(4)室管膜瘤和室管膜母细胞瘤:①发生:常和脑室壁和中央管有联系,多见于第四脑室、侧脑室和脊髓内,患者多为幼儿和青年人;②大体形态:肿瘤灰红色,质软,多呈结节状突于脑室腔内或位于脑或脊髓实质内;③显微镜下形态:室管膜瘤分为上皮型、乳头型、乳头黏液型和细胞型四种。

(5)混合性胶质瘤:肿瘤是由两种或者两种以上的胶质瘤类型所组成,各占相当的比例,这种胶质瘤多见于小儿,可见于小脑及大脑内,肉眼观察与一般胶质瘤形态无异,需依靠组织学检查来诊断。

(6)髓母细胞瘤:①发生:是小儿颅内较常见的恶性肿瘤,主要发生在小脑蚓部,可突入第四脑室内,亦可侵入周围组织,常沿脑脊液呈种植性播散;②大体形态:肿瘤紫红色,黏冻状,与脑实质之间界限不清,出血坏死少见;③显微镜下形态:瘤细胞密集,间质少,瘤细胞小,胞核圆形或椭圆形,深染,细胞质少,核分裂象多见,细胞常呈假菊花形排列,如肿瘤侵及软膜,常伴有纤维结缔组织的明显增生。

（7）脉络丛乳头状瘤：①发生：由脑室内脉络丛发生，好发于第四脑室和侧脑室可经第四脑室侧孔突入小脑脑桥角内生长；②大体形态：肿瘤呈粉红色，质软，表面呈绒毛状，常见有钙化；③显微镜下形态：瘤组织呈乳头样结构，外覆盖着分化良好的上皮细胞，可有钙化或砂粒小体形成，其恶性类型称脉络丛乳头状癌。

随着分子生物学的进展，根据《中国中枢神经系统胶质瘤诊断和治疗指南》强烈推荐，胶质纤维酸性蛋白（GFAP）、异枸橼酸脱氢酶 1（IDH1）、Ki－67、染色体 1p/19q 杂合性缺失（1p/19q LOH）的检测有助于胶质瘤的诊断、综合治疗及预后的评测。

4.诊断及鉴别诊断

（1）放射核素脑扫描：放射性核素扫描有 3 种方式，即基于放射性核素^{99m}Tc 的常规影像检查、单光子发射 CT 扫描（SPECT）和正电子发射扫描（PET）。最先使用的常规放射性核素医学技术是静脉注射放射性核素标志物，如^{99m}Tc 检测组织的发射量。SPECT 是用与常规 CT 扫描相似的系统检测^{99m}Tc 的发射图像，因此，也在多个平面上重建影像图。使用这 2 种基于^{99m}Tc 的影像检测，幕上星形细胞瘤的检出率受肿瘤血管分布的影响。通过应用放射性核素，如^{11}C 和^{18}F 在衰变时发射光子，改进了 SPECT 的空间分辨，这些正电子在遇到电子时被消灭，这就导致有特征性光子的形成。它有相等的或相反的能量和方向，根据这些成对的 r 粒子到达的时间可以进行精确的空间定位（确定起源）一通过对衰变的检测。当这些放射性核素结合到体内分子，像葡萄糖或神经递质后，可研究肿瘤的新陈代谢和脑功能。

正电子发射图像可以帮助鉴别肿瘤是实体的还是水肿，区别放射坏死或肿瘤复发，预测患者的预后，定位组织结构。脱氧葡萄糖荧光正电子发射图像可用来立体定向，指导对靶组织的活检。

高成本和高价格限制 PET 的使用。另外，具有不同组织学特征的肿瘤可表现出查体外摄取异质性脱氧荧光葡萄糖能力，如一些间变性星形细胞瘤对 PET 显示了低新陈代谢，放射坏死可能增加了对脱氧葡萄糖的摄取，一些纤维性星形细胞瘤也证实有高的荧光脱氧葡萄糖的摄取。

（2）脑脊液检查：脑脊液的检查通常对胶质瘤的诊断帮助不大。常常由于肿瘤的占位效应禁忌腰穿，几乎 50% 的星形细胞瘤患者的脑脊液成分是正常的。不正常的发现通常是非特异性的，并可能生产误导。蛋白质和细胞的水平常增高，蛋白质常在 500～1 000mg/L，细胞增高到 10～60 个/uL。有 40% 的病例细胞学分析能检测是肿瘤细胞，但很少能提供特异性诊断。然而，一些肿瘤（如髓母细胞瘤、室管膜瘤、间变性脉络丛乳头瘤）易于种植在蛛网膜下腔，它们有可以确定的标志物（如多为髓母细胞瘤的标志物），对治疗可做出判断。

（3）脑电图检查：脑肿瘤可以导致脑电图异常一激惹或抑制。肿瘤周围脑组织常见的是 δ或 θ 慢波，大约 15.6% 为正常脑电图，20% 为弥漫性不正常，61% 有局灶性慢波，3% 有局灶性棘波。脑电图的敏感性依赖于肿瘤的位置。另有研究报道，80% 幕上胶质瘤可有脑电图异常，而幕下的肿瘤有 65% 见脑电图异常，能够用脑电图定位肿瘤在脑叶的只有 60%。在很少情况下，脑电图发现局灶性 δ 波，后来颅 CT 或 MRI 证实为神经上皮肿瘤。

电生理资料可以指导肿瘤及其癫痫灶的切除，开颅切除肿瘤时可进行皮质脑电图的检测。脑电图与高分辨性能的磁共振影像匹配可以帮助对功能皮质的定位,帮助选择性切除神经上皮肿瘤。对白质传导束的定位目前仍很困难。

(4)神经影像学检查:胶质瘤主要依靠 CT 及 MRI 检查(一些新的 MRI 序列,如 DTI、DWI、PWI、MRS、fMRI 有助于提高诊断水平及判断预后)。如果患者的病史和体格检查提示有颅内占位指征,应该行颅 CT 或 MRI 增强检查。患者的年龄、症状持续的时间和发生的频率、病变的位置、占位的影像表现,常能帮助对病变性质的判断。

胶质瘤位于脑实质内或脑室内或 2 个部位都存在,可以扩展到蛛网膜下腔。它们很少是单纯硬性膨胀性生长的肿瘤,就像在 CT、MRI 上所见的那样,它们在脑内的信号强度、形状是任意变化的,重要的放射性特征包括所观察到的病变数量、位置、大小、形状、边界、病变固有信号范围、在用了不同影像参数之后信号范围的变化方式。MRI 或 CT 能检查出几乎所有有症状的颅内肿瘤,肿瘤的形状、边界、固有的信号范围以及范围变化的方式和这些方式在用了不同参数之后的变化可提供一些肿瘤状态(硬性、液体)的线索,包括它的组成成分,如相对有优势的细胞、基质、坏死、出血、钙化、囊液和水肿。

①CT 影像诊断:某些 CT 特征可提供肿瘤性质的线索。钙化及脑积水较常见于低度恶性胶质瘤;不规则的 CT 增强较常见于高度恶性星形细胞瘤。少突胶质细胞瘤患者多有钙化及一致增强的影像,且脑水肿比其他胶质瘤较少发生(图 2-12)。

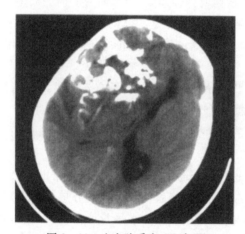

图 2-12　少突胶质瘤 CT 表现

检查中需要与神经上皮肿瘤鉴别的有梗死、脱髓鞘、脑炎、脓肿、肉芽肿、血肿、血管畸形、错构瘤、胶质增生。

在最初几天,梗死 CT 显示均匀、低密度、边界清、无强化,部位和形状同血管分布有关。随着临床病情改善,3 周后病变回缩而不是扩张。重复 CT 扫描可以区分肿瘤与梗死,梗死在病变 3d~3 周之间,病变周围有增强。

脱髓鞘在 CT 上显示为圆的、边界锐利的低密度病灶。急性损伤期可有强化。如果病灶足够大,可形成占位。为了同肿瘤区分,可再次行 CT 扫描或 MRI 检查,可增加病灶的检出。

随时间的推移,对照增强消失,占位效应萎缩。

脑炎显示为边界不规则、均匀低密度、有中度强化的病变,可发展成有包膜的脓肿,显示为球形、边界锐利低密度区,包绕一个增强的壁。脓肿壁比肿瘤光滑,厚度更趋一致。相反,脑炎可发展成胶质增生,CT见不均匀的等密度,或增强后为不均匀的高密度。胶质瘢痕的回缩可出现低密度区空腔,无增强,不像肿瘤。肉芽肿常是轻度密度增高的病变,产生不同程度的占位效应,有水肿、对比增强。

脑内血肿或挫伤时,除明确的外伤病史,CT显示为一系列的变化影像。血肿最初显示为高密度病灶,伴有明显水肿和占位效应。在血液吸收之后,血肿回缩,CT为一个可中度增强的、均匀薄壁包绕的低密度区。随着血肿的吸收和患者临床情况的改进可同肿瘤区别。挫伤开始时显示有不规则的形状和密度,水肿和斑点状出血相混杂,可有增强影,这些征象可能同肿瘤相混淆,但最终挫伤成为胶质增生,然后形成空腔。

实质内囊肿不多见,显示为圆形、有光滑壁的病灶,不增强。大的动脉瘤有相似的光滑的圆形壁,但它的壁可以钙化,可以增强。血管畸形可以像脑内肿瘤,但相对缺乏占位效应,线圈样增强通常可资鉴别。

CT影像不仅可提供病变的大体特征:实体、囊性、钙化、出血,而且也提示组织学成分。如针对胶质母细胞瘤的影像研究认为,中心低密度区是坏死灶,增强的环是增殖的肿瘤,周围的低密度灶是被部分肿瘤浸润的、水肿的脑组织。幕上间变性星形细胞瘤常有强化,但并没有一定联系。

②磁共振影像诊断:由于MRI显示没有颅骨伪影,灰、白质之间高度的对比性,肿瘤边界良好的分辨性,静脉顺磁剂高效的对比性和肿瘤中组织学不相似部分之间的差异性,使得MRI对颅内肿瘤的诊断更具优越性,增强或不增强的MRI扫描均可为此病提供精细的解剖学描述。在现有的技术中,增强的研究是描述肿瘤扩散、瘤周水肿及发现细小病灶最准确的方法。

应用MRI可对实质性肿瘤、肿瘤浸润的脑组织、水肿、出血和其他正常的和病理的组织进行区别。脂肪在T_1是高信号,T_2是低信号。通过脂肪抑制而消除了它在像中的高密度对于区分肿瘤增强与其周围的多脂肪组织是有帮助的。检测大多数神经上皮肿瘤,T_2像显得更加敏感。事实上,大多数神经上皮肿瘤在被T_1对照增强检出之前已能在T_2非增强检查中发现。然而,T_2像在肿瘤与其他病理组织之间很少有特异性,而T_1增强像常更有特异性。

高度恶性肿瘤,静脉应用对比剂后肿瘤被增强,如胶质母细胞瘤在T_1像中显著增强(图2—13)。但不能依赖于是否增强而判断肿瘤的恶性程度。多数室管膜下巨细胞星形细胞瘤、多形性黄色星形细胞瘤也可见增强,纤维型星形细胞瘤也可见增强。间变性星形细胞瘤增强无规律,并在同一肿瘤中增强不一致。由于许多非肿瘤性病变在T_2呈显著高密度,所以当怀疑是肿瘤病变时应该检查增强像。

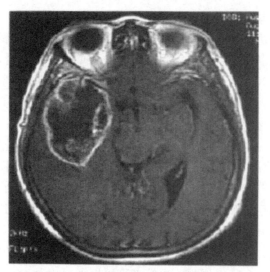

图 2-13　胶质母细胞瘤 MR 表现

大多数肿瘤在 T_2 加权像中显示高信号，水肿在 T_1 像是低信号，而在 T_2 像也是高信号。正是由于 MRI 对肿瘤和水肿有更高敏感性的结果，所以 MRI 所显示的异常区域常大于 CT 所见。不同胶质瘤的 MRI 平扫及增强扫描结果见表 2-2。

表 2-2　不同胶质瘤的 MRI 平扫及增强扫描结果

胶质瘤类型	MRI 平扫	MRI 增强
毛细胞型星形细胞瘤	肿瘤实性部分呈 T_1WI 稍低信号、T_2WI 稍高信号；囊性部分呈 T_1WI 低信号、T_2WI 及水抑制 T_2WI 均为高信号	肿瘤实性部分呈明显不均匀强化；囊性部分无强化或延迟强化
毛细胞黏液型星形细胞瘤	通常边界清楚，囊变少见，呈 T_1WI 稍低信号或等信号、T_2WI 高信号	明显均匀强化
多形性黄色星形细胞瘤	实性部分呈 T_1WI 稍低信号、T_2WI 稍高信号；囊性部分呈 T_1WI 低信号、T_2WI 高信号，水抑制 T_2WI 呈低信号	实性部分及壁结节呈明显强化；食性部分无强化，肿瘤邻近脑膜常可受累并明显强化，约 70% 可呈现"硬膜尾征"
星形细胞瘤 WHO Ⅱ级	肿瘤呈边界不清的均匀信号肿块，有时甚至呈弥漫性浸润分布的异常信号，而无具体肿块，也可既有肿块又有弥漫性异常信号；T_1WI 稍低信号或等信号，T_2WI 稍高信号；囊变呈 T_1WI 低信号、T_2WI 高信号	通常无增强或仅有轻微不均匀增强
少突胶质细胞瘤 WHO Ⅱ级	肿瘤信号常不均匀，实性肿瘤部分呈 T_1WI 稍低信号、T_2WI 稍高信号，钙化在梯度回波 T_2WI 呈明显不均匀低信号	约 50% 的肿瘤呈不均匀强化
室管膜瘤	肿瘤信号欠均匀，呈 T_1WI 等或稍低信号、T_2WI 稍高信号，囊变呈 T_1WI 低信号、T_2WI 高信号，钙化在梯度回波 T_2WI 呈明显不均匀低信号	呈中等度不均匀强化

（续表）

胶质瘤类型	MRI 平扫	MRI 增强
血管中心型胶质瘤	边界清楚，呈 T_1WI 稍低信号、T_2WI 稍高信号，并可见肿瘤延伸至邻近侧脑室旁	无强化
胚胎发育不良型神经上皮瘤肿瘤	肿瘤呈 T_1WI 稍低信号、T_2WI 稍高信号，肿瘤内常可见"小泡征"，呈多发 T_1WI 低信号、T_2WI 高信号	通常无强化或轻微强化
节细胞胶质瘤	囊实性节细胞胶质瘤表现为囊性病灶内见实性壁结节，囊性成分呈 T_1WI 低信号、T_2WI 高信号，水抑制 T_2WI 多为低信号，实性节细胞胶质瘤表现为 T_1WI 稍低信号、T_2WI 稍高信号	可呈现不同程度强化
中央神经细胞瘤	实性部分呈 T_1WI 等信号、T_2WI 稍高信号，囊变呈 T_1WI 低信号、T_2WI 高信号，钙化呈 T_2WI 低信号，梯度回波序列 T_2WI 呈明显低信号	呈中等度至明显强化
高级别胶质瘤	通常为混杂信号病灶，T_1WI 为等信号或低信号，T_2WI 为不均匀高信号，肿瘤常沿白质纤维束扩散	呈结节状或不规则环状强化。肿瘤血管生成明显。胶质瘤病多无强化或轻微斑块样强化
髓母细胞瘤	T_1WI 多为较均匀的低信号、T_2WI 为等信号或略高信号，边缘清晰，可有小部分囊变	大多数为明显均匀的强化，少数呈中等强化
PNET	T_1WI 呈稍低信号，T_2WI 呈稍高信号，或 T_1WI、T_2WI 均呈混杂信号强度。可见肿瘤沿脑脊液扩散	不均一强化、不规则"印戒"样强化，偶见沿室管膜播散

5. 肿瘤辅助检查诊断

（1）星形细胞瘤辅助检查诊断：头颅 MRI 表现为长 T_1、长 T_2、水肿小、钙化 10%。囊变偶尔发生，没有强化。血管造影表现为微小变化。颅骨 X 线仅偶见非特异颅内压增高表现。放射性核素扫描见灌注缺损。

（2）间变性星形细胞瘤辅助检查诊断：头颅 MRI 表现为 T_1 像低信号、T_2 像高信号，即长 T_1、长 T_2 信号，几乎所有的间变性星形细胞瘤对造影剂有增强作用。在 CT 上肿瘤是低密度的，或为混杂密度，10% 有钙化，超过 90% 的患者有占位效应。大多数有肿瘤周边水肿，2% 的患者可见肿瘤囊性影像。在应用造影剂增强后呈环形、弯曲扭转、结节形，或者可见到均匀形的生长方式。鉴别诊断包括其他胶质瘤、转移瘤、脑膜瘤、血肿、脓肿、淋巴瘤和融合的脱髓鞘病变。胶质母细胞瘤辅助检查诊断，磁共振影像检查较其他影像检查好，它显示了肿瘤成分的改变和脑结构的破坏，除非有出血，肿瘤坏死的信号在 T_1 像是非常低的，增强扫描可使肿瘤实质强化，而坏死部分仍是低信号。在 T_2 像，整个肿瘤是高信号。

（3）胶质母细胞瘤辅助检查诊断：大多数胶质母细胞瘤在 CT 下像是不均匀的低密度或等密度，偶见出血或钙化造成的高密度。周围脑组织显得被挤压或侵蚀，肿瘤与周围水肿常难以区分。95% 的肿瘤可被强化，常见到中心坏死区为低密度，而周围对应的活性血管增殖区为高密度，不规则形的厚环状而被低密度水肿区包绕。常有浸润的肿瘤细胞。

（4）少突胶质细胞瘤辅助检查：T_1 低信号，T_2 高信号，但钙化部分 T_2 为低信号。CT 像

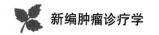

肿瘤组织常表现为等密度或低密度。90%的患者CT有钙化灶,钙化部分为不规则结块状高密度影,常位于肿瘤周边。肿瘤可较均匀增强或不增强,瘤周水肿较轻。X线显示大约50%有不规则的斑点样钙化。

6.临床表现

(1)颅内压增高症状:常见有头痛、呕吐、视力急骤下降、大脑功能障碍、没有临床局部发作迹象的抽搐。

①头痛、恶心、呕吐:虽然头痛的患者中有脑瘤者不到1%,但大多数脑瘤的患者有头痛。1/3颅内胶质瘤的患者首发症状为头痛,常是间断的、中等程度的头痛,偶见有偏头痛。

分布在脑膜血管的痛觉敏感神经末梢受刺激可引起头痛。双侧弥漫性的非定位性头痛常是颅内压增高所致。头痛而无颅内压增高表现,单侧头痛大多是肿瘤引发的。眶上头痛多是由于三叉神经第一支和滑车神经引起,这种迹象代表肿瘤位于颅前窝或颅中窝。颅后窝肿瘤常引起下枕部痛,是上部颈神经分布区,而幕上肿瘤引起"中心"脑疝时也可出现下枕部痛,是颅后窝肿瘤的假象。颅内压增高常常引起呕吐,伴或不伴恶心,常常表现为进食无关的喷射性呕吐。

②视乳头水肿与视力减退:脑肿瘤引起颅内压增高最常见的体征是视乳头水肿。大约50%的脑肿瘤患者有视乳头水肿,并且多数是双侧视乳头水肿。可缓慢发生视力下降甚至失明和视神经萎缩。

③精神与意识障碍:精神意识的改变可从微小的损伤到高水平的认知功能障碍,从微妙的人格改变到精神运动和意识破坏。大约2/3病例发生智力改变,包括记忆、判断、理解、计算能力的丢失和语言流利性改变;注意力、洞察力的损坏可产生人格无感情、迟钝、嗜睡、情绪不稳定、易怒、坐立不安等。2/5的患者有意识水平的抑制。精神状态改变除了因颅内压增高外,放射治疗、化学治疗、低钠血症及其他代谢紊乱均可影响精神运动功能。颅内肿瘤可引起平衡觉障碍,颅内压增高产生头晕、不稳定感,可能是肿瘤压迫延髓核第Ⅷ脑神经的前庭成分或干扰了前庭迷路而引起的。颅内压增高常产生展神经麻痹和复视。脑干的移位能牵拉第Ⅵ脑神经使其进入Dorellos管,使神经受压。对侧第Ⅲ脑神经功能也可受到影响,这是由于中脑压迫对侧小脑幕缘引起,且发生在小脑幕切迹疝前。在沟回疝发生后,同侧Ⅲ脑神经可直接被颞叶压迫。脑疝综合征很少累及滑车神经。

④脑疝及生命体征变化:局部颅内压增高引起颅内压力差而导致脑组织移位,产生各种脑疝综合征。一侧大脑半球肿瘤引起扣带回大脑镰下疝,临床上出现因大脑前动脉受压引起的梗死,但发生率很低。小脑幕切迹疝或中脑受压到对侧幕缘,也继发于单侧半球的肿瘤,引起动眼神经瘫、偏瘫、意识障碍、去皮层强直、体温调节失调、脑干反射消失、呼吸循环衰竭。枕部的栓塞继发于大脑后动脉受压,可引起偏盲。扁桃体枕大孔疝,可因中心型大脑半球病变或颅后窝病变引起,造成头部倾斜、弓形颈和痛性强直、肩部感觉异常、延髓脑神经功能障碍、长传导束征、角弓反张的伸肌痉挛、意识障碍、呼吸循环失调(不规律)等。在急性神经系统破坏的脑疝患者,可迅速引起颅内压增高,其因素有:a.急性肿瘤水肿(由于瘤内栓塞或出血);b.来源于肿瘤或其周围的血管的脑实质、脑室或蛛网膜下腔出血;c.肿瘤损害了血液供应或排出,使邻近或远隔脑组织梗死;d.部分脑室引流的急性阻塞。

脑肿瘤的全身症状包括发热和假性脑膜炎,主要是由于肿瘤出血、坏死或沉积的血性坏死碎片组织进入脑脊液而引起。

(2)局部症状和体征:了解肿瘤引起的局灶性神经功能障碍与解剖的关系,有助于精确的肿瘤定位。脑肿瘤尤其是缓慢生长的脑肿瘤,不常出现局灶性神经功能障碍。然而在诊断时,大多数患者有1个或更多的局灶性症状,症状的产生多与解剖部位的功能有关。

①额叶症状:额叶的肿瘤能产生广泛而不同的症状,包括认识、行为、运动障碍等。额叶前部内侧面肿瘤损伤智力、注意力、解决问题的能力和判断力,引起思维迟钝、抽象逻辑思维能力减弱,患者不能吸收新的知识,不能有计划和持久地进行有目的的行为活动,尤其不能完成复杂的系统性工作。由于额叶前部损伤引起的行为变化表现为缺乏主动性的受抑制状态,患者的兴趣范围变得狭窄,对事物不感兴趣,丧失了智力、精神和社会活动能力,对周围事物以及对自己的表现漠不关心,不活跃,感情和意志缺乏。

位于额中回并毗邻额下回运动前区嘴部的肿瘤破坏了额叶的眼区(Brodmann 8区),使向对侧凝视功能短暂丧失,共轭眼斜向病损侧。运动性失语是由于肿瘤损伤了位于优势半球额下回的岛盖和三角区(Brodmann 44,45区),甚至像缺血病变那样,引起短暂的语言表达障碍(也可由该部位肿瘤引起)。书写障碍也常见。在非优势半球额中、下回的损伤可使语调、手势语言受到影响。

单侧损伤中央前回导致对侧偏瘫,限于Brodmann 4区的损伤产生弛缓性瘫痪。如果运动旁区也损伤,则为痉挛性瘫痪。根据腿、臂、面运动丧失的程度可以按上、下运动区皮质轴定位肿瘤。运动功能不对称的皮质代表区损伤常引起肢体远端较近端力弱、臂力比脚力弱,上腹部对称部位反射减弱可能是一个早期信号。除了对侧神经支配规律外,胸锁乳突肌受同侧神经支配,上面部表情肌、咬肌及发声、呼吸、排泄肌群受双侧神经支配。单侧或双侧旁中央小叶损伤产生括约肌失禁,侵犯深部扣带回,不仅产生失禁,而且出现无感情、淡漠平静、对疼痛无反应,严重时造成运动不能性缄默症。额顶区胼胝体损伤引起前分离综合征,形成非优势手的交叉感受性失用和感觉性命名不能。

②颞叶症状:颞叶脑瘤可引起听觉、语言、平衡、视觉、行为和运动的改变。颞横回(Brodmann 41区)是初级听觉区,它的损伤可使听觉阈值轻度提高,敏感性下降,患者可能出现听源定位困难。听觉连合区损伤(Brodmann 42区和毗邻的Brodmann 21区)一颞上回中部,产生听觉性认知不能,患者能听到声音但不能适当地理解它,切除非优势颞叶(包括此区域)将妨碍对音乐的感知;而切除优势颞叶,则将失去读、写乐曲及对熟悉曲律的命名能力。

对语言的听觉失认构成Wernicke感觉性失语。Wernicke区包括颞上回后部,正好位于颞横回侧面。这个区域的肿瘤引起失去理解讲话的能力。患者能够读语言,甚至能够重复语言,但他们不能明白(理解)他们正在说的话。自己的语言是流利的,但语言错乱和语词创新使人不能理解。命名不能有时同运动性失语不易区别。位于颞横回和角回之间的颞上回后部肿瘤也引起命名不能,肿瘤发生于颞叶中下,在海马和颞横回之间,弥漫浸润侧裂区后部。优势颞叶部位肿瘤患者有50%~70%发生某种类型失语。

行为的变化可发生在颞叶内侧肿瘤。一侧颞叶损伤或颞叶切除很少产生情绪改变;而非优势颞叶,尤其是颞叶内侧,参与识别面部表情和语言情绪的内容。双侧损伤将导致对该情绪识别的提高或压抑。然而,双侧颞叶损伤最严重的是记忆损伤。海马破坏将导致新的记忆不能形成,在某种程度上影响到对过去的记忆。非优势半球肿瘤或颞叶切除影响对知识信息的获取,主要表现在口头知识的获得;而优势半球肿瘤则影响对可视信息、知识的获取。

③顶叶症状:顶叶实质内肿瘤影响感觉辨别能力。顶叶肿瘤患者临床感觉层次对应于初级感觉小体层次的信息加工。中央后回或其皮质下广泛损伤(Brodmann 13 区)很少引起初级感觉小体感知的丧失,通常仅仅是增加了感觉的阈值。感觉连合区的破坏(顶叶上部 Brodmann 5、7 区)将使整合感觉信息的能力丧失,主要是影响躯体立体关系感觉信息整合,并对基本刺激的感知发生错误,如单一皮肤刺激的定位、两点皮肤刺激的辨别、识别在皮肤上移动的刺激、感知被动运动的方向全部减弱。顶叶肿瘤对侧躯体一些更复杂的功能,如鉴别在皮肤上划写的字母或数字、识别所触及的物体的能力下降。顶叶上部肿瘤可致在刺激双侧皮肤时病变对侧的感觉缺失。对肢体的运动、位置、立体关系的感觉障碍在非优势半球比优势半球更加显著。穿衣失用、否认肢体力弱、缺乏对侧视野物体的感知和建造失用构成了失用性失认综合征,提示患者有非优势顶叶后部的损伤。对局部解剖概念和地理记忆的困难,表现为决定地图路线或在熟悉的地域内寻找路线困难。不能识别熟悉的面孔提示骑跨于顶枕叶内下方肿瘤的存在。

④枕叶症状:枕叶肿瘤可引起视觉变化或视幻觉,如无定形的闪烁或彩色光斑,常提示此区病变。肿瘤生长破坏枕叶时,可造成同向偏盲,常伴有"黄斑回避",即两侧黄斑的中心视野保留。双侧枕叶视皮质损伤可产生皮质盲,患者失明,但瞳孔对光反射存在。梭后回部病变造成精神性视觉障碍,表现为视物变形或失认,患者失明但自己否认(Anton 征)。

(3)癫痫:癫痫发作是仅次于头痛症状出现在脑肿瘤患者中的第二大病症。大约 1/4 的患者以癫痫为首发症状,而且 1/3 的患者最终都会有癫痫。肿瘤引起癫痫依赖于它的组织学、生长速度、位置。最可能引起癫痫的是缓慢生长的胶质瘤,其位于感觉运动皮质的表面。在缓慢性生长的星形、少突胶质细胞瘤中,40%~50%患者的首发症状为癫痫。但在生长迅速的胶质母细胞瘤中仅为 20%。额颞叶的肿瘤比枕叶、底节区、丘脑肿瘤更易发生癫痫,这可能是由于皮质兴奋刺激引发了癫痫。颅后窝肿瘤很少引起癫痫。另一种情况是幕上转移瘤,引起弥漫性颅内压增高,新陈代谢异常而引起癫痫。

局灶性癫痫:真正的局灶症状产生于肿瘤邻近的脑功能障碍。肿瘤引起的失神发作、精神运动性癫痫、感觉性癫痫、局灶运动性癫痫可提示一些肿瘤位置的特征。失神发作可以发生在儿童,肿瘤影响到了额叶和颞叶的边缘系统。任何年龄组的患者,肿瘤所引起的精神运动性癫痫包括意识紊乱(意识模糊、混乱,反应能力下降,遗忘,人格解体)、知觉紊乱(错觉和幻觉,如幻嗅、幻味、幻听、幻视)、情绪紊乱(焦虑、惊恐、激怒)、运动紊乱(反复刻板的口颊面自动症或紧张性痉挛、抽搐)。这些紊乱可相互组合构成临床表现。虽然额叶肿瘤有时产生精神运动性发作,但该类型癫痫常见于颞叶内侧肿瘤。幻味、幻嗅、幻听、内脏功能紊乱幻觉及平衡幻觉被认为是由颞叶或岛叶肿瘤病变引起,颞叶后部肿瘤可以引起有形的幻觉。几乎有一半的颞叶肿瘤患者有癫痫,而有一半的癫痫患者为精神运动性,许多可发展成癫痫大发作。

由于大脑的初级感觉区域广泛分布,局灶性感觉癫痫有助于肿瘤定位。躯体感觉癫痫由感觉异常、感觉缺失、肢体沉重或运动错觉组成,癫痫的发作表明病变在对侧中央后回。躯体特定区域可以沿脑回上下轴定位,肿瘤在距状皮质引起的癫痫可以表现为患者在视野中出现暗觉或亮点,而距状回皮质大多表现为光和彩色斑点波动性运动。

局灶运动性癫痫可定位肿瘤在对侧额叶的不同部位;紧张性、阵挛性面部及眼的运动损伤位于中央前回的对应部位。运动前区肿瘤引起的癫痫通常有强直性姿势,特征性表现为眼、头向对侧歪斜。这常是额叶癫痫的发作形式,也是全身运动性癫痫大发作的主要形式。局灶或癫痫大发作后患者全身虚弱、运动失调。Todd 瘫痪也有助于肿瘤定位。

7. 治疗　恶性脑肿瘤,特别是胶质瘤,常常发展很快,患者生存期较短,生存质量也不容乐观。胶质瘤的治疗目前国际公认采用以手术切除为主,结合放疗、化疗等疗法的综合治疗。胶质瘤治疗发展史见表 2—3。

表 2—3　胶质瘤治疗发展简史

1917 年	Havey Cushing 开创神经外科先河,首先提出了神经外科手术操作原则,为胶质瘤手术奠定了基础
1920 年	美国 Boston Peter Bent Brigham 医院成立了世界上最早、最大的神经外科机构:神经外科医师学会,此机构成为神经外科医师的摇篮。胶质瘤手术可裸眼下完成
1951 年	第一台远距离^{60}Co 治疗机在加拿大问世,20 世纪 70 年代放疗被证实是脑胶质瘤的标准治疗手段
1968 年	瑞士 Yasargil 教授首先开展了在显微镜下进行神经外科手术的先河,自此胶质瘤手术进入显微时代
1990 年	PCV 方案成为公认的治疗胶质瘤有效化疗方案
2005 年	欧洲癌症研究和治疗协会规范了脑胶质瘤的现代综合治疗标准
2005 年	替莫唑胺(TMZ)的问世改变了脑胶质瘤药物化疗的总体水平,被喻为"脑胶质瘤药物化疗的里程碑"
2007 年	第 4 版《WHO 中枢神经系统肿瘤分类》成为世界各国对中枢神经系统肿瘤进行诊断和分类的重要依据,也为胶质瘤病理学诊断明确了标准
2012 年	《中国中枢神经系统胶质瘤诊断和治疗指南》成为国内首部规范胶质瘤综合治疗的指导性丛书

(1)手术治疗:对成年人幕上大脑半球胶质瘤施行手术是治疗肿瘤最基本的方法,也是最有效的方法之一。手术目的包括明确病理组织诊断、减少肿瘤细胞数量,引起占位效应肿瘤组织的切除利于患者术后放射治疗及化学药物治疗。手术的核心宗旨是为了改善患者的生活质量及延长生存期。

手术应尽可能达到肿瘤全切除。通过研究手术与生存期延长的关系,认为全切除与部分切除之间存在显著差异,低度恶性胶质瘤患者术后放射治疗前肿瘤残存体积的大小明显影响患者生存期,而同术前肿瘤体积无关。有研究表明,成人低度恶性胶质瘤 5 年生存率在肿瘤全切除后达 80%,而在部分切除后为 50%。对于高度恶性胶质瘤手术的研究结果认为,肿瘤全切后生存期明显长于近全切除和部分切除的患者,并且肿瘤切除的程度影响患者术前已存在的神经功能障碍的恢复。当肿瘤全切后,术前已遭受破坏的神经功能障碍恢复程度明显好于肿瘤非全切除的患者。

目前,对胶质瘤全切除的概念应该达到手术显微镜下肿瘤全切除,术后影像检查无肿瘤残余病灶,在有可能的条件下做到肿瘤切除后瘤周脑组织检查无瘤细胞残余。但由于胶质瘤浸润生长的特性,临床很难做到真正病理意义上的肿瘤全切除。

手术要求对肿瘤做到全切除,为了达到这一目的,对胶质瘤术前应行常规的颅 MRI 增强检查,明确肿瘤的病理解剖位置。要求应用显微手术技术、对重要功能区的肿瘤手术,可以应用术中功能 MRI,在显微镜调于高倍放大视野下,以利于对肿瘤的分辨,保护正常脑组织。对手术要做到微创,不破坏有重要功能的脑组织,术后不引起长久的神经功能损毁,以减少患者的功能障碍,提高生存质量。

①术前药物治疗:a. 减轻脑水肿治疗:对于有明显占位效应及水肿的幕上胶质瘤,成年患者使用脱水药物甘露醇和皮质激素地塞米松,可减轻脑水肿,降低颅内压,为手术创造有利条件。用法为甘露醇每次为 $125 \sim 250\text{mL}$,每日 $2 \sim 3$ 次;地塞米松每次为 $5 \sim 10\text{mg}$,每日 $2 \sim 3$ 次。地塞米松有不滞钠的优点,且生物半衰期仅 $2 \sim 4\text{d}$。激素治疗最迅速的效应是减轻脑水肿,给药后 4h 内可见神经症状的改善。短期应用激素的不良反应不明显。并且有证据显示,激素可抑制肿瘤细胞的生长。b. 抗癫病治疗:幕上胶质瘤患者常有癫痫发作,或在患病的某个时期有过癫痫发作。对新诊断的无神经症状的患者可给予负荷量的苯妥英钠,总量为 $300 \sim 600\text{mg}$,于 $8 \sim 12\text{h}$ 内分数次给药。此剂量可为大多数患者提供 24h 内有效的血药浓度(大多数成人用量为每天 $300 \sim 400\text{mg}$)。血药浓度应定期检测,调整血药水平在 $10 \sim 20\text{g/L}$ 之间。

②术中治疗:颅内胶质瘤的开颅手术常在气管内插管、全身麻醉状态下进行。所有患者均用动脉通道、EKG、中央静脉通道及中心静脉导管监测。手术开始时应给予患者额外的类固醇、预防性抗生素、渗透性利尿剂。若暴露硬脑膜后张力较高,可加用甘露醇及呋塞米(速尿)并给高通气,待硬膜有搏动时再切开,这表明此时颅内压已降低,可正常手术,以防止切开硬膜后脑组织迅速膨出导致嵌顿。

③手术方法

a. 开颅术:神经影像学,特别是 MRI 在显示肿瘤的同时也描绘了相应大脑半球上的重要沟回,并可进一步在计算机中根据不同的切面显示肿瘤和深部结构的关系。在清楚地了解肿瘤的体积、空间分布、与周围结构的关系后,根据患者头部的外在特征,如眼、耳等标志,可将肿瘤立体地投影到患者头颅表面,从而设计头皮开颅的切口。通过神经导航系统可完成无框架立体定向手术。定位探针在头颅表面活动即可在影像上显示出其与肿瘤的关系,就算是细小的深部肿瘤亦可很容易地精确定位,从而实现了开颅术的目标性和个体化。

b. 皮质入路:对于未侵犯表面的皮质下病变,手术时一般采取以下步骤:打开硬膜后,术者需确认肿瘤,评估大小和与周围组织的空间关系,然后决定从哪里切开皮质。B 型超声波探测、躯体感觉诱发电位测定、神经导航系统影像定位均可帮助手术者确定皮质切口。但目前,在工作中更多的是注重肿瘤在头颅体表的投影位置与手术入路的角度,选择皮质切口与肿瘤的解剖关系,借助手术显微镜进行手术。术中 MRI 可以更加精确的确定切除范围。

为了尽可能保护脑叶皮质和其下面的纤维,可经脑沟手术入路。利用自然生理间隙,术者可不切开脑组织,深入约 $2 \sim 3\text{cm}$ 深度而仍在脑外。一般的脑组织脑沟是垂直于脑表面的,但皮质下肿瘤可打破这一规律。因此,必须通过这些受压和倾斜的脑沟找到肿瘤,可以从脑沟的底部或最接近肿瘤的侧壁切开脑皮质。

注意:保护重要功能区脑皮质,利用手术显微镜对光的扩散作用,术者可通过长 10cm、宽 5cm 大小的开口,在 10~12cm 深的地方操作,可有效地减少手术对皮质的损伤。

c.肿瘤切除

对手术方法切除肿瘤的建议:显微外科切除肿瘤常有 2 种手术方法:当肿瘤侵犯皮质位置表浅或位于功能相对不重要的皮质下时,从肿瘤四周分离肿瘤与正常脑组织,将肿瘤整体切除。当肿瘤位于皮质下重要功能区或深部脑组织,尤其位于神经核团区,如底节区域、丘脑等部位时,应该从肿瘤中心向外周切除肿瘤,术留的空腔用脑压板轻柔地、无创伤性地离开周围组织进行清理,最后切除肿瘤浸润的周边区域。这时更要注意保护瘤周正常脑组织不被切除,以保护神经功能不被严重破坏。

当肿瘤只侵犯一个脑回的表面时,手术切除必须保留邻近脑回的长投射纤维并切至肿瘤深部边缘,保存瘤周血管组织。肿瘤侵犯多于一个脑回的表面时,一大部分的长投射纤维会受到破坏,但其他来自健康皮质的深部长纤维必须保留。对于广泛的皮质下肿瘤,可切除肿瘤下方完整皮质和一定数目的完整纤维。如实性胶质瘤侵犯到中枢核团,不必进行脑叶切除,可对基底核和内囊进行选择性的肿瘤切除,无论以肿瘤为中心还是尽量包括边界的切除均显示有同样的生存期和较好的生活质量。对大脑半球的囊性星形细胞瘤很少有手术难题,多囊性肿瘤切除效果也较满意,因为简单的囊性结节切除可获得良好的短、长期结果。但建议必须把 CT 或 MRI 上增强的部分全切除,以达到根治的目的。

手术设备的使用:超声吸引器:超声吸引器因在前端集合了吸引管和电栏环,使它在切除实性肿瘤时有许多优点。使用这一设备可使术野清晰,减轻对神经组织的机械损伤,如牵拉以及热伤害。超声吸引器的工作原理是:i 可击碎在振动尖端 2mm 范围内的组织;ii 由设备提供的冲洗液可混合组织碎片;iii 吸走水化的乳状物体。振动尖端的功率和吸引力可以调节,作用的速度视被切除肿瘤的硬度而异。当然,愈小的击碎功率对血管组织的损伤愈小。质地硬或中度钙化的、血供差的肿瘤是良好的使用超声吸引器的指征。对于低分级胶质瘤,尤其肿瘤血管丰富时,由于使用超声吸引器这种设备不具有止血作用,故需双极电凝的辅助。一个带有超声振动尖端的吸引器不仅在切除胶质瘤核心时很有用,而且在分开非常模糊不清的肿瘤边界时也有用,当尖端从肿瘤移行到周围水肿或健康组织时,不同的阻力信息将提醒术者边界所在。神经导航系统:自 1985 年起,神经导航系统用于临床,这种基于影像技术的设备可探测手术点所在的颅内组织解剖位置,其边界误差约 2mm,在开放手术中,可以忽略不计。手术借助神经导航系统进行,优点在于:i 对深部小体积肿瘤可设定手术路径,避开重要解剖及功能结构,减少手术路径对脑组织的损伤;ii 对于较大体积的肿瘤,常有毗邻重要功能区域的解剖面,该系统监视下并结合显微镜,先分离这一界面,可提高对正常重要功能脑组织的保护;iii 有些肿瘤手术,显微镜下难以分辨肿瘤与正常脑组织,而神经影像学显示相对清楚,此种情况下可发挥神经导航系统的优势;iv 对于相互毗邻的多发病灶,利用导航系统可准确引导寻及病灶,进行切除。术中 MRI 手术是神经导航系统的发展,应用它可准确地做到肿瘤影像学意义的全切除,提高了肿瘤切除的手术质量,在临床有广泛的应用前景。肿瘤化学染色技术:是利用静脉注射靛青绿染色剂的光学增强影像技术。这种方法使术者通过观察荧光显微镜下不同的光学信号变化而辨别正常脑组织、低分级胶质瘤以及高分级胶质瘤,同时还可以在术中显示恶性肿瘤的清晰切除边界。有研究者利用注入基质标志物再配合红外线追踪系统，将红外探头的位置和基质影像联系起来，它的误差小于 1mm。

d. 内减压术：研究显示，采用内减压术对恶性胶质瘤及胶质母细胞瘤患者进行治疗，切除的组织范围越大，生存期越长，生存质量越好，术后的并发症越少，当然其前提是重要功能区域脑组织不能被切除。对于低度恶性胶质瘤，如能扩大病灶切除，对于肿瘤的治愈可能会起到积极作用。

e. 脑叶切除：肿瘤切除时通常增加一定空间以适应术后水肿。脑叶切除适用于位于额、颞、枕极的肿瘤。优势半球额叶切除 7cm，与脑表面呈 45°切入，以避免基底核及额下回 Broca 区的损伤。非优势半球切除 9cm，同样是 45°切入以避免基底核损伤。优势半球颞极限于切除 4cm，避免颞上回后部 Wernicke 区域的损伤；非优势半球切除 6cm，避免 Meyer Loop 的损伤。优势枕叶切除 4cm，避免角回的损伤，非优势枕叶切除 7cm。

手术中的皮质图和术前立体功能成像可以对个体患者调整功能解剖参数。例如，对优势半球额叶切除可在局麻下进行语言皮质图定位，切除范围扩展到语言皮质区域以外 1cm，如果实体瘤扩展到了潜在的重要区域，超出了脑叶切除范围，也可以小心地在肿瘤的假包膜内切除瘤体。

f. 止血和关颅：双极电凝器间断性电凝、微温等渗生理盐水滴洗以及棉片覆盖保护等技术在手术显微镜下的应用，使止血变得安全有效，甚至最小的非肿瘤血管也得到了保留。对充满生理盐水的空腔覆盖异体材料（如止血海绵、止血纱网）根据术中具体情况，可选择性应用。

应慎重考虑损害正常神经组织的扩大内减压手术，因为任何神经组织的牺牲都会引起神经功能或行为上的缺失，尽管目前还未能检测出来。

沿着骨窗边缘间断地把硬脑膜和骨膜缝合稳固后，硬脑膜应缝合至密水程度，因为骨窗较小并位于凸面，故骨瓣应复位。

g. 手术中的主要并发症及其处理：在打开有张力的硬膜前，采取改良的麻醉技术、预防性激素的应用和术中用大剂量甘露醇等措施有利于外科操作，术者可专注于避免血管的损伤和防止血液流入脑室、脑池和皮质脑沟中。

手术中有时可能发生脑叶或大脑半球肿胀，常见原因有突发或持续性出血；脑脊液在脑室角甚至脑池中嵌顿；由于阻力血管壁的膨胀，导致毛细血管和静脉压力增高，造成血管瘀血而引起水肿；由于充血或水肿所致术野组织局部或广泛肿胀。如果术中出现脑瘀血而肿胀时，可使用大剂量甘露醇静脉注射，采取过度通气或放出脑脊液等手段，但首先外科医生必须确认脑肿胀不是由于麻醉、大的肿瘤残留、深部血肿或脑脊液嵌顿造成的，否则应该采取相应处理。

h. 术后处理：开颅术后，患者应收入重症监护室。1 周后拆线，放射治疗可于此后的任何时间开始。在术后的起初几周内及整个放射治疗过程中，应常规维持激素及抗癫痫药。

术后 24～48h 内，对患者进行密切神经系统和生命体征监测。如留置引流的，应于 24～48h 内拔除。渗透性脱水治疗在第 4～6d 停止，但应注意患者临床表现及 72h 内复查 MRI。皮质激素治疗在几天后减量。预防性抗生素应用在术后 3d 停止。如无特殊情况，术后和术后 7d 应做相关检查。抗癫痫治疗或预防用药可维持 1 年,如术后有癫痫发生,需维持数年。

术后短期内可发生与术中相同的并发症,如脑肿胀、出血,也有因动静脉阻断引起术野四周或远处组织缺血梗死。神经影像检查和连续 ICP 记录有助于做出诊断。可根据临床情况给予相应治疗,甚至行手术治疗,包括血肿清除、扩大的去骨瓣减压、脑脊液外引流等治疗。

i.二次手术:限期再手术的适应证包括:脑内、硬膜下或硬膜外血肿,切口裂开以及感染或脑脊液漏;由于肿瘤生长部位的限制,需两次开颅,于不同的切口部位分别切除肿瘤,而肿瘤可能是 1 个或是多个;少数情况下,在首次手术时未能识别肿瘤,仅切除肿瘤的一部分,或切除了 1 个可切的肿瘤,也应于原手术部位再次开颅手术。早期再手术的概率大约有 3%。

更为常见的二次手术原因是在最初治疗有效的时间段肿瘤复发。如果再手术可以持续改善神经系统症状、提高生存质量以及显著加强对辅助治疗的影响,那么应该行再手术。对于复发的恶性肿瘤,再手术可能会延长患者生存期并提高患者生存质量。再次手术的患者至少 KPS 在 60 分以上,肿瘤复发时间至少 6 个月。

对于放射治疗后发生的复发肿瘤,局部肿瘤和放射性坏死可兼而有之。再次手术有积极的临床意义,不但可减轻患者的临床症状,改善神经系统功能,并且再手术后,其生存时间将长于那些未采用再手术的患者。但是要明确判别是否为肿瘤假性进展。

(2)放射治疗:大脑半球胶质瘤为恶性生长方式,具有浸润性,并具有从低度恶性向高度恶性进展的转化性,单纯肿瘤病灶切除疗效不佳。有报道显示,星形细胞瘤单纯手术 5 年生存率为 20%,术后放射治疗后可提高到 31.9%。对于高度恶性胶质瘤,有研究认为术后放射治疗患者比单纯手术患者中位生存期可延长 20 周(14 周:35 周)。依据《中国中枢神经系统胶质瘤诊断和治疗指南》,大脑半球胶质瘤无论手术是否能全切肿瘤,术后均应进行放射治疗。

对恶性肿瘤进行放射治疗,是由于射线可电离破坏细胞的酶、遗传物质,从而产生细胞毒性,杀死肿瘤细胞。细胞群在敏感期的同步化可增大电离损伤的作用,依赖氧增加自由基是放射治疗中的一个重要部分,氧也抑制辐射引起细胞损伤的修复。通过外科切除肿瘤,减少了非分裂细胞的数量,使细胞群进入相同的分裂周期,并可增进对残余肿瘤氧的供应,可增强放射治疗的作用。

(3)化学药物治疗:近年来国际上的大组随机对照研究(RCT)提示:辅助的化疗能增加患者的生存时间。国内学者也报道成人恶性胶质瘤患者在手术后同步放化疗组生存率明显优于单纯放疗组。利用化疗可以进一步杀灭实体肿瘤的残留细胞,有助于提高患者的无进展生存时间及平均生存时间已得到共识。化疗在恶性胶质瘤治疗中的作用目前越来越被重视。

(4)生物学治疗:对颅内恶性胶质瘤进行常规综合治疗(手术治疗、放射治疗、化学治疗),并逐步改进治疗方法,借助先进的医疗设备提高手术质量,采用多种形式的放射、化学治疗手段,虽然在一定程度上提高了治疗效果,但仍不能令人满意。近年来,研究者试图通过生物学治疗方法改善对恶性胶质瘤的治疗效果。目前,这一治疗领域的研究多集中在动物实验,临床仅在一些治疗中心开展。治疗方法涉及基因治疗、免疫治疗等。

8.预后　目前,对幕上大脑半球胶质瘤的预后报道不同,总结国内外不同治疗中心的研究结果可以见到,近年所报道的患者生存期长于早期的结果,尤其对于高度恶性胶质瘤,这一结果确切的来自于采取积极的综合治疗,才可有效地延长患者的生存期。

许多因素影响患者的预后,主要影响因素包括肿瘤组织学类型、肿瘤的生长部位、患者年龄、术前患者的身体状态、对肿瘤的手术切除程度、合理的术后综合治疗、肿瘤复发后合理的治疗手段。

(1)低度恶性胶质瘤患者预后:低度恶性星形细胞瘤达到显微镜下全部切除、青壮年、有正常的意识水平、没有人格的改变(个人行为的变化)是良好的预后因素;首发症状出现至诊断确定大于 6 个月、存在有癫痫、没有头痛、手术前后没有神经学方面缺陷(功能障碍)也是有意义的预后因素。在众多预后因素中,肿瘤全切除对患者预后影响最大。肿瘤的病理类型也是一个重要的预后影响因素。单中心研究报道,一组低度恶性星形细胞瘤最大手术切除后的中位生存为 7.4 年;另一组对 179 例成人 1~2 级大脑半球星形细胞瘤的研究报道,肿瘤全切除后 80% 的患者达到 5 年生存期。但在临床上也会见到肿瘤全切并放射治疗后患者在 1 年内肿瘤复发,之后呈现高度恶性肿瘤生长方式并短期内死亡。与病理相联系的预后因素中纤维型和原浆型星形细胞瘤预后较好,而肥胖型星形细胞瘤预后较差。

在低度恶性胶质瘤中,少突胶质细胞瘤预后最好。肿瘤显微镜下彻底切除后辅助放化疗治疗,患者可获得良好的疗效。有报道平均生存为 13 年,个别报道达 40 年。仅做部分切除者(包括活检及减压者)术后平均存活 3.3 年。肿瘤部分切除后容易复发,这种患者可再次手术以延长生命。术后放射治疗可以在一定程度上提高生存期,5 年及 10 年生存率可达到 52% 和 32%。

(2)高度恶性胶质瘤患者预后:虽然对于高度恶性胶质瘤首次手术时扩大切除与肿瘤复发的时间及患者的生存期之间的关系存在争议,但多数报道认为肿瘤的切除程度是一个重要的预后因素,并且强调,只有肿瘤较彻底地全切除才能有效地延长患者的生存期。而患者的年龄、肿瘤组织学类型、术前身体健康状况、耐受治疗的程度以及肿瘤复发后接受再次治疗的情况均是重要的预后因素。有报道对于间变性星形细胞瘤,如果肿瘤大体全切除并且进行放射治疗,5 年生存率可达到 50%,而仅接受手术治疗者只有 21%。如果肿瘤未能全切除,术后放射治疗后 5 年生存率为 16%。术后化学治疗是有效的,可用长春新碱、亚硝基脲类、丙卡巴肼等药物,尤其是新药替莫唑胺的问世,给高级别胶质瘤患者带来了新的希望。对复发肿瘤应该考虑再次手术,并且尽可能提供合理的化学治疗、基因治疗、免疫治疗或局部放射治疗。

胶质母细胞瘤预后很差,术后易复发(一般在 8 个月之内),平均生存时间为 1 年。有报道,即便肿瘤全切除并且术后进行放射治疗和化学治疗,2 年生存率仅在 10%,长时间生存者只有 5%。在胶质母细胞瘤患者预后因素中,年龄小于 45 岁、术前症状持续时间大于 6 个月、有癫痫而不存在精神意识状态变化、肿瘤位于额叶和术前身体状况良好是有利的预后因素。手术治疗可改善患者的生活质量并延长患者的生存期,并且肿瘤全切除有积极意义。未能进行手术的胶质母细胞瘤患者 95% 在诊断之后 3 个月内死亡。目前,术后短期内替莫唑胺联合放疗已经成为胶质母细胞瘤的标准治疗方案。

(3)复发胶质瘤患者预后:复发性胶质瘤患者同样存在许多预后因素,在这些因素中尤为重要的是肿瘤组织学类型、患者年龄、身体条件、再手术的时间间隔、手术切除的范围以及是否进行合理的术后综合治疗。

一些来自国外的研究报道认为,复发肿瘤全切后患者的中位生存期为 51.2 周,而较局限切除后的患者为 23.3 周。病理也是重要的预后影响因素。有报道,间变性星形细胞瘤患者再手术后的中位生存期是 88 周,而胶母细胞瘤患者仅为 36 周;另有报道分别为 61 周和 29 周。年龄可能是更重要的因素,有研究发现 40 岁以下的患者再手术后其中位生存期为 57 周,而 40 岁以上患者仅为 36 周。首次治疗与复发之间的时间间隔对于复发肿瘤预后有一定影响,有报道认为,如果手术间隔时间超过 6 个月,那么患者生存时间将延长 1 倍。普遍认为,复发肿瘤的位置、是否呈局限性生长、患者身体健康状况以及对再次手术和其他治疗手段的耐受性也直接影响患者的预后。如果患者身体条件较好、术后可耐受进一步的化学治疗或局部放射治疗、肿瘤位于非重要功能区、肿瘤生长局限,易于再次全切除,预后较好。对于肿瘤弥漫侵袭性生长而不能再次手术者,预后很差。

总的来讲,经手术及放射治疗后,肿瘤的复发是非常危险的,常常见到肿瘤的生长比原发肿瘤更快且更具侵袭性。这种抑制肿瘤生长的基础生物性改变,使肿瘤对随后的治疗反应较差,并且首次治疗后症状复发的间期较短,常提示肿瘤的生长迅速。评估预后需考虑的因素包括肿瘤的生物学(病理学、生长率及侵袭性)、可切除性、对放射治疗及化学治疗的反应、肿瘤生长及侵袭的部位,以便估计其引起神经功能缺陷及死亡的潜在可能性。

9. 随访　胶质瘤的随访工作要求多领域专家参与,包括神经外科学、放疗和化疗、神经病学、影像学、精神心理学、护理学与康复治疗学等;随访内容包括监测并处理由肿瘤引起或治疗相关的病征:控制瘤周水肿中类固醇激素的使用、减量与停用、类固醇激素的副作用、抗癫痫药物的选择、减量与停药时机,放疗和化疗的近期及远期不良反应;随访应该采用国际通用的评定手段、量表与技术来评估患者意识、精神心理和认知状态、神经功能障碍及生存质量。

10. 结语　恶性胶质瘤的治疗需要神经外科、放射治疗科、神经肿瘤科和病理科等多学科合作,采取个体化综合治疗,遵循循证医学证据,优化和规范治疗方案,以期达到最大治疗获益,延长患者无进展生存期及总生存期,提高生存质量。

二、眶内肿瘤

眼眶内肿瘤包括肿瘤和假性肿瘤,因为解剖位置的特点,在临床诊断治疗过程中,需要神经外科医生、眼科医生和放射线科医生协同参与,充分了解颅、眶部尤其是眶尖部手术入路的解剖尤为必要。眶尖区病变部位深在、隐蔽,周围毗邻重要的血管和神经,一直是神经解剖学、眼科学、颅底外科学及影像医学研究中颇受重视的区域,在临床治疗中手术入路的多样性为最大限度保护神经,切除肿瘤时治愈眶内肿瘤的关键。

1. 摘要　眼眶是一个狭小的解剖空间,由额骨、蝶骨、上颌骨、颧骨、泪骨和筛骨 6 块骨构成。眶内容物包括眼球、眼外肌、血管、神经、筋膜和眶脂体等。眶上裂有诸多血管和神经通过,眶下裂构成眼眶和颞下窝与翼腭窝的通道,内有神经和血管走行。视神经管是眶颅间的骨性通道,有视神经和眼动脉穿行。此区病变分为肿瘤和假性肿瘤两部分。常见肿瘤有脑膜瘤、神经鞘瘤、视神经胶质瘤和海绵状血管瘤等;假性肿瘤为非特异性眼眶炎症,又称眼眶假瘤,是一种非外科治疗疾病。眶内肿瘤在临床表现为:突眼、视力丧失、复视和少见眼眶疼痛。

鉴于解剖的复杂性,在选择治疗方案尤其是外科手术入路方面,应严密计划,谨慎进行。本区域常见的手术入路有经眶上壁入路(经颅硬脑膜外入路)和经眶外侧壁入路2种。

2.局部解剖学 眼眶由额骨、蝶骨、上颌骨、颧骨、泪骨和筛骨6块骨构成(图2-14)。眶内容物包括眼球、眼外肌、血管、神经、筋膜和眶脂体等。眼外肌主要有4条直肌和2条斜肌。所有直肌均起源于眶尖的漏斗形总腱环,即Zinn腱环,向前走行止于巩膜表面的不同方向上,形如漏斗,故称肌圆锥,为临床重要标志。

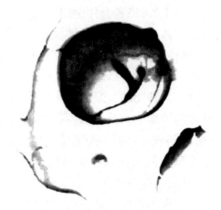

图2-14 眼眶解剖学

(1)眶脂体:眶脂体充填在眼球、眼肌、泪器和神经、血管之间的脂肪组织,具有固定眶内软组织和保护眶内器官的作用。脂肪被眼外肌间膜分为中央部和周围部,两部分在后部因无肌间膜而连续。中央部在视神经周围,为疏松组织,当眼球转动时,视神经及周围的血管、神经易于移动;周围部位于眶骨膜和4条直肌之间,前方以眶隔为界,于直肌附着部最厚。

(2)视神经管:视神经管为颅-眶沟通的重要通道,颅内视神经和眼动脉由此进入眶内。视神经管有二口、四壁、一狭部,即颅口、眶口、上壁、下壁、内侧壁、外侧壁,及视神经管狭部。其颅口为水平卵圆形、外邻蝶骨小翼根部及前床突基底部,下有颈内动脉床突上段,眶口为垂直卵圆形,在进眶时变狭窄,其内侧壁远端较近端变厚,这一增厚部分,为骨管最狭窄处,称为视神经管环,该环借骨性结构分隔蝶筛窦,从眶口到颅口逐渐增粗。

视神经管内穿行结构主要有视神经管内段及其被膜、眼动脉管内段,视神经管内段被牢固地固定于视神经管内。眼动脉在视神经管内走行时,行于视神经硬膜鞘下壁壁内;颈内动脉虹吸弯及眼动脉的起始处靠近下壁后缘。

视神经管内有3层鞘膜包围视神经,从外到内依次为硬脑膜、蛛网膜和软脑膜,分别由脑的同名被膜延续而成。硬脑膜与蛛网膜之间为硬膜下隙,蛛网膜与软脑膜之间为充满脑脊液的蛛网膜下隙,这2个间隙与颅内同名的间隙相交通。视神经管内硬脑膜由内外两层构成,外层构成视神经管的骨膜层,内层称为脑膜层,两层紧密连接,不易分离。在眶口处两层硬膜分开,内层继续包绕视神经眶内段,与巩膜融合,外层与眶骨膜延续(图2-15)。

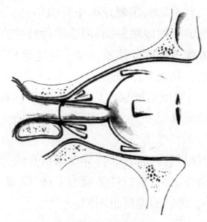

图 2-15　包绕视神经的筋膜和颅腔、视神经管和眶部筋膜

视神经管骨性上壁后缘有一弧形切迹,由硬脑膜反折形成的镰状皱襞填补,镰状皱襞坚韧、紧张、后缘锐利,自前床突向内侧延伸至蝶骨平台,覆盖在视神经上面,有时可压迫视神经。

(3)眶上裂:位于眶顶和眶外侧壁之间,是蝶骨大、小翼之间的裂隙,长约 22mm,可分外侧区,中央区,下侧区。外侧区:是腱环外侧的狭窄区域,滑车神经、额神经、泪腺神经和眼上静脉经此区出入眼眶,中央区:由腱环包绕的区域,即动眼神经孔,动眼神经上下支,展神经和鼻睫神经以及睫状神经节的交感跟和感觉跟均经腱环出入眼眶;下侧区是未愈腱环下侧的区域,其内充满眶脂体,仅有眼下静脉通过。眶上裂是沟通眼眶和颅中窝的狭小腔隙。其间走行诸多运动神经和感觉神经支配。

(4)眶下裂:在眶底和眶外侧壁之间,构成眼眶和翼腭窝与颞下窝的通道。此裂有三叉神经上颌支、颧神经、蝶腭神经节的眶支及眼下静脉至翼丛的吻合支经过。

(5)眼外肌:是眶内最明显的解剖标志。4 条直肌起始于总腱环。上斜肌起自总腱环的最内上端,在眶内向前紧贴额筛缝水平上方内壁前行,附着于眼球的后外上象限的巩膜上。下斜肌起始于内侧眶下缘骨膜,泪腺导管开口外侧,向外、向后经下直肌的下方,附着于眼球的外下方。

(6)眼眶解剖间隙:中央外科间隙:由肌肉和肌间隙围成的锥形间隙,亦称肌锥内间隙。前为眼球,后为眶尖,其中主要有视神经、球后脂肪和神经及血管。

周围外科间隙:为骨膜与肌鞘膜之间的间隙,前部主要有泪腺,后部为脂肪充填。

骨膜下间隙:骨膜与眶骨之间潜在的间隙,易于分离。

巩膜上间隙:为眼球与眼球筋膜之间的潜在间隙,其间为疏松结缔组织。

3. 流行病学特点　海绵状血管瘤是成人中最常见的原发于眶内的良性肿瘤,多发生于 10～50 岁的成年人中,占此年龄组中导致突眼的 10%～30%;眼眶内肿瘤 5%～20%为脑膜瘤,可以完全位于眶内,也可以蝶骨嵴或眶周的脑膜瘤侵入眶内;周围神经肿瘤占眼眶肿瘤的 5%～15%。临床大致分为孤立的神经纤维瘤、弥漫的神经纤维瘤、丛状神经纤维瘤、神经膜细胞瘤和恶性周围神经肿瘤;皮样和上皮样囊肿约占 4%～6%,主要发生于儿童;骨瘤约占发病率的 1%；血管外皮细胞瘤约占 2%～3%，主要发生于青中年人。

泪腺腺样囊性癌为最常见的恶性眼眶肿瘤，泪腺源性肿瘤在眼眶占位性病变中占有较大的比例。宋国祥等报道泪腺肿瘤占眼眶肿瘤的 48%，倪速等报道 1921 例眼眶肿瘤中泪腺肿瘤占第 2 位，其中以多形性腺瘤（良性多形性腺瘤）最多，占 13%，腺样囊性癌次之。视神经胶质瘤约占眶内肿瘤的 2%～5%；眼眶内肿瘤大约有 6% 的转移病灶；横纹肌肉瘤临床少见，是儿童原发于眼眶内的恶性肿瘤最常见一种，可以发生任何年龄，但大多发生于 16 岁之前，文献报道平均年龄为 7 岁。

此外眼眶内占位病变还有眼眶假瘤，为非特异性眼眶炎症，发病率高。

4.临床表现　无痛性或痛性突眼，进行性的视力下降，眼肌麻痹及眼球运动障碍，头痛等症状。病情因病变的性质不同，进展的速度也不同。

5.病理与影像学

(1)病理学分类：何颜津报道良性肿瘤以海绵状血管瘤、脑膜瘤、血管平滑肌瘤、炎性假瘤最为多见。恶性肿瘤以泪腺肿瘤，横纹肌肉瘤，恶性淋巴瘤最为多见。其中良性肿瘤占 81.90%，恶性肿瘤占 18.10%。

(2)影像学特点：眶内占位性病变的 CT 表现眶内肿瘤性病变分良性肿瘤和恶性肿瘤。

良性肿瘤如海绵状血管瘤、视神经脑膜瘤、神经鞘瘤等。因肿瘤大多生长较慢，易造成眶内压力增高，CT 上显示眶腔扩大。CT 上肿瘤密度较均匀，较高或略高密度，边缘大多较光滑，边界较清楚。

恶性肿瘤其共同特点是：肿瘤大多呈侵袭性，浸润性生长，CT 上见肿瘤边缘不光滑，边界不清楚，密度不均匀，常见邻近骨质如鼻窦的受压破坏，有时向鼻窦、颅内、颞窝等处扩展；但也有一些眶内恶性肿瘤 CT 征象与良性肿瘤类似，如显示为边界清楚、光滑、密度均质、无明显骨质破坏等，常见的有淋巴瘤、泪腺腺样囊腺癌等，应注意结合临床进行鉴别。

眶内肿瘤的 MRI 表现学：MRI 除较 CT 检查能反映出眶内占位的形态及其与邻近结构的关系改变外，尚有信号改变；因 MRI 没有骨伪影，软组织分辨率较高，较 CT 更易判断肿瘤的范围，若增强扫描可使肿瘤显影更清晰。

CT、MRI 可行轴位、矢状位、冠状位扫描进行多方位观察，具有多参数、多信息采用于影像诊断参考，使病变检出率大大提高，很好地显示出肿物大小，形状和位置并能够分辨出眼眶内结构和眶周结构的境界，从而可以确定肿瘤的性质和原发部位。CT 增强扫描和 MRI 检查有助检出眶内肿瘤有无颅内蔓延。CT 和 MRI 明显优于 B 超；MR 的脂肪抑制技术和增强扫描对肿瘤定性和选择治疗有重要意义。

①海绵状血管瘤：海绵状血管瘤发病年龄大多于 10～50 岁，是成年人最常见的眶内原发性良性肿瘤。海绵状血管瘤生长缓慢，肿瘤有包膜，由大的窦状血管腔隙构成，肿瘤通常位于肌锥内，边缘光滑，轻度分叶，视神经和眼外肌很少受累。因肿瘤压迫眼球可以导致眼球运动障碍，无痛性突眼和脉络膜褶皱。偶可压迫视神经导致视力下降和视野缺损等症状。CT 上呈圆形、类圆形肿块，明显均匀强化（图 2—16）。MRI 可见到均一的、边界清晰的团块，T_1 加权像与肌肉信号相当，T_2 加权像增低信号，注射造影剂后呈不均一的强化。动态增强呈渐进性强化。肿瘤表现出分隔增强，是海绵状血管瘤独有的特征。其极少早血管造影显影，可与

其他肿瘤进行鉴别。

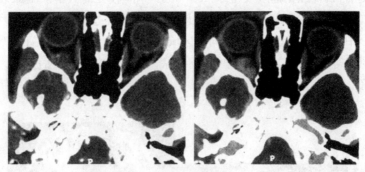

图 2—16　右眶海绵状血管瘤注射造影剂 30s 和 5min 显影情况

②脑膜瘤：眼眶内肿瘤 5%～20% 为脑膜瘤，可以完全位于眶内，也可以由蝶骨嵴或眶周的脑膜瘤侵入眶内(图 2—17)。根据其部位，可分为眶周脑膜瘤和视神经鞘脑膜瘤。脑膜瘤CT 上表现为视神经的局限性增粗伴偏心性肿块，具备典型的"套袖征"和"车轨征"。车轨征为视神经脑膜瘤的特征性表现(图 2—18)，但不是特异性征象。继发于颅内其他部位的脑膜瘤，常伴有眶裂增宽或视神经管的扩大。MRI 检查可以进步确定诊断。

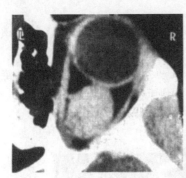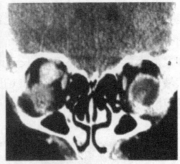

图 2—17　眼眶内脑膜瘤

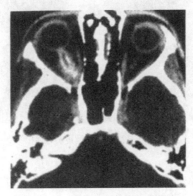

图 2—18　右侧视神经鞘脑膜瘤

③视神经鞘瘤:视神经鞘瘤多发生于 20～60 岁年龄较大的人群。临床表现为突眼和视力模糊,生长缓慢,好发于眼眶的上限。CT 上表现为均一、边界清晰的、可显著强化的病变,也有个别因肿瘤中心坏死而出现密度不均的区域(图 2—19)。MRI 与 CT 的特点相似,T_1 加权像上与脑和肌肉等信号,T_2 加权像上信号强度高于脂肪,有不均一的强化。肿瘤有一层假包膜。预后良好。

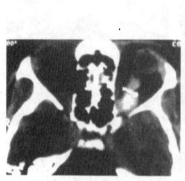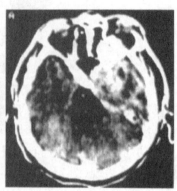

图 2—19　视神经鞘瘤 CT 表现

④皮样和表皮样囊肿:皮样囊肿与皮肤无黏连,因眼球可有移位。其肿物内成分可以穿透颅骨进入颅内。

表皮样囊肿发患者群年龄较大,其生长于眼眶板障内,多见眼眶外上方,囊肿内为奶酪样黄色或白色油状液体。表皮样囊肿 MRI 和 CT 上肿块基本为脂肪密度(图 2—20),有炎症变化时,囊壁可见强化,极具特征性。

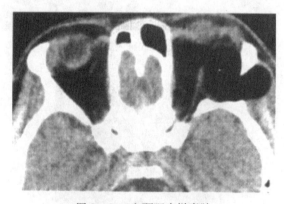

图 2—20　左颞眶皮样囊肿

⑤视神经胶质瘤:视神经胶质瘤比较少见,约占眶内肿瘤的 2%～5%。大多发生于 20 岁之前,10 岁以前的儿童,恶性变异类型可以发生在成年人。病变可为单发,也可合并于神经纤

维瘤病(NF)1型。神经胶质瘤表现为缓慢的进行性视力丧失和突眼。肿瘤可以导致包绕的硬膜反应性增生。构成其占位效应的原因是恶性神经胶质瘤快速向颅内发展,侵犯下丘脑。组织病理学特点类似间变型星形细胞瘤或胶质母细胞瘤。预后不佳。其CT征象取决于肿瘤的生长方式,肿瘤沿视神经生长,呈密度较均匀的肿块,轻至中度强化,典型CY征象为肿瘤和视神经合为一体(图2—21、图2—22、图2—23)。

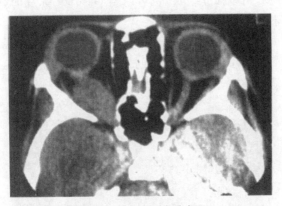

图2—21　视神经胶质瘤CT

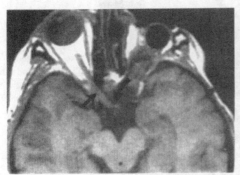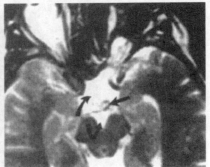

图2—22　视神经胶质瘤MR平扫

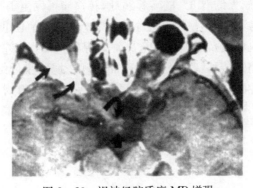

图2—23　视神经胶质瘤MR增强

⑥横纹肌肉瘤:横纹肌肉瘤临床少见,在儿童原发眶内恶性肿瘤中却最为常见,肿瘤来源自眼眶未分化的间充组织,可发生任何年龄,但以16岁前为常见。肿瘤常发生于一侧,横纹肌肉瘤其CT特点是病变范围广,边界不清,密度不均,明显强化。MRI影像可见T_1加权像与脑组织等信号,T_2加权像为高信号,有的肿瘤可伴有卒中。

⑦骨瘤:骨瘤占眶内肿瘤1%,虽不多见,但是为眼眶骨性肿瘤中最常见肿瘤,多发生于男性,好发年龄为10~50岁,可以孤立生长,也可以是Gardner综合征(遗传性结肠息肉、表皮样囊肿和骨瘤)CT骨窗可以确诊。

⑧淋巴瘤:淋巴瘤可位于眶内,也可位于眶外。表现为环绕视神经不对称分布,境界多较清楚的软组织肿块(图2—24),CT平扫及增强扫描均表现为密度均匀一致肿块,有时与炎性假瘤难以鉴别,需结合病理检查。

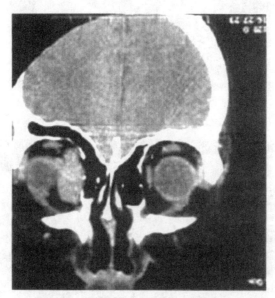

图2—24　左眼淋巴瘤冠状位(井辉2010)

⑨转移瘤:眼眶内肿瘤大约有6%的转移病灶,转移瘤可发生于眼球、眼眶、球后和视神经等部位。转移瘤形态通常不规则,呈浸润性生长(图2—25),有不同程度的强化。另外,鼻窦及蝶骨嵴及鞍旁的肿瘤也可侵及眼眶。儿童最常来源的是Ewing肉瘤和成神经细胞瘤。成人最常见为肺癌和乳腺癌的转移,CT上有明确的表现。视网膜母细胞瘤最常见于儿童,CT上表现为眼球后部局限性高密度肿块,有不同程度的钙化,肿瘤有时沿视神经延伸,显示为视神经增粗。MRI影像上,肿瘤在T_1加权像为低信号,T_2加权像为高信号,注射造影剂可明显增强。

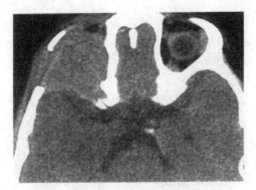

图 2-25　右眶瘤转移

⑩泪腺恶性肿瘤:泪腺恶性肿瘤 CT 表现为泪腺区的软组织肿块,密度不均(图 2-26),可有钙化,常见邻近骨质的破坏,有不同程度的强化。

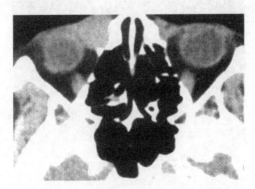

图 2-26　右侧泪腺区恶性黑色素细胞瘤

⑪脉络膜黑色素瘤:脉络膜黑色素瘤常见于成年人,CT 上表现为眼环的局限性增厚,可形成肿块突向球内或球外,较具特征性。

⑫眶内炎症性病变:眶内炎症性病变是一种原发的、非肉芽肿的炎性过程,涉及眶内多种结构,更像是一种自身免疫性疾病。眶内炎症亦是造成突眼的主要原因之一,可发生在任何年龄组,但多见于 20～70 岁,男性略多于女性。临床可分为非特异性炎症即炎性假瘤和眶内感染 2 种情况。此病可为自限性,但会遗留有不同程度的视力下降和眼球运动受限。病变可导致严重的眼球运动障碍和疼痛。

炎性假瘤分为弥漫型和肿块型 2 种。弥漫型 CT 上表现为眼环增厚、眼外肌和视神经增粗、泪腺增大,有时表现为整个眼眶内弥漫性密度增高,眶内正常结构被掩盖显示不清。肿块型则表现为眼外肌或视神经或泪腺上局限性的软组织肿块,需要指出的是炎性假瘤造成的眼外肌增粗一般是肌腹和肌腱同时增粗(图 2-27、28),以上直肌和内直肌最易受累。MRI 的 T_1 加权像和 T_2 加权像上均为低信号,增强扫描后可有显著的增强。眶内感染多表现为眼眶蜂窝织炎,常见病因为邻近组织的感染引起,如鼻窦炎、眶部外伤或眶周颜面部皮肤感染等。CT 表现一般不具特征性。可见眶内正常结构界限不清或消失,眼睑软组织肿胀,眼球壁增厚,眼外肌增粗,球后脂肪密度增高。

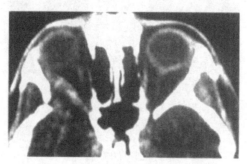

图 2—27　眶外侧壁嗜酸性肉芽肿

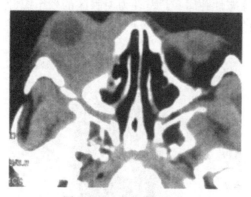

图 2—28　右眶炎性假瘤

6.临床诊断和鉴别诊断

(1)在影像学上明确眶内占位病变的情况下,可确立临床诊断。

(2)根据病程进展速度,可以提供对于肿瘤的性质的判断。

(3)如下情况,应高度怀疑眶内肿瘤发生

①糖皮质激素治疗无效或治疗效果不稳定的视神经炎。

②原因不明的视神经萎缩。

③视神经炎伴有头痛、眼外肌麻痹或复视症状。

④B超显示眼外肌肿大,眶脂体增大的视力下降。

⑤疑诊为视神经炎,但视野表现不典型者。

7.治疗策略与选择　主要根据如下层面进行判断和选择

(1)病变性质的诊断。

(2)临床症状进展情况的观察和评估。

(3)创伤性治疗的收益和代价。

8.显微外科手术适应证　具体分析如下:

(1)海绵状血管瘤:手术切除。

(2)脑膜瘤:蝶骨嵴脑膜瘤首选手术切除,未能根治的患者术后进行放射治疗。视神经鞘脑膜瘤,肿瘤偏前,视力无明显变化,进行严密的影像学和视力检查密切随访。肿瘤位于眶尖。视力稳定,进行随访;视力下降,进行外放射(50Gy);视力丧失或肿瘤持续生长,进行手术治疗。

(3)视神经胶质瘤:影像学无法确定诊断,无生长趋势,临床症状无视力下降者进行严密的临床观察。影像学有明确的肿瘤进展或有明显的视力下降进行手术治疗;如果肿瘤累及视交叉,临床有进展,可进行穿刺明确病理诊断,进行外照射放疗(50Gy)。目前外科手术切除和化疗效果没有得到证实。

(4)神经鞘瘤进行手术切除。

(5)横纹肌肉瘤尽早手术切除。术后进行放疗化疗。

(6)骨瘤进行手术治疗。

(7)皮样囊肿和表皮样囊肿有症状患者建议进行手术治疗。

(8)转移瘤进行手术治疗可以改善生活质量,无法手术切除可进行放射治疗。

(9)炎性假瘤进行激素治疗,当出现激素抵抗的情况可进行诊断性活检,外放射治疗。

9.放射治疗　放射治疗是利用放射线在人体所产生的电离辐射作用而达到治疗目的。由于放射治疗相关技术的提高,极大地降低了放射治疗并发症的发生率,提高肿瘤的治愈率。放射治疗适应证:

(1)眼眶内复杂的静脉性血管瘤。

(2)视神经鞘脑膜瘤向视神经管内蔓延,眶内异位脑膜瘤及蝶骨嵴脑膜瘤,手术残留或患者视功能好,或者向颅内蔓延手术危险性大者。

(3)眶后部肿瘤,特别是侵及眶尖者,患者对手术有顾虑,或术后病变残留者。

(4)恶性肿瘤的综合治疗。

10.外科手术原则　学者唐冬润等提出了眼眶内肿瘤操作的手术原则,阐述如下:

(1)尽量保持术野在无血或少血状态下进行手术操作。

(2)采取适当的暴露和直视下操作。

(3)安全减少损伤性的组织操作。

(4)经非病理性组织平面进入。

(5)对于恶性肿瘤,术前仔细分析病情极为重要。眶内的局灶恶性病变需要将病变边缘的正常组织和肿瘤完全切除;如果肿瘤位置较深、质地脆又无完整包膜或边界不清而难以完全切除时,术后应当辅助放射治疗和化学治疗,以预防肿瘤复发。

(6)适当的术后引流。对于眼眶内肿瘤的手术入路,由术前 CT,MRI 中病变的所在部位来决定。如果肿瘤位于眼眶内的上方、外侧方则可以根据患者情况及手术医师的熟悉入路,选择经眶入路或经外侧方入路。但肿瘤位于视神经的内侧,特别是通过眶上裂向海绵窦伸展的眼眶内肿瘤或肿瘤向视神经管伸展的肿瘤,应选择经颅入眶法。而侧方入路最好的适应证是视神经下方肿瘤。如果肿瘤巨大向多方向蔓延必要时则可以采用联合入路切除。眼眶内肿瘤根据其发生部位,分为肌圆锥内肿瘤与肌圆锥外肿瘤。肌圆锥内肿瘤中以视神经胶质瘤、神经鞘瘤、海绵状血管瘤等多见,肌圆锥外肿瘤中以泪腺肿瘤、由眼眶壁发生的脑膜瘤等多见。另外淋巴瘤、横纹肌肉瘤等侵袭性肿瘤常常伸展至肌圆锥内与肌圆锥外。眶内肿瘤手术中暴露眼眶的入路主要有经眶上壁入路(经颅硬脑膜外入路)和经眶外侧壁入路两种。

11. 手术入路

(1)经眶上壁入路(经颅硬脑膜外入路)

①皮肤切口:为充分暴露眼眶上缘,设计两侧冠状皮瓣切口。眶上缘剥离骨膜,将眶上神经自眶上切迹剥出,从眶上壁内侧面剥离眶骨膜。

②开颅(图2—29):进行一侧额部开颅,为了使脑的牵引最小限度,骨瓣开至眶上缘。骨瓣的外侧为颞窝,内侧达到鼻根部直上正中,要开放额窦。由预先留置于腰部脊髓蛛网膜下腔的导管释放脑脊液,使脑压下降,自硬膜外牵引额叶,露出眶上壁。此时根据病例也有可能需要打开筛窦,但是关颅时要用骨膜瓣封闭。视神经胶质瘤、视神经鞘瘤患者需要打开视神经管。另外脑膜瘤浸润眶上裂、眼眶侧壁,并且向颅内伸展者,扩大颞窝开颅包括眼眶侧壁及前床突。

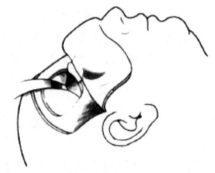

图2—29 经眶上壁入路(经颅硬脑膜外入路)

③眼眶内操作:打开眶上壁的骨质(图2—30),透过眶骨膜可见在眼眶上面正中走行的额神经和其分支,切开眶骨膜时要避免损伤这些神经。额神经之下有提上睑肌和上直肌走行,从其外侧进入肌圆锥。病变位于神经内侧或视神经胶质瘤等有必要在直视下观察视神经(图2—31),从提上睑肌和上直肌的内侧进入肌圆锥。钝性剥离提上睑肌和上斜肌之间的脂肪组织,用棉片推移脂肪组织,原则上不能去除眼眶内脂肪组织。

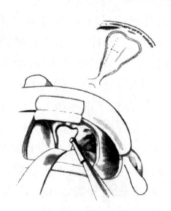

图2—30 经眶上壁入路打开眶上壁的骨质

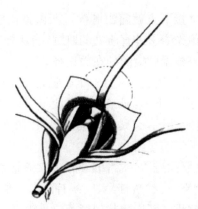

图 2-31　牵开器和棉片牵开眶内结构,可见视神经

a.上内侧入路:该入路是从上斜肌、内直肌与上直肌、上睑提肌间进入。在该间隙中视神经内侧前方有近球处的眼动脉、鼻睫神经、眼上静脉;后方眶尖部有滑车神经和筛后动脉;而中间部则少有重要的血管与神经,正好提供了一个到达视神经上内侧区的通路。如果同时祛除视神经管的上壁,打开上内直肌间的腱环就可暴露由球后到视神经管的整段视神经。

b.上中央入路:该入路是从上睑提肌和上直肌间进入。依额神经牵拉方向不同又分为 2 种亚型:一种亚型是将额神经随上睑提肌内牵,不需把额神经从上睑提肌表面游离,可减少对额神经的损伤。但额神经影响了对眶尖深部的暴露;另一种亚型是将额神经游离外牵,便不再影响对眶尖深部的暴露,眼动脉后部的视神经也得以显露。在牵开的上睑提肌和上直肌之间,分布着眼上静脉、睫状动脉、睫状神经、鼻睫神经、动眼神经到上睑提肌的分支、眼动脉及其到上睑提肌和上直肌的分支,众多的结构使术野十分复杂。在上中央入路的 2 种亚型中要想显露视神经均需打开由上直肌下表面发出的纤维隔(即眶隔),易损伤恰在此隔下跨过视神经的眼动脉和鼻睫神经。该入路到达眶内视神经中 2/3 段的距离最短。

c.上外侧入路:该入路是从外直肌和上直肌、上睑提肌间进入。外侧入路也有 2 种亚型,第一种亚型是将眼上静脉与上直肌、上睑提肌一起牵向内,不分离眼上静脉,可减少对眶内结缔组织中睫状神经损伤的可能,但由于眼上静脉的阻挡,显露眶尖深部变得十分困难;第二种亚型是将游离出来的眼上静脉牵向外,这样便可对眶尖深部提供良好的暴露。在上、外直肌起点间打开 Zinn 氏环可暴露与眶上裂相接的眶尖深部区。

(2)经眶外侧壁入路

①皮肤切口:眼眶侧方行 S 形皮肤切开,于眼眶外侧缘切开颞筋膜露出眼眶外侧的骨缘。为避免面神经前额支的损伤,切口端达外眼角后方 3～4cm,将颞肌剥离至骨膜下。向后牵引,显露眼眶外侧壁。

②眼眶外侧缘的骨切除:额骨与颧骨骨缝上方 5cm 和沿颧弓上缘线加眼眶外侧壁的一部分的切除后,断开眼眶外侧缘与蝶骨大翼的移行部。泪腺肿瘤等仅去除眼眶外侧缘就可达到肿瘤,但是肿瘤存在于眼眶后半部的情况下,为得到充分的视野,有必要削除蝶骨大翼露出额叶硬膜,进一步开放眶上裂的外侧。

③眼眶内的操作:眼眶外侧的骨去除后,切开眶骨膜进入眼眶内,但是在泪腺肿瘤中眶骨

膜菲薄化,去除眼眶外侧壁后直接下方就露出肿瘤。肌圆锥内肿瘤设计入路时,首先要与外直肌平行切开眶骨膜,但这时预先牵引外直肌处的肌腱,确认外直肌的位置,进入肌圆锥内是从外直肌上下两方均可,但是要根据肿瘤的局在而选择。

a.外上方入路:在上、外直肌间进行。但上、外直肌是分别牵向上、下而不是内、外,手术路径也更为水平。只要将外直肌向下牵,肌锥的外部便得以显露。该间隙中碰到的结构与经眶上壁入路中的上外侧入路基本相同,只是视角有所变化~眼上静脉在腱环的上外方汇入海绵窦,此入路中它同样阻挡对眶尖的显露。

b.外下方入路:从外、下直肌间进入,术野的暴露主要依靠牵拉外直肌。本入路所遇到的结构主要有动眼神经下支的分支、睫状短神经、睫状神经节和眼下静脉。由于动眼神经的下斜肌支行程长,所以术中损伤的机会多。睫状神经节位于视神经外侧,它发出睫状短神经,在视神经的上、下走行抵达眼球的后表面。眼下静脉起自前部眼眶底的静脉丛,在下直肌上走行,从下、外直肌间穿出肌锥汇入眼上静脉或直接至海绵窦。眼下静脉较小,同眼上静脉相比很少阻挡手术显露。

12. 术前计划和准备

(1)首先影像学明确诊断,确定手术适应证。

(2)手术病例,根据影像学检查结果,确定肿瘤生长部位,确定手术入路方式,制订手术计划。判断能否手术根治,权衡外科干预的代价和收益。

(3)一般准备。

(4)经颅硬脑膜外入路进行腰大池置管引流,以便术中放脑脊液,降低颅内压。

13. 手术注意事项

(1)经眶上壁入路(经颅硬脑膜外入路)要点

①开颅骨瓣要尽量低,额窦开放进行消毒封闭处理,骨瓣尽可能低至眶上缘,便于手术操作。

②保留硬膜的完整性,避免脑组织的损伤和血液进入颅内。

③眶尖神经解剖复杂,操作过程容易损伤神经,该区手术副损伤较多,应高度重视。文献报道,视神经鞘脑膜瘤手术神经、血管损伤率最高。

④眼上静脉是在肌圆锥内从前内侧向后外侧走行,所以在肌圆锥前半部提上睑肌与上直肌内侧,或肌圆锥后半部提上睑肌与上直肌外侧容易出现遭遇。暴露视神经全长时,有必要在提上睑肌与上直肌附着部的内侧切开 Zinn 氏环。肌圆锥头端视神经的外侧有动眼神经的上支与下支走行。因为有可能损伤这些分支,所以在提上睑肌与上直肌附着部的外侧切开 Zinn 氏环避免损伤。

⑤滑车神经位于腱环的上方,在打开腱环前,要先将滑车神经自周围结构中游离出来,以免损伤。

⑥关于视神经外侧的病变,采取提上睑肌与上直肌的外侧入路,但是因为也能选择侧方入路法,所以未必采用经颅入路法。特别是病变位于视神经的外下方时,可选择侧方入眶法。

⑦在使用显微磨钻磨开视神经管过程中,操作要认真,注意热传导造成的副损伤,同时注意骨屑的清洗。

⑧术后的硬脑膜缺损必须进行严密的修复,必要进行颅底重建。关于颅底骨质的缺损是否必须重建目前尚有争议,部分学者认为只要硬膜修复完整,可不进行颅底骨性缺伤的修复。

(2)经眶外侧壁入路要点

①外直肌的下方,即从外直肌和下直肌之间进入肌圆锥内时有动眼神经的分支-毛样体神经节与短毛样体神经节,有必要十分注意保护这些神经。

②动眼神经从海绵窦进入眼眶之前分为上支和下支,但是下支通过眶上裂进入眼眶内后分为三支,分别支配内直肌下直肌和下斜肌。支配内直肌和下直肌的分支附着于各肌肉的近端,但是支配下斜肌的分支进入眼眶后毛样体神经节发出运动根,然后沿下直肌的外侧缘走行,在眼球下方附着于下斜肌。因支配下斜肌的下支基本并行于下直肌的全长,所以手术中常常遇见此支。

③最易受损伤的是泪腺动脉和泪腺神经。

14.术后并发症的处理

(1)脑水肿进行常规处理。

(2)眶内和颅内血肿:术中严密止血尤为重要。

(3)眼球突出:在手术后缝合睑裂(图2-32)或进行眼部加压包扎可以进行预防。

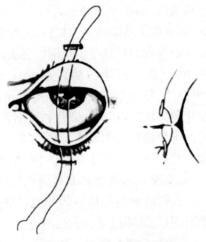

图2-32 手术后缝合睑裂

(4)眼球运动障碍和上睑下垂:为术中神经损伤所致,注意术中显微操作的精准,避免副损伤。

(5)视力丧失:是眶内肿瘤手术严重并发症,注意术中操作神经的保护,同时止血彻底,避免术后血肿的发生。

(6)感觉障碍:三叉神经分支损伤时可引起面部感觉障碍。轻度损伤多在3~6个月自行恢复,超过6个月未能恢复者为永久性损害。

(7)脑脊液漏和波动性突眼:手术后的颅底严密修复是避免产生此并发症的关键。

(8)术后眼睑及结膜的肿胀:需要使用抗生素眼药水等,这些情况随时间的经过自然消失，但是术后眼睑、结膜肿胀急进性加重时，需要注意考虑是否为术后眼眶内血肿，要时进行手术治疗。

三、大脑凸面脑膜瘤

大脑凸面脑膜瘤是指肿瘤瘤体位于大脑外侧面，肿瘤基底与颅底硬脑膜及静脉窦没有关系的脑膜瘤，其起源于蛛网膜内皮细胞。

1. 摘要　大脑凸面脑膜瘤多发生于额叶、中央沟前后、顶叶、颞叶、外侧裂和枕叶等部位。肿瘤呈球形或半球形生长，部分肿瘤可向外侵袭硬脑膜，累及颅骨，局部颅骨出现反应性增生或变薄甚至破坏，同时有较多的脑膜动脉参与肿瘤供血，进入肿瘤内。

根据肿瘤生长的特点可以大致分为 3 种类型：颅骨型，脑膜瘤主要向外生长侵蚀颅骨，骨膜也受累，而对脑皮层挤压和黏连轻微；颅内型，脑膜瘤主要长入颅腔内，肿瘤与脑膜紧密粘连血供主要来源于硬脑膜。脑皮质被压凹陷，形成深入的肿瘤窝。肿瘤与肿瘤窝黏连很紧，脑实质也可有动脉供应之。相应的颅骨部分则有刺激性增生变化；嵌入型，是脑膜瘤长入脑实质内，在硬脑膜上的根部很小，而在脑内的肿瘤结节则较大，血供主要来自颈内动脉供血。大脑凸面脑膜瘤手术难度不大，可以手术切除，预后良好。

2. 流行病学特点　脑膜瘤的发生率仅次于星形胶质细胞瘤，是颅内和椎管内最常见的肿瘤之一。由于其多为良性，生长缓慢，易于手术切除，此瘤在中枢神经系统肿瘤中预后最好。老年人尸检常可发现无症状的脑膜瘤。脑膜瘤多为良性，恶性或恶性变者约占 $1\%\sim2\%$。肿瘤大多为实质性，个别为囊性。脑膜瘤的形状与生长部位有关，多数呈球形或半球形，少数为扁平型。大脑凸面脑膜瘤文献记载发病率占脑膜瘤的 $15\%\sim20\%$。王忠诚报道达到 27.25%，女性发病率略高于男性，其发生率居颅内脑膜瘤首位；在大脑前半部的发病率比后半部高，发生部位以额叶和顶叶最为常见，其次为颞叶和外侧裂区域，枕叶最为少见。

脑膜瘤发病原因，早年学者认为脑膜瘤的发生与创伤有一定关系。然而，近一项研究发现，头部外伤的发患者脑膜瘤的发病率并不高于一般人群，外伤的严重程度和部位与以后的脑膜瘤的发生没有影响。近年来发现在啮齿类和非人类的动物中，许多 DNA 和 RNA 病毒能够在中枢神经系统诱发新生物，同时肿瘤的放射治疗也有诱发脑膜瘤情形的出现。基因、激素、遗传因素等也有相关作用，但是具体机制目前尚不清楚。

3. 临床表现　大脑凸面脑膜瘤生长速度缓慢，病程长。临床表现与肿瘤生长部位密切相关。肿瘤临床表现在生长部位绝对相关的情况下，也会表现出颅内压增高症状。

4. 有临床症状脑膜瘤　肿瘤位于额极部，可有多年的间断性头痛，位于额部和额眶部，有一定定位意义。大约 50% 的患者会出现一侧肢体肌力的下降或轻度偏瘫，同时 30% 的患者可出现中枢性面瘫。20% 的患者会以癫痫作为额部脑膜瘤的首发症状，癫痫的发作类型多样。肿瘤位于优势半球累及运动性语言中枢，可有运动性失语。少数患者会出现精神症状。肿瘤位于颞部和外侧裂区域可有颞叶癫痫和精神症状，出现幻听的表现。优势半球出现感觉性失语。肿瘤位于顶部可以出现中央感觉区域受到压迫挤压的症状出现感觉障碍，一侧肢体麻木。肿瘤位于枕部，以及颞叶后部可以出现同向性或者象限性视野缺损，也可幻觉。

5. 无症状脑膜瘤　但也有少部分无症状脑膜瘤的临床报道。Olivero(1995)年报道了 60

例无症状脑膜瘤,而其中大部分为大脑凸面脑膜瘤。此类人群往往在头外伤或是体检中发现颅内肿瘤病灶。肿瘤生长速度缓慢。Niiro报道肿瘤有钙化、直径<3cm、MRI T_2为低或等信号的无症状脑膜瘤,特别是女性患者,生长的可能性很小,可以进行临床观察随访。

6.影像学辅助检查

(1)脑电图检查:曾是凸面脑膜瘤的辅助诊断方法之一,伴随着CT和MRI的应用,目前脑电图主要应用于术前和术后对患者癫痫情况的估价,以及应用抗癫痫药物的疗效评定。

脑血管造影:可以了解肿瘤的血运情况及供血动脉的来源,但在凸面脑膜瘤术前诊断方面应用已不多,必要时可以进行术前的颈外动脉栓塞,为开颅手术创造条件。

(2)X线头颅平片可显示颅骨局部增生或破坏,因CT的广泛应用,现该检查使用较少。

(3)CT扫描:可见肿瘤所在部位有密度均匀、增强明显的团块影,边缘完整,肿瘤周缘常可见脑组织水肿带,骨窗位CT可见钙化与颅骨增生和破坏的表现。

(4)MRI扫描:肿瘤信号与脑灰质相似 T_1加权像为稍低或等信号,T_2加权像为低或等或高信号,肿瘤边界清楚,常可见到包膜和引流静脉亦可见到颅骨改变,瘤-脑界面上可见血管流空影。矢状位和冠状位摄片能清晰显示肿瘤与邻近结构的关系。在注射Gd-DTPA后,肿瘤病灶大多出现明显强化,与周围脑组织边界清楚,可见典型的"脑膜尾征",部分肿瘤可侵袭颅骨,长入、破坏颅骨,甚至向颅外生长。

7.鉴别诊断

(1)原发性癫痫:原发性(也称特发性)癫痫,指除遗传因素外不具有其潜在病因的癫痫,此类患者的脑部没有发现可以解释本病的病理变化和代谢异常。可能和遗传因素有关。临床常表现为癫痫大发作也称全身性强直-阵挛发作,以意识丧失和全身抽搐为特征。发作可分4期:癫痫先兆期、强直期、阵挛期和惊厥后期。癫痫先兆期,患者可表现出精神异常、胃肠功能紊乱、睡眠不安以及感觉、运动功能异常等先兆症状。此后进入强直期,骨骼肌呈现持续性收缩,上睑抬起,眼球上窜,喉部痉挛,发出叫声;口部先强张而后紧闭,可能咬破舌尖;颈部和躯干先屈曲而后反张。强直期持续10~20s后,在肢端出现细微的震颤。阵挛期表现为,再次痉挛都伴有短促的肌张力松弛,阵挛频率逐渐减慢,松弛期逐渐延长。本期持续约0.5~1min;最后一次强烈痉挛后,抽搐突然终止。阵挛期以后,尚有短暂的强直痉挛,造成牙关紧闭和大小便失禁。呼吸先恢复,口鼻喷出泡沫或血沫。心率、血压、瞳孔等恢复正常。肌张力松弛。意识逐渐恢复。自发作开始至意识恢复历时5~10min。醒后感到头痛、全身酸痛和疲乏,对抽搐全无记忆。不少患者在意识障碍减轻后进入昏睡。个别患者在完全清醒前有情感变化,如暴怒惊恐等,清醒后对发病情况不能回应。

大脑凸面脑膜瘤早期临床可出现癫痫表现,额部脑膜瘤20%的患者会以癫痫作为首发症状,中早期可以为局部发作或Jaksonian癫痫,意识状态清醒。进入病程后期表现出典型的大发作。颞叶可有癫痫出现幻听的表现和精神症状。枕部脑膜瘤可出现幻觉。病灶位于优势半球可出现感觉性失语和运动性失语的情况发生,通过影像学CT或MRI检查多较易鉴别。

(2)胶质瘤:因两种肿瘤生长位置可接近,所以可以出现相似的临床症状,从临床表现和体征鉴别有一定困难,但胶质瘤病程短,进展快,为脑内病变,呈浸润性生长,与周围脑组织边界不清,脑周围多有水肿,增强多有不规则强化,即使低级别胶质瘤在增强MRI的表现上也

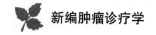

有明显不同特点。

（3）单发转移瘤：颅脑转移单发病灶，如体积较小，肿瘤位于脑表面与硬脑膜毗邻，周围水肿轻微或无，无明确原发肿瘤病灶或无肿瘤相关病史情形下，与脑膜瘤鉴别存在一定困难，此情形下，可进行临床严密观察。转移肿瘤发展进程快，影像学随诊会有变化，进而为临床诊断提供线索和依据。如果转移肿瘤病灶较大，多有明显瘤周水肿，增强扫描少见均匀强化，则可明确诊断，当然有明确肿瘤病史，则鉴别依据可更充分。

（4）中枢神经系统淋巴瘤：中枢神经系统淋巴瘤病程短，好发于免疫缺陷人群，外周血白细胞分类中淋巴细胞比例增高，脑脊液检查可见蛋白量和细胞数增高，脑脊液淋巴细胞计数增高，部分患者可检出肿瘤细胞。

8.治疗的策略和选择

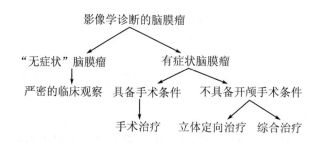

9.手术治疗　大脑凸面脑膜瘤手术难度不大，死亡率低，可以手术切除，预后良好。根据肿瘤生长部位，手术入路可以分为额部开颅、颞部开颅、顶部开颅、枕部开颅以及翼点开颅切除肿瘤。关于如何达到切除彻底，临床治愈方面，1993 年 Kinjo 在 simpson 分级的基础上提出了 simpson 0 级切除概念，在切除肿瘤、累及之硬脑膜和受累颅骨的同时，还要切除距肿瘤边缘 2cm 以上的硬脑膜，方可达到治愈。根据不同脑膜瘤的类型，手术特点也不尽相同，尤其位于功能区的脑膜瘤，因为肿瘤与脑组织皮层的黏连，注意脑皮层保护，切除时有一定困难。

（1）术前计划及准备

①术前常规准备：目前 CT 和 MRI 影像学资料是术前准备的重要内容，部分患者脑血管造影是提供术前血管情况判断的手段之一。上述资料对于判断肿瘤的性质与位置、肿瘤的质地与供血情况、肿瘤与周围脑组织是否黏连、瘤周水肿情况、确定手术方案均有重要意义。

②术前肿瘤血管的栓塞准备：对于巨大肿瘤，术前对于颈外动脉供应血管进行栓塞，可以明显减少术中出血，减少患者手术风险，减轻手术压力，提高肿瘤全切率。栓塞后 3～5d 可以进行开颅手术。

③预防癫痫的准备：手术前 24～48h 应开始应用抗癫痫药物，预防或避免术后癫痫的发作。

（2）麻醉、体位与切口：麻醉采用气管插管静脉复合麻醉。

体位可选择仰卧位（额部、颞部脑膜瘤）和侧卧位（顶部、枕部脑膜瘤）。以头部术野最高位为原则，同时避免气管插管受压和静脉回流障碍。根据肿瘤不同部位选择不同的手术切口，大多为马蹄形切口或额部冠状切口，以不出发际、美容保护为前提，保留皮瓣的主要动脉和神经为原则。

切口的类型和选择,见图 2-33。

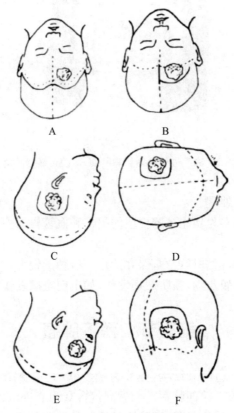

图 2-33　切口的类型和选择

A:前额部脑膜瘤,仰卧位,发际内冠状切口;B:中央沟前后脑膜瘤,仰卧位,头抬高 20°,"U"形切口;C:颞后脑膜瘤,仰卧位,头偏向对侧 60°或侧卧位;D:顶叶脑膜瘤,侧卧位,马蹄形切口;E:侧裂区脑膜瘤,仰卧位,头偏向对侧 45°,改良翼点入路切口;F:枕叶脑膜瘤,侧卧位或侧俯卧位,马蹄形切口

(3)手术步骤、要点:累及颅骨的肿瘤,在翻起颅骨时,动作要轻柔,避免脑组织与肿瘤一起翻起。在切除肿瘤后,颅骨如需弃除,尽可能行Ⅰ期颅骨修补。①在肿瘤周边骨瓣钻孔,使用线锯或铣刀远离肿瘤边缘形成骨瓣,显露出正常硬脑膜;②颅压较高情况下,避免盲目剪开硬膜,而致脑组织疝出,应先降低颅内压后,剪开硬膜;③切除硬脑膜范围达正常边缘 2cm;④沿肿瘤与脑组织的蛛网膜间隙进行显微镜下操作,对于保护脑皮层很重要;⑤皮层表面的血管保护很重要,高度重视静脉的保护,尤其在功能区;⑥可整块切除肿瘤,如不允许,不必强求整块切除;⑦如肿瘤巨大,与周围有明显粘连的肿瘤,先行包膜内分块切除,充分瘤内减压后然后全切(图 2-34);⑧使用人工硬脑膜进行修补,脑膜缘及表面止血需彻底。

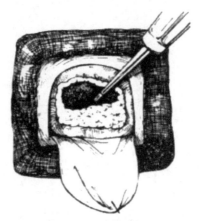

图 2－34　进行囊内切除肿瘤,可使得囊壁陷落

(4)术后常见并发症的处理。

①神经功能障碍:原因多为功能区脑皮层的损伤和血管栓塞所致,扩血管治疗,尽早功能锻炼。

②血肿:少量术后血肿,可进行观察,保守治疗。血肿量较大,需要二次手术。

③癫痫:术后应用抗癫痫药物,预防癫痫发作,如出现癫痫发作情况,则对症处理。

第三节　幕下肿瘤

幕下是指小脑幕以下的空间和结构,亦称为颅后窝,其主要结构包括小脑、小脑脚、脑干以及小脑和脑干之间的裂隙－第四脑室。颅后窝包含有调节意识、重要自主神经功能以及头部、躯干、四肢运动和感觉的神经通路,而且还是控制步态和平衡的中枢所在。由于第四脑室和脑干的解剖结构和功能较特殊,其肿瘤的病理与小脑实质肿瘤也有所差别。本章仅对小脑实质的肿瘤进行叙述。

一、局部解剖学

颅后窝是颅腔三个窝中最大和最深的一个,解剖结构非常复杂。颅后窝手术入路的选择依赖于对颅后窝解剖结构及其病变与局部解剖关系的了解,这就要求深入地了解小脑、脑干、小脑脚、脑神经、动脉、静脉以及小脑与脑干裂隙之间的关系。

1. 小脑　小脑占据颅后窝容腔的大部分,其中间部分形状如蜷曲的蚯蚓称小脑蚓部,两侧较为膨大部分称小脑半球。小脑位于脑桥和延髓的后方,小脑后方为枕骨鳞部,上方借小脑幕与枕叶相邻,小脑幕后缘附着处为横窦。小脑前下方覆盖脑干的背面,同时构成第四脑室室顶的一部分。在腹侧面,小脑借其上、中、下脚分别与中脑、脑桥和延髓相连接。小脑后下方正中有矢状方向的小脑镰,其附着缘为枕窦。小脑前下方为枕骨大孔,小脑扁桃体位于枕骨大孔后缘上方,其前方是延髓,当颅内压增高时小脑扁桃体可能被挤入枕骨大孔而压迫延髓,形成枕骨大孔疝(小脑扁桃体疝)。小脑下面与颅后窝蛛网膜构成小脑延髓池,小脑的两侧与乳突、乙状窦为邻。

为了方便描述更适用于手术操作,小脑表面按其所面对的结构或暴露的途径分为三个面。第一个面是幕面,其面对小脑幕牵拉小脑可以进行小脑上入路的手术操作。小脑幕面的半球部分包括方小叶、单小叶、和上半月小叶,而幕面的蚓部则包括山顶、山坡和蚓叶。第二个面是枕面,位于横窦和乙状窦的下方,是小脑三个面中最复杂的一个面。枕面的半球部由上半月小叶、下半月小叶、二腹小叶和扁桃体构成,蚓部则由蚓叶、蚓结节和蚓垂构成。第四脑室和大多数小脑肿瘤的手术入路通常直接围绕或经过此面,可以经枕下开颅进行暴露。第三个面是岩面,或称小脑的前面,与岩骨的后面、脑干和第四脑室相对 3 岩面外侧的小脑半球部,坐落于岩骨表面,向后牵拉可以暴露桥小脑角。

小脑的浅表为灰质,称小脑皮质,深部为白质及其包埋的灰质核团,称小脑髓质。小脑髓质内的灰质核团有 4 对,分别为顶核、齿状核、栓状核和球状核。顶核位于小脑蚓部深面的髓质内;齿状核、栓状核和球状核则分别位于两侧半球髓质中。

小脑的主要功能是维持身体平衡、保持和调节肌张力及调整肌肉间的协同运动。小脑功能受损时症状出现于受损的同侧,但不伴肌肉瘫痪和感觉缺失。如小脑半球受损则表现为同侧肢体的共济失调,即随意动作的力量、方向和幅度发生紊乱,肌肉在进行动作时抖动而把握不住动作的方向,行走摇晃,步态蹒跚。小脑蚓部主要调节头、颈、躯干肌肉活动,维持身体平衡。上蚓部受损易向前倾倒,下蚓部受损则易向后倾倒。

2. 小脑的动脉 选择最佳的颅后窝手术入路,首先要明确小脑的动脉与脑神经、脑干、小脑脚、小脑与脑干间隙以及小脑各面之间的关系。颅后窝内有三组神经血管复合结构:上组与小脑上动脉(SCA)有关,中组与小脑前下动脉有关(AICA)有关,下组与小脑后下动脉(PICA)有关。

(1)小脑上动脉(SCA):小脑上动脉经常与动眼神经、滑车神经和三叉神经相接触,通常在中脑的前面由基底动脉顶端附近发出,于动眼神经下方穿行;但偶尔亦起自大脑后动脉的近端,于动眼神经上方穿行。通常单干起源,但也可能双干起源。单干起源的小脑上动脉分支为头干和尾干,头干供应小脑蚓部和蚓旁部,尾干供应小脑半球的幕面。小脑上动脉亦发出供应脑干和小脑脚的穿支。向后在脑桥中脑交界附近围绕脑干,位于滑车神经下方和三叉神经上方之间。其近端位于小脑幕游离缘的内侧,远端行于小脑幕下方,为最靠前的幕下动脉。越过三叉神经上方后小脑上动脉进入小脑中脑裂,呈弯曲走行,并发出小脑前动脉,供应小脑深部白质和齿状核。离开小脑中脑裂之后,其分支再次游离小脑幕缘的内侧,经小脑幕缘的下方向后,分布于小脑的幕面。

小脑上动脉可分为脑桥中脑前段、脑桥中脑外侧段、小脑中脑裂段和皮层段等 4 段。脑桥中脑前段位于鞍背和脑干上部之间;脑桥中脑外侧段位于脑干的前外侧缘,此段的前部常位于幕上,而尾袢通常降至幕下,此段终止于小脑中脑裂的前缘,其上方之平行走行的血管有基底静脉和大脑后动脉;小脑中脑裂段位于小脑中脑裂内;皮层段包括小脑中脑裂以后的分支,行经小脑幕缘下方,分布于小脑的幕面。

(2)小脑前下动脉(AICA):小脑前下动脉通常以单干起自基底动脉,但有时也可能为双干和三干。它可起源于基底动脉的任何位置,但多见于其下半部。两侧的起源通常不对称,一侧的起点常明显高于另一侧。发出后围绕脑桥向后至桥小脑角,近端与展神经的背侧或腹侧相接触,并与面神经和前庭蜗神经关系密切,在接近内听道神经及从腔外侧孔突出的脉络丛时发出分支,然后绕过小脑中脚表面的绒球,供应小脑脑桥裂的上下唇及小脑岩面。其经常在面—前庭蜗神经附近分叉分成一个头侧干和一个尾侧干,头侧干的分支沿小脑中脚向外侧,至小脑中脑裂上唇及其邻近的小脑岩面;尾侧干供应小脑岩面的下部,及其绒球和脉络丛的一部分。小脑前下动脉发出穿支动脉供应脑干,脉络膜支供应脉络膜和脉络丛,发出的神经相关动脉包括迷路动脉、回返穿动脉和弓状下动脉。

小脑前下动脉分为脑桥前段、脑桥外侧段、绒球段和皮层段4段。脑桥前段位于斜坡和脑桥腹侧之间,此段通常与展神经的根丝相接触;脑桥外侧段起自脑桥的前外侧缘,于面神经和前庭蜗神经上方、下方或之间穿桥小脑角,此段发出的神经相关支,经过内听道附近或进入内听道,与面神经和前庭蜗神经关系密切;绒球段动脉自绒球的头侧或尾侧至小脑中脚和小脑脑桥裂,沿小脑中脚走行时,其动脉干可能位于绒球或小脑脑桥裂唇缘的深面;皮层段主要供应小脑的岩面。

(3)小脑后下动脉(PICA):小脑后下动脉是最复杂、迂曲、行程及供血区域变异较大的小脑动脉。其起源于下橄榄附近的椎动脉,向后绕经延髓,在延髓的前外侧行于舌下神经根的头侧、尾侧或头尾之间,在延髓的后外侧穿行于舌咽神经、迷走神经和副神经根丝的头侧或二神经之间,然后围绕小脑扁桃体进入小脑延髓裂至第四脑室顶壁下半的后方,离开小脑延髓裂后分支分布于枕下面的小脑蚓部和半球。它的分布区域在小脑动脉中变异最大,大多数小脑后下动脉分叉形成内侧干和外侧干,内侧干供应蚓部及其邻近的半球部分,外侧干供应小脑扁桃体和半球的皮层表面。

二、流行病学特点

幕下脑实质肿瘤,实际上是指小脑肿瘤,由于第四脑室和脑干的解剖结构和功能较特殊,其肿瘤的病理与小脑实质肿瘤也有所差别。本节仅对小脑实质的肿瘤进行叙述。小脑肿瘤通常指发生于小脑半球和小脑蚓部的肿瘤,占颅内肿瘤总数的 12.6%～16.2%。小脑星形细胞瘤占幕下肿瘤总数的 24.6%～30%,占颅脑总星形细胞瘤的 25%,儿童较成人多见,占儿童颅内肿瘤 10%～28%。文献报道小脑星形细胞瘤发病率无明显性别差异或男性稍高,发病高峰年龄为 8～14 岁,而发生于成年人的小脑星形细胞瘤绝大多数见于 40 岁以前。肿瘤多数位于小脑半球内,其中部分可累及脑干;其次为蚓部及第四脑室内,少数可见于桥小脑角。

髓母细胞瘤占全部脑神经胶质细胞瘤的 8%～10%。10 岁以下为发病高峰,最小者可为新生儿,10～12 岁以下儿童约占本病的 69%,以 6～9 岁学龄儿童最常见,成年人少见,约占成人肿瘤的 1%。早年 Ingraham 报告髓母细胞瘤占儿童颅内肿瘤的 21.7%,现在报告一般占儿童期颅内肿瘤的 10%～20%左右。人群发病率为每年 6/百万人口。男性明显多于女性,男女性别比为 3∶1。Alston(2003)根据曼彻斯特肿瘤注册报告男孩发病率为 5.5/百万、女孩发病率为 3.4/百万。髓母细胞瘤可发生在幕下实质的任何部位,绝大多数位于第四脑室顶的小脑蚓部,但肿瘤可突入第四脑室及小脑延髓池,有的甚至可经枕骨大孔突到上颈段椎管内。少数亦可发生在小脑半球,极个别者发生于成年人大脑半球。

颅内血管网织细胞瘤又称血管网状细胞瘤(hemangioblastoma)。是一种血管源性病变，可以单独发生，也可以是 von Hippel—Lindau 病(VHLD)的一部分。起病年龄自新生儿至老年人均可发生，发病高峰年龄为 30～40 岁，男性稍多。多见于成人，小儿少见。大都位于小脑半球，少数在小脑蚓部或第四脑室，个别见于大脑半球或脑干等处。发生在小脑半球者占80％，小脑蚓部及第四脑室占 13％。发生率占颅内肿瘤总数的 1.5％～2％，占颅后窝肿瘤的7％～12％，大多数呈囊性，实质性血管网织细胞瘤是临床治疗的难题，预后较差。

三、临床表现

小脑肿瘤的临床表现为 3 方面：一是因颅内压增高导致的症状，包括头痛、恶心、呕吐、视乳头水肿及强迫头位等；二是小脑损害症状或体征，包括表现为肌张力下降或无张力、躯体平衡障碍及运动性共济失调等，眼球震颤及眩晕亦较常见；三是其他症状：包括精神障碍和脑神经损害症状等。

1. 小脑星形细胞瘤　小脑星形细胞瘤生长缓慢，病程较长，数周至数年不等，平均病程约10 个月。通常早期出现颅内压增高症状，小脑损害症状出现较晚。肿瘤生长时间长，但有些病程不长的原因为病变在没有造成颅压增高或未侵及小脑齿状核时患儿可没有明显症状，一旦有症状说明肿瘤体积已经较大。

(1)颅内压增高：小脑星形细胞瘤很容易压迫第四脑室或导水管引起梗阻性脑积水。头痛及呕吐常为首发症状，约占 58.6％。初期头痛常为间歇性，随着病情的发展，头痛呈持续性剧烈性痛，以枕部为重，有时伴颈项部疼痛，且常因头颈部活动或体位改变而加重。头痛常发生在清晨或夜间，并可伴有恶心或喷射性呕吐，小儿语言不清时常烦躁不安，表现为阵发性哭闹或用手击打头。儿童常以呕吐为首发症状，易误诊为胃肠炎。其原因可能是肿瘤压迫或刺激第四脑室底延髓呕吐中枢所致，或可能与颅内压增高有关。除头痛、呕吐外，小脑星形细胞瘤还经常伴有强迫头位和视乳头水肿、继发性视神经萎缩等体征。因患者出现保护性反射而出现强迫头位可能，这是肿瘤压迫形成慢性小脑扁桃体疝，压迫和刺激上颈段神经根所致。若为一侧小脑扁桃体下疝到寰椎以下平面，可引起患儿头部固定向患侧倾斜。普遍存在视乳头水肿，有半数患者在病程早期即有此改变，晚期则几乎所有患者都可出现，青少年和成年患者还有可能因严重继发性视神经萎缩而导致双眼视力下降或完全失明。但幼儿因颅缝未完全闭合，故视乳头水肿多不明显。

(2)小脑危象(脑干性强直发作)：多为肿瘤直接或间接压迫脑干所致。常因急性严重颅内压增高引起，可见于晚期小脑星形细胞瘤患者。表现为阵发性去大脑强直、昏迷、角弓反张以及呼吸缓慢等，对这种危象必须立即采取有效的抢救措施予以纠正。

(3)小脑损害症状和体征：依肿瘤所在位置不同其临床表现也有所不同。

①小脑半球星形细胞瘤：由于小脑半球功能可被锥体系统部分代偿，故出现病灶损害症状较晚。小脑损害突出表现为肌张力下降、躯体平衡障碍及运动性共济失调等，表现为患侧肢体的共济运动障碍，上肢重于下肢，表现为上肢动作笨拙，持物不稳。因随意运动的幅度、力量、方向及速度失调，故临床表现为精细动作(如写字、扣纽扣和穿针线)不能，右利者用勺进食困难(食物送不到口内)。指鼻试验、对指及轮替试验阳性，还可有患侧的肌张力及腱反

射下降。小脑受损严重时可影响咽喉肌的协调运动,出现构音障碍或爆发式语言(小脑性语言)。多数患者还出现小脑性眼球震颤,即粗大的水平型眼震,眼震表现为振幅大、速度慢、不规律。向患侧注视时,眼震更缓慢且粗大;当注视前方时也可见水平型眼球震颤;在静止时双侧眼球亦不在中线位置而略向健侧偏斜 $10°\sim30°$;眼外肌发生共济失调时,偶可呈跳跃式眼球震颤,如出现旋转或垂直眼震,预示肿物可能已侵入脑干内。

②小脑蚓部星形细胞瘤:肿瘤局限于小脑蚓部者并不多见,但极易引起脑脊液循环。早期出现颅高压表现,并伴有平衡障碍和静止性共济失调,表现为站立不稳,多向后倾倒,并可有小脑受损步态。随着病情的发展,逐渐不能独立行走与站立,Romberg 征阳性。患者身体倾斜则也与肿瘤的位置有关,位于上蚓部时则多向前倾斜,位于下蚓部者则向后倾倒。同样,位于小脑蚓部星形细胞瘤的患者可伴有肌张力及腱反射下降。但是,通常不伴眼球震颤,如果肿物可能已侵入脑干内,也可出现旋转或垂直眼震。上肢共济运动失调亦较轻。肿瘤晚期累及一侧小脑半球时,则出现小脑半球受损症状。

③其他症状:正如其他小脑肿瘤一样,少数小脑星形细胞患者可发生精神障碍,表现为反应迟钝、表情淡漠,并可出现幻视、幻想等。这些症状发生的确切机制尚难确定,推测发生原因可能与慢性颅内压增高所致有关,或由于肿瘤局部压迫引起与脑干网状结构受损有关。此外,可见脑神经损害的表现,如慢性颅内压增高所致双侧展神经麻痹,偶还可见有患侧面神经、听神经、舌咽神经及迷走神经受累,一般较少发生。锥体束征及肢体感觉障碍。

2.血管网织细胞瘤　肿瘤部位不同临床表现也不同。血管网织细胞瘤实质性者生长缓慢,病程可长达数年;囊性者发展较快,病程多为数周或数十周,也有少数可因瘤内出血或蛛网膜下腔出血呈急性发病者。位于小脑血管网织细胞瘤约 80% 为囊性肿瘤,病程多在 3～6 个月之间。常出现颅内压升高和小脑症状。一般多以慢性颅内压增高表现开始,如头痛、头晕、恶心、呕吐、以后逐渐出现视力下降等症状,在整个病程中,约 80% 的病例出现头痛,呕吐,继之伴有小脑症状,如行走不稳、强迫性卧位、眼震、共济失调等。如果为多发性,那么症状要复杂,位于 CPA 可出现脑神经受损症状,如耳鸣、听力下降或丧失;位于脑干可出现脑干受损症状,如强迫头位、肢体运动障碍、复视及眼球运动麻痹、颈项强直、吞咽困难、声音嘶哑、咽喉反射消失、饮水呛咳等;有时可引起顽固性呃逆;合并视网膜血管瘤时,可影响视力,严重者可致失明。伴有红细胞增多者,除上述症状外,可有面颈部皮肤潮红、血压增高、四肢疼痛、脾脏肿大,或伴有胃、十二指肠溃疡等症状。

眼底检查绝大多数可见有视乳头水肿,合并视网膜血管瘤的可见该瘤出血所引起的一些痕迹(约占 10%)。此外,此症患者还可能伴有其他内脏的先天性疾病如多囊肾、胰腺囊肿、肝囊肿、肾癌、肾上腺嗜铬细胞瘤、附睾炎、附睾管状腺瘤、红细胞增多症等,均须注意详细检查。

3.髓母细胞瘤　髓母细胞瘤病程较短,从数天至 1 年不等,平均病程为 4～6 个月,年龄越小病程越短。其主要临床表现如下:

(1)颅内压增高症状:早期即可出现颅内压增高症状,并呈进行性发展,很少能自行缓解,是该幕下实质髓母细胞瘤临床表现的主要特征。由于肿瘤多生长于小脑蚓部,且常阻塞第四脑室,个别甚至压迫大脑导水管,故梗阻性脑积水进展甚为迅速。最常见的症状有头晕、头痛、恶心、呕吐、视力减退及视乳头水肿等。年龄较大的儿童,其头痛症状往往较严重,多位于枕下部或前额部;在年龄较小的儿童,由于颅缝未闭合及颅缝易分离,颅腔代偿空间较大,较大地缓冲颅内压症状,头痛多不严重,且视乳头水肿亦不明显。但是,呕吐与颅高压却无必然的关系,常常多由于第四脑室底部的迷走神经核受刺激,和(或)颅内压增高引起。有些儿童,尤其是幼儿,可能是仅早期有呕吐症状。病程后期除有视力减退及视乳头水肿外,还可因颅内压增高而出现发作性小脑危象,如强直性痉挛。此外,由于颅高压导致小脑扁桃体下疝,压迫和刺激上颈段神经根或出现保护性反射,而表现颈强直及强迫头位。部分幼儿头颅增大,叩诊时出现"破壶音"。

(2)小脑损伤症状:肿瘤主要位于小脑,常常使小脑蚓部与脊髓和前庭之间的联系受到不同程度的损害,导致身体平衡功能障碍,主要表现在躯干及双侧下肢。病儿步行时足间距离加大,步态蹒跚;闭目站立时表现为身体前后摇摆不定,肿瘤侵犯上蚓部时,多向前倾倒,肿瘤位于下蚓部时,则多向后倾倒。病情严重时,不仅不能步行及站立,即使坐也感困难,因惧怕跌倒而经常常常表现卧床不起。有时出现小脑性语言,表现为构音障碍。当肿瘤侵犯小脑半球时出现肢体运动性共济失调,指鼻、对指、跟-膝-胫试验阳性、肌张力低,腱反射减弱或消失。此外,2/3的患儿出现水平型眼球震颤。

(3)其他症状:主要与慢性进行性颅内压增高有关,由于慢性进行性颅内压增高致双侧展神经不全麻痹而出现复视,从而出现双眼球向内斜视,眼球向外侧注视时运动不到位。部分患儿由于肿瘤体积增大向前压迫脑桥致双侧锥体束征。晚期患儿可出现小脑危象,表现为呼吸变慢,突然丧失意识,伴双侧病理征阳性,或呈去大脑强直表现,其原因为颅内压急剧升高,发生小脑扁桃体下疝或肿瘤对脑干的直接压迫加重等,必须立即采取有效的办法,如行侧脑室穿刺引流,以解决颅内压。

四、病理与影像学

小脑肿瘤中最常见的是星形细胞瘤(astrocytoma)和髓母细胞瘤(medulloblastoma),在成年人中还可见血管网织细胞瘤(angioreticuloma)等。小脑肿瘤中有少数为室管膜瘤、脑膜瘤、先天性肿瘤(皮样囊肿和表皮样囊肿)以及转移瘤等。

1. 小脑星形细胞瘤　质地软硬程度依据有无囊变决定,一般实性部分为灰白或灰红色,血运多数不丰富。囊性变为小脑星形细胞瘤的显著特点。囊变可表现2种类型:一是"囊在瘤内"即肿瘤由单房或多房构成,囊壁是瘤组织,边界不清;另一种是"瘤在囊内",即肿瘤为很大囊肿内的附壁瘤结节,而其余囊壁则为胶质增生带不是肿瘤组织。囊液多为黄色清亮液,蛋白质含量高,离体可自凝(Froin征阳性)。

一般而言,镜下实性星形细胞瘤为分化良好的纤维型星形细胞构成,细胞质少而有突起,细小突起互相连接形成疏松的网状结构。细胞核圆或卵圆形,部分胞核呈梭形,核分裂象少见,偶见钙化斑点。有时细胞较多呈梭形则可诊为Ⅰ级星形细胞瘤,亦称毛细胞型星形细胞瘤,占80%～85%,属良性,为低密度病灶,与脑组织分界清楚,占位效应显著;Ⅱ级为弥散型,约占小脑星形细胞瘤的15%,发病年龄晚于毛细胞型,其预后较毛细胞型者差;Ⅱ～Ⅲ级星形细胞瘤多表现为略高密度、混杂密度病灶或囊性肿块,可有点状钙化或肿瘤内出血;Ⅳ级星形细胞瘤则为略高或混杂密度病灶,病灶周围水肿相当明显,界限不清。毛细胞型星形细胞瘤极少转为高级别恶性肿瘤,放疗不是肿瘤恶变的原因。低级别星形细胞瘤全切除也不能说其绝对良性,少数也可复发,应强调随诊观察的重要性。极少数小脑星形细胞瘤可沿脑蛛网膜下腔播散,此时肯定已恶性转化。小脑星形细胞瘤 CT 平扫为等密度或低密度病灶。

CT 显示其囊内容不增强,CT 值介于正常脑实质和脑脊液之间。而实性部分为稍高、等密度或低密度。CT 增强扫描,Ⅰ级星形细胞瘤无或轻度强化,Ⅱ～Ⅳ级星形细胞瘤可明显强化,呈密度不一的不规则形态或环状强化;瘤结节可强化,但程度低于血管网状细胞瘤的结节,局部隆起者可用骨窗像显示。肿瘤部位颅骨的弧形变薄,肿瘤钙化率在左右。MRI 检查:肿瘤在 T_1 像上呈等信号和低信号,瘤体可有不同程度的增强现象。一般肿瘤有比较明显的边界。囊液因蛋白含量高而与脑脊液信号有所差别。实性肿瘤可有小的囊变,肿瘤与正常脑组织间可有胶质增生层。瘤在囊内型的是有一个很大的囊壁无增强的囊肿,囊壁内表面光滑,瘤结节偏于囊壁的一侧,囊壁在病理学检查上纤维结缔组织,没有瘤细胞。囊在瘤内型的特点是囊壁有增强现象,囊壁厚薄不一,囊壁内表面粗糙,病理学检查为瘤细胞、瘤结节常偏于囊肿的一侧。

2.髓母细胞瘤　一般血运丰富,柔软易碎、边界略可辨认的实质性肿瘤。切面呈紫红色或灰红色,较大肿瘤的中央可发生坏死。囊性变和钙化极少见。镜下肿瘤细胞密集,呈圆形或椭圆形,细胞质极少,常常呈裸核状。细胞大小一致,大部分肿瘤细胞排列无特殊,少部分可排成菊花团形,瘤内不含网状纤维和胶质原纤维,只有毛细血管散布于瘤细胞之间。少数为促结缔组织增生型,又称为硬纤维型,即肿瘤硬、韧,似有硬性包膜、故外观边界清楚,手术可分大块切除。镜下瘤细胞散在分布,主要为纤维结缔组织成分。肿瘤呈浸润性生长,与正常脑组织界限不清。主要位于小脑蚓部或突入第四脑室内,并常侵犯第四脑室底。肿瘤向上可阻塞导水管,向下阻塞正中孔,并可长入小脑延髓池中。髓母细胞瘤有沿蛛网膜下腔弥漫和播散转移的倾向。肿瘤邻近的软脑膜常被浸润,在脑表面形成一层乳白色胶样组织。沿蛛网膜下腔播散到椎管内和大脑表面,尤以手术后更易发生。

髓母细胞瘤是颅内恶性程度最高的胶质细胞瘤之一,其高度恶性主要表现在 3 个方面:①肿瘤生长迅速;②手术不易完全切除;③肿瘤细胞有沿脑脊液向其他部位种植的可能,特别易于发生在手术后。CT 检查:髓母细胞瘤一般呈圆形或卵圆形,位于颅后窝中线小脑蚓部。CT 平扫肿瘤多呈均匀一致的高密度或等密度病灶。增强检查呈均匀一致强化,边缘较清楚。病灶中有小坏死灶时,CT 平扫呈有高或稍高密度的肿物,瘤内有出血可呈混杂密度。有明显均匀强化。肿瘤钙化不多见,有时病灶周围环绕低密度水肿带。第四脑室常被推挤向前或向侧方移位,常伴有梗阻性脑积水征。MRI 检查:髓母细胞瘤实质部分表现为长 T_1 长 T_2 信号,出血可混有高信号,T_2 加权像则为高信号,可有均匀或不均匀的明显强化,伴周围水肿带。正中矢状面显示第四脑室受压变形向上、向前移位。MRI 在 T_1 加权像多为等或稍低信号。肿瘤前下缘常与第四脑室之间常有一脑脊液信号的狭窄条影,提示肿瘤自小脑蚓部长出,与第四脑室较易分开,预示肿瘤可以全切除。

3.血管网织细胞瘤　又称血管网状细胞瘤(hemangioblastoma)、成血管细胞瘤(angioma)或 Lindou 瘤,起源于中胚叶细胞的胚胎残余,为真性血管性肿瘤,生物学性质属良性肿瘤。血管网织细胞瘤多位于幕下小脑半球,偶见于幕上、脑干和脊髓。可为实质性或囊性两类。实体性好发于青壮年,最低发病年龄常大于 16 岁;小儿血网多为囊性。位于小脑的血管网织细胞瘤 70% 为囊性,位于脑干和大脑的血网囊性者仅为 20%,幕上血网囊性率仅为 49%。即使是实体性肿瘤也常有单个或多个小囊腔形成。小脑血管网织细胞瘤多为粉红色或黄色,无包膜,多数位于小脑的皮质下,囊液呈草黄色至深黄色,囊壁内面光滑,呈白色或黄褐色,与周围脑组织无明显分界。瘤结节位于囊内,大小为数毫米至 1～2cm 不等,位于囊壁近脑膜侧,表面的血管供应异常丰富。实质性肿瘤体积较大,呈紫红色,与周围脑组织分界清楚。肿瘤由血管网(血管内皮细胞和外膜细胞)和间质细胞两种成分构成。血管网内布满丰富的薄壁毛细血管,呈血窦状;间质细胞见于血管网之间,呈巢状或片状排列,细胞多而丰富,呈多边形,细胞质丰富,可有小空泡,细胞核呈圆形。间质细胞最典型的特征是核染色较深和无核分裂象,细胞空泡化。空泡化的间质细胞可与梭状血管内皮细胞相连,充填在毛细血管网中间。

典型囊性血管网织细胞瘤头颅 CT 平扫表现为在小脑半球位置出现单发类圆形等或低密度影囊性占位,边界清楚,内缘光滑,内有小的瘤结节,出血和钙化少见,囊肿周围可见低密度水肿带,大的病变常可引起第四脑室受压变小,可有梗阻型脑积水。增强扫描前后囊壁密度多无变化,囊内容物为低密度影,但瘤结节呈明显的均匀一致强化。实质性血网主要表现为边界不规则占位团块影;增强扫描,强化 CT 值可高达 77～154Hu,但瘤周无水肿或只有轻度水肿。有时可见较粗大肿瘤血管影。若肿瘤内有坏死灶,则瘤体呈不规则强化。MRI 扫描见囊肿的 T_1 信号强度高于脑脊液,及长 T_2 信号。肿瘤结节多为等 T_1、长 T_2 信号。典型者为大囊、小结节。瘤结节常见等 T_1、等 T_2 信号,信号均匀,边缘欠清。还可在 T_2 像上见到肿瘤周围的长 T_2 水肿带,边缘可见血管流空影。肿瘤周边因有含铁血黄素沉着,T_1 和 T_2 加权可呈低信号带。增强扫描时可见肿瘤实质部分均匀增强,囊腔及囊壁部分不增强。实质性可见瘤内蛇形、迂曲的条状血管流空现象;强化明显。少数实质性 MRI 可见瘤中央囊变,T_1 加权图像为低信号,T_2 加权为高信号,也可有瘤内局灶高信号区(T_1 和 T_2 加权),提示陈旧出血。

脑血管造影或 DSA 检查:DSA 常可发现 CT、MRI 未发现的微小肿瘤,并能显示实质性血网的供瘤动脉和引流静脉以及肿瘤染色。椎动脉造影在毛细血管期肿瘤结节均匀染色,而肿瘤囊壁及囊腔无染色,无静脉引流。常由一根或多根较大的动脉供血,周围有一圈微血管形成的病变区。实质型常见多条脑内细小动脉增粗供血,毛细血管期可见肿瘤均匀或不均匀染色,造影亦可见多条静脉引流。侵及脑膜时,常可见脑膜血管增粗供血。

五、临床诊断和鉴别诊断

1. 小脑星形细胞瘤的临床诊断和鉴别诊断　小脑星形细胞瘤主要发生在儿童,但多位于小脑半球,主要临床特点为慢性进行性颅内压增高,病程较长。当出现头痛、呕吐、走路不稳及颈项部疼痛,特别是这些症状发生在青少年及幼儿时,应考虑本病的可能性。多数患者先表现为颅内压增高,数月后才会出现小脑受损症状。根据这些临床表现,结合脑 CT 或 MRI 检查即可获得诊断,但应与下列疾病相鉴别。

(1)髓母细胞瘤:主要见于少儿,其次是青年人。主要位于小脑蚓部和(或)突入第四脑室内,多伴有明显的颅内压增高及躯干、双下肢共济失调的症状。发病年龄较小,以 3～10 岁最为多见,病程进展迅速。实质性肿瘤可合并大片液化、坏死,周围水肿明显,增强后实质部分明显均一强化,坏死、液化部分无强化,且沿蛛网膜下腔种植转移是其特征之一。肿瘤很少形成囊肿及钙化,颅后窝骨质亦较少破坏。脑脊液细胞学检查如能发现脱落的瘤细胞更有助于诊断。小脑星形细胞瘤主要表现为小脑运动性共济失调,而髓母细胞瘤则以平衡障碍为主。此外,颅骨 X 线片小脑星形细胞瘤的钙化率较高,常可见肿瘤侧枕骨鳞部骨质吸收变薄等征象。

(2)室管膜瘤:主要发生在儿童及青年,主要位于第四脑室出口处或第四脑室内,颅内压增高症状出现较早,肿瘤较大可累及小脑蚓部或小脑半球而出现小脑损害症状,但多较轻且出现较晚。累及小脑蚓部者,有时与小脑髓母细胞瘤相似。但室管膜瘤发病年龄一般较髓母细胞瘤晚,病程较长。由于室管膜瘤常常累及第四脑室底部脑干诸脑神经核,其受累症状如复视、呕吐、耳鸣、眩晕、眼球震颤等则较为常见,多有强迫性头位。脑室造影第四脑室可呈现圆形充盈缺损,但较少发生移位。CT、MRI 平扫示肿瘤等、低密度影或信号常呈等信号,多不均匀,常无血管流空影,可有钙化。增强扫描示肿瘤常不规则增强。

(3)小脑血管网织细胞瘤:主要位于小脑半球,也常有囊性变,临床表现与小脑半球星形细胞瘤相似,但是囊性小脑星形细胞瘤多见于儿童及青少年,而小脑血管网织细胞瘤在儿童极为罕见。囊性小脑星形细胞瘤常较大,囊壁不规则,结节较大,信号不均匀,不规则强化,常无流空血管影,可有钙化、出血。小脑血管网织细胞瘤结节均匀强化,常见流空血管影,可合并红细胞增多症,常常有家族病史。椎动脉造影常可见肿瘤病理血管团影。实质性星形细胞瘤与实质性血管网织细胞瘤一样亦好发于小脑半球,但是以青少年多见,30 岁以上发病者少见。肿瘤体积大,形态欠规整,边界不甚清。CT、MRI 平扫可显示肿瘤较大,呈低密度或低、等密度混杂影、CT 值较实质性血管网织细胞瘤低,占位效应明显,瘤周有水肿,25％可见钙化。增强后多呈不均匀强化,坏死、囊变区无增强。实质性血网主要表现为边界不规则占位团块影,增强扫描时可见肿瘤实质部分均匀增强,囊腔及囊壁部分不增强。实质性可见瘤内蛇形、迂曲的条状血管流空现象,强化明显。还可在 T_2 像上见到肿瘤周围的长 T_2 水肿带,边缘可见血管流空影。肿瘤周边因有含铁血黄素沉着,T_1 和 T_2 加权可呈低信号带。

(4)小脑结核瘤:亦可发生在儿童,但多位于小脑半球,常有结核病史或结核病接触史。颅外,如肺部可能有结核病灶,活动期常常表现为低热、消瘦及血沉增快等结核病的一般表现。脑脊液检查可有白细胞增高,糖及氯化物下降等。

(5)梗阻性脑积水:因各种原因造成大脑导水管阻塞时,也可出现颅内压增高症状,但缺乏明显的小脑损害体征。CT 或 MRI 扫描幕下无占位病灶。脑室造影仅有第四脑室以上部位的普遍性扩大,无第四脑室充盈缺损或移位表现。

2.髓母细胞瘤临床诊断和鉴别诊断　凡儿童,特别是 3～10 岁者,若出现无明显诱因的持续性头痛,反复发作的呕吐或伴有走路不稳等症状,都应进一步检查。如发现眼球震颤、平衡障碍、走路不稳、强迫头位以及 X 线片有颅内压增高征象时,即应高度怀疑髓母细胞瘤的存在,可进一步采用脑 CT 或 MRI 检查,如表现为颅后窝中线部病变,更有助于诊断。髓母细胞瘤应与第四脑室室管膜瘤、小脑星形细胞瘤、小脑结核瘤及脑膜炎等鉴别。由于髓母细胞瘤的瘤细胞易脱落播散,可广泛种植于大脑和脊髓表面,出现脑膜刺激症状及脑脊液细胞数增多,类似于脑膜炎的表现。但脑膜炎患者有周身感染症状,脑膜刺激征更为明显,脑脊液混浊,白细胞数每立方毫米可达数百至数千个,糖和氯化物含量减低以及细菌培养阳性等,可借此进行鉴别。与第四脑室室管膜瘤、小脑星形细胞瘤、小脑结核瘤相鉴别见小脑星形细胞瘤临床诊断和鉴别诊断所述。

3.小脑血管网织细胞瘤临床诊断和鉴别诊断 男性成年人有明显的小脑症状及颅内压增高症状者,均应考虑到本病的可能。根据临床表现,结合血 RBc 和 Hb、CT、MRI、DsA 等辅助检查,若伴有 vHLD 或有家族史者,基本可以确立诊断。囊性血管网织细胞瘤应与囊性小脑星形细胞瘤、小脑囊肿、小脑脓肿等相鉴别,实质性血管网织细胞瘤需与实质性星形细胞瘤、髓母细胞瘤、室管膜细胞瘤、脉络丛乳头状瘤等相鉴别。脉络丛乳头状瘤常发生于年龄较小儿童,可位于侧脑室、第三脑室及第四脑室内。肿瘤平扫 CT 或 MRI 示等密度影或等信号影,边缘毛糙呈砂粒状,肿瘤均匀增强。部分患者伴有脑脊液增多,脑室增大,颅压增高症状。囊性变少见。小脑囊肿和小脑脓肿也各有不同的临床和影像特点。与星形细胞瘤、髓母细胞瘤、室管膜细胞瘤的鉴别见上述所述。

六、治疗策略与选择

1.小脑星形细胞瘤的治疗 本病对放疗及化疗不太敏感,故手术切除肿瘤为首选,以手术为主。由于颅后窝容腔较小,代偿空间有限,且容易影响脑脊液循环通路,故常伴有严重颅内压增高和慢性枕骨大孔疝的表现,甚至威胁患者生命。特别是小儿,多有呕吐频繁、不能进食、周身情况衰竭等表现。因此,对于有脑积水的患儿,一般不主张做术前脑室—腹腔分流术。在开颅手术前,可先行侧脑室穿刺持续引流或安置储液囊再经储液囊持续外引流,以缓解颅内压力,改善周身情况,并挽救视力。侧脑室引流还有助于肿瘤切除时的显露,减轻手术后反应。对已有剧烈头痛、呕吐、小脑危象或已出现急性枕骨大孔疝者,应紧急行额角穿刺、侧脑室持续外引流。我们主张安置储液囊再经储液囊持续外引流,同时注意保持引流管高度,通常宜在相当于脑室平面上 20cm 左右,略高于正常颅内压水平。手术目的是要求肿瘤的全切除或近全切除。肿瘤的全切除或近全切除患者的 5 年生存率可在 95% 以上,毛细胞型星形细胞瘤影像学全切除后的复发率极低。实性肿瘤应尽量将瘤体切除;如果瘤在囊内,且瘤壁无强化者,只需将瘤结节切除即可,不需要切除囊壁;如果囊壁强化,囊在瘤内,应将肿瘤结节和囊壁一并切除。对于复发的小脑星形细胞瘤,主张应积极进行第二次手术,再结合放疗、化疗,这是治愈肿瘤或延长患儿生命最有效的方法。许多学者发现没有完全切除肿瘤的患儿,在相当长的时间内残存的肿瘤在影像学上没有太明显的进展。因此,对于侵犯重要神经或血管的小脑星形细胞瘤,在手术时要充分权衡手术的安全性和全切除肿瘤可能引起的危险性。

2.髓母细胞瘤的治疗 应尽可能地切除肿瘤并行枕下减压术,术后辅以放射治疗,亦可在术后应用化疗及免疫治疗。对于有脑积水患者的肿瘤切除前的处理同小脑星形细胞瘤。一般不主张做术前脑室—腹腔分流术,可先行侧脑室穿刺持续引流或安置储液囊再经储液囊持续外引流。肿瘤的手术能否全切除将影响患者预后。一般来讲,几乎所有髓母细胞瘤都能做到影像学上的全切除或近全切除。但是髓母细胞瘤的恶性程度高,生长迅速,肿瘤浸润范围较广泛,很难达到完全根治,术后易复发,且手术尚可促使肿瘤细胞脱落,沿脑脊液循环通路播散种植。手术的目的在于尽量切除肿瘤,建立脑脊液循环通路,降低颅内压,为术后放射治疗及其他治疗创造条件。

对于脑室－腹腔分流术是否造成肿瘤的腹腔转移,目前仍有争论。对于肿瘤有广泛的蛛网膜下腔转移或种植,不能首先进行手术治疗,应先做分流术,为化疗、放疗创造条件。

3.小脑血管网织细胞瘤 小脑血管网织细胞瘤作为血管源性良性肿瘤,如能手术完全切除则预后良好,故无论囊性还是实质性的血管网织细胞瘤,手术切除是治疗该病的首选方法。囊性肿瘤只需切除瘤结节即可治愈。对于多发的或隐藏在囊壁内的瘤结节应仔细寻找,不能遗漏。手术前的血管检查有利于发现瘤结节。实质性肿瘤若能全切预后也较好,但由于实质性肿瘤供血丰富且常位于重要功能区,位置较深,常不能完全切除。若肿瘤不能全切,术后可辅以放射治疗。血管网织细胞瘤若能全切,术后复发率较低,约为 3％～10％;肿瘤若不能全切术后复发率可超过 50％。复发原因多为肿瘤未全切除、遗漏多发肿瘤、多中心生长的肿瘤再发。复发肿瘤仍可以手术,并可收到良好效果。肿瘤不能全切导致恶性播散转移的血管网织细胞瘤非常少见。

4.显微外科手术适应证 幕下脑实质肿瘤的外科切除,均应该应用显微外科手术。

5.放疗 小脑星形细胞瘤全切除者术后不需放疗,这一点已无争议。但有残余肿瘤者是否放疗尚有不同的看法:有人认为小脑星形细胞瘤有残留肿瘤即使不做放疗也可长期存活,放疗对儿童有长远的副作用,因此不主张放疗;有人认为未能完全切除的小脑星形细胞瘤术后放疗 5 年和 10 年生存率明显高于无放疗者。我们认为对于未能全切除者局部接受放疗,对防止或延缓肿瘤的复发有肯定的作用。

髓母细胞瘤对放射线高度敏感,因此无论肿瘤是否完全切除或有残留,都应在术后尽早进行全头颅及椎管的放射治疗。一般主张在术后 1～2 周伤口愈合良好、全身情况允许时,即应开始放疗。术后放疗包括:局部＋全脑＋全脊髓轴,全脑放疗的范围应包括筛板,后达颈髓,脊髓放疗下界达骶$_2$ 水平。放疗剂量的选择:全脑 40Gy(4 000rad),颅后窝局部加 15Gy(1 500rad),脊髓 35Gy(3 500rad),每次不超过 2Gy(200rad),最好在 1.5～1.8Gy(150～180rad)。对于 3 岁以下幼儿该不该放疗目前有争议,但是鉴于髓母细胞瘤对放射线高度敏感和高度恶性,我们主张在充分告知的情况下,进行放疗。脊髓 24Gy(2 400rad),全脑 35.2Gy(3 520rad),颅后窝局部累及总量为 48Gy(4 800rad)。笔者遇到 1 例 1 岁多的患儿仅进行放疗处理,尽管身体矮小,存有癫痫,但是目前已生存 27 年,且生活能自理。

小脑血管网织细胞瘤若不能全切,术后可辅以放射治疗。但肿瘤对传统放疗特别是低剂量放疗不敏感,有报道称增加放疗剂量 45～50(Gy)并照射 4～5 周,可降低复发率,提高患者的 5 年和 20 年生存率。γ 刀对中小型(直径≤3cm)实质性血管网状细胞瘤有良好的中短期控制作用,其长期疗效有待研究。

七、外科治疗

1.手术入路和选择 幕下实质肿瘤,根据病灶的原发部位和扩展范围,常用手术有 2 种,枕下正中入路和枕下旁正中入路,可根据病灶部位、大小、性质和范围进行适当扩展。患者的体位根据术者的习惯可选择俯卧位或侧卧位。

2.术前计划及准备

(1)影像学检查。

（2）肿瘤标记物检查。

（3）一般准备：纠正营养不良、脱水等内环境紊乱。

（4）侧脑室外引流或侧脑室安置储液囊（伴有明显梗阻性脑积水患者）。

（5）小脑实性血管网织细胞瘤术前应充分备血，特别对于血供丰富的巨大实质性肿瘤。

3. 手术步骤、要点和风险

（1）小脑星形细胞瘤

①手术入路：多选择枕下正中入路，采用颅后窝正中直切口，皮肤切口上端达枕外粗隆上1～3cm，下至第 3 颈椎棘突水平。

②手术步骤：按颅后窝正中直切口常规行皮肤、软组织切开，显露枕骨，根据存在小脑扁桃体下疝与否，确定暴露第一、二颈椎棘突与否。钻孔后行游离骨瓣开颅，若肿瘤偏于一侧，则骨窗应于肿瘤侧尽量扩大，骨窗上方可显露横窦下缘，下方可咬开枕骨大孔，存在小脑扁桃体下疝者可咬开部分寰椎后弓，后者宽度在 1.5cm 左右。如硬脑膜张力高，可请助手在台下暂时打开已夹闭的脑室外引流装置，缓慢释放数 10mL 脑脊液，待硬脑膜张力下降后再重新夹闭引流管。硬脑膜可根据肿瘤的部位，行 Y 型或放射切开。需注意的是在处理枕骨大孔水平的硬脑膜时常伴有枕窦或环窦出血，如果肿瘤位置没有在这一水平，可以避免切开，如果要切开可用双极电凝处理。有时枕窦过于宽大电凝困难时，需用结扎。通常肿瘤侧较为小脑饱满，小脑脑回变宽，同时伴有小脑扁桃体下疝至枕骨大孔平面以下。如果肿瘤呈囊性变，先选择在小脑半球肿瘤的局部膨隆处试行穿刺，电凝穿刺点脑表面血管，以脑针徐徐向深部进针，达到肿瘤时，可有阻力增加的感觉，穿入囊内即有落空感，并可见淡黄色透明或微混浊囊液流出。在小脑膨隆处电凝表面小血管，横行切开小脑皮质。根据肿瘤大小决定切开长度，一般长约 3～4cm，用脑压板牵开切口显露肿瘤。星形细胞瘤多呈灰褐色鱼肉状，质地软，血供不丰富。根据肿瘤组织外观及术中冰冻活检结果，可初步确定肿瘤性质。肿瘤位置确定后，可在手术显微镜下切除肿瘤。实性肿瘤应尽量将瘤体切除；如果瘤在囊内，且瘤壁无强化者，只需将瘤结节切除即可，不需要切除囊壁；如果囊壁强化，囊在瘤内，应将肿瘤结节和囊壁一并切除。当肿瘤侵及脑干时不可强求全切除，否则会造成脑干损伤。如肿瘤质地较硬和体积较大，可用超声吸引器（CUSA）辅助切除肿瘤。肿瘤切除后应彻底止血，颅后窝硬脑膜在切开后往往难以原位严密缝合，可选择枕颈部肌肉筋膜或人工脑膜行扩大修补，仍应强调硬脑膜的低张严密缝合，可减少术后皮下积液或脑脊液漏的发生率。游离骨瓣复位，并以钛链或钛夹等人工材料固定，对于骨质已咬除的缺损处可选择钛网等人工材料进行的修补。手术残腔放置引流管与否根据手术中情况而定，如果止血彻底，脑脊液循环未受到干扰，不需要放置引流管；对于肿瘤切除范围较大者或术后局部可能肿胀，导致脑脊液循环受到干扰者可以放置引流管。对于开颅时肌肉渗血较严重者，可于硬膜外或骨瓣外处置引流管，术后短期内拔除。分层严密缝合肌肉、皮肤。小脑半球或小脑蚓部肿瘤手术，务求解除肿瘤对四脑室导水管的压迫，打通脑脊液循环通道。如肿瘤切除不完全，不能完全解除脑脊液循环梗阻时，可同时进行侧脑室—脑池分流术，或术后行侧脑室—腹腔分流术，以缓解梗阻性脑积水的症状。

③术中注意事项：手术切除肿瘤时必须清楚解剖关系，操作要细致、精准。不可损伤第四脑室底部、脑干和小脑后下动脉。肿瘤累及脑干时，可在显微镜下细心地剥离与切除瘤组织，注意保护脑干、周围神经与血管。

（2）髓母细胞瘤

①手术入路：取颅后窝枕下正中入路，颅后窝正中直切口，操作方法同小脑星形细胞瘤。

②手术步骤：侧脑室外引流：髓母细胞瘤患者多伴有梗阻性脑积水和颅内压增高，于手术前常规行额部前角穿刺，置管做侧脑室持续外引流或安置储液囊再经储液囊持续外引流。目的是减低颅内压力，便于手术操作，同时可作为手术后外引流通道，便于术后处置，根据情况可于术后 3～5d 拔除，拔除前应该常规夹闭引流管观察 24h，如果无颅高压表现，甚至应该复查颅脑 CT，如果脑室无扩大，即可拔除。

肿瘤切除：髓母细胞瘤浸润范围广泛，向上可突入大脑导水管，向前可突入第四脑室并侵犯第四脑室底部及脑干。常规颅后窝枕下正中入路开颅，显露骨窗后，咬开枕骨大孔后缘，存在小脑扁桃体下疝者，或肿瘤疝入椎管者，可咬开寰椎后弓，Y 或"H"型切开硬脑膜。可见小脑蚓部明显增宽、增大。如肿瘤未侵犯脑干结构，可做到肿瘤全切除。肿瘤血管一般来自双侧的小脑后下动脉，故切除肿瘤时均先找到供血动脉，予以处理，然后再切除肿瘤，可以明显减少出血。多数肿瘤质地软、脆，用粗吸引器快速吸除瘤体，肿瘤内有粗细不等的血管，应边吸除肿瘤边电凝血管，不可只强求止血。快速吸除肿瘤是止血的最好方法，当瘤体被大部吸除后，肿瘤出血自然减少或停止。髓母细胞瘤大多脆软，易于切割及吸除。吸除困难时，可分块切除肿瘤。侵犯小脑蚓部及小脑半球的肿瘤要尽量摘除，肿瘤与小脑半球无明确的边界，但有胶质增生层。手术中要注意用脑棉片垫在肿瘤与第四脑室之间及枕骨大孔处，保护脑干并防止血液及脱落的瘤细胞流入脑室系统和椎管。如肿瘤与第四脑室有黏连时，可由中间孔处向上纵行切开小脑蚓部，将小脑向两侧牵开，仔细切除第四脑室内肿瘤。全切除肿瘤后可看到扩大的导水管的开口及第四脑室内结构。多数肿瘤与第四脑室底无黏连，第四脑室底表面光滑。若肿瘤过于广泛侵犯脑干时，不可强行剥离，仅做肿瘤大部或次全切除，疏通大脑导水管，见有脑脊液流出即已达到手术目的。对脑干面有微小渗血不能电灼者可用止血纱布覆盖手术创面止血。彻底止血后，硬脑膜扩大严密缝合修补，根据需要放置术腔或硬膜外引流管，骨瓣复位固定，分层严密缝合颈项各层。

③手术注意事项：a. 全切除肿瘤，以不损伤脑干是首要目标，术中不可过度牵拉脑组织，脑压板放置不得过深，以免损伤延髓及第四脑室底部。术中要防止第四脑室底的损伤。我们常常在肿瘤后下缘开始切除肿瘤，瘤内减压后用窄脑板自第四脑室底部向上抬起肿瘤，放入棉条将肿瘤与脑干隔开，再切开少许蚓部，将肿瘤分块或完整切除。b. 肿瘤细胞脱落后，可沿脑脊液循环通路播散。故切除肿瘤时避免多次冲洗手术野，肿瘤切除毕，移开原来棉片再重新在第四脑室与逆行进入导水管下口处及枕骨大孔处放置棉片后多次冲洗手术野，并彻底清除第四脑室与逆行进入导水管下口的血液。c. 术中脑脊液循环梗阻未解除者，应行侧脑室外引流，并于术后适当的时候行侧脑室－腹腔分流术。d. 其他同小脑星形细胞瘤。

（3）血管网织细胞瘤

①手术入路：手术取枕下正中入路，操作方法同小脑星形细胞瘤。

②手术步骤：操作方法同小脑星形细胞瘤。显露肿瘤后，囊性血管网织细胞瘤应先将囊液吸出并保存、送检，用以作血红细胞生成素试验。然后切开囊壁，在囊内仔细寻找肿瘤结节，予以全部切除。一般肿瘤结节只有 1 个，偶有 1 个以上，应分别将其与囊壁完全切除，可获得根治效果。实质性血管网织细胞瘤的切除要比囊性者困难，手术的危险性亦较囊性者

大。对于供血丰富、位置深在的实质性肿瘤,术前造影能进一步了解肿瘤血供的具体细节,包括肿瘤血管和肿瘤染色的具体范围,明确的供血动脉来源和引流静脉途径。此外,术前血管完全栓塞能降低手术并发症和死亡率,但部分栓塞能否起到同样效果,则报道不一。切除时应从肿瘤的外围入手,进行瘤体分离。先电凝处理其供血动脉,逐步沿肿瘤的包膜周围剥离,力求将肿瘤完全切除。忌作肿瘤穿刺、活检或过早切开肿瘤作分块切除。因这样可能导致术中出血较多而使手术陷入困境,手术时如发现肿瘤已侵入延髓或颅底,亦应细致地保护脑干及神经和血管,必要时分块摘除肿瘤。由于血网与基因突变有关,实质性肿瘤血管丰富,术前抗血管生成治疗是否有利值得深入研究。

③手术注意事项:a.囊性血管网织细胞瘤,要特别注意不要遗漏留结节,复发原因多为肿瘤未全切除、遗漏多发肿瘤、多中心生长的肿瘤再发;b.实质性血管网织细胞瘤,忌作肿瘤穿刺、活检或过早切开肿瘤作分块切除。因这样可能导致术中出血较多而使手术陷入困境;c.其他同小脑星形细胞瘤。

4. 术后并发症处理

(1)星形细胞瘤:小脑星形细胞瘤术后的并发症主要有切口感染、假性脑膜膨出(仅对于硬膜未缝合、骨瓣未复位的病例)、后组脑神经损伤、小脑性缄默征和假性延髓性麻痹等。这些并发症并非小脑星形细胞瘤手术所特有,所有颅后窝肿瘤的手术均有可能发生,许多并发症的发生与术者的手术技巧有明显的关系。

星形细胞瘤显微手术肿瘤全切除者 61 例(96.8%),近全切除 2 例(3.2%),手术死亡率为 0%。

术后处理:术后并发症处理的核心之一是预防颅高压及脑膜的严密缝合。术前行侧脑室持续引流者可继续保持,使患者安全度过术后反应期(一般为 3~5d)。在确认脑脊液循环已恢复通畅时,可拔除脑室引流管,拔管前可先行试验性夹闭。因术中可能有部分血液流入脑室系统,术后引流脑脊液常呈淡红色或淡黄色,必要时可反复行腰椎穿刺或腰大池置管持续引流以释放脑脊液,直至其彻底清亮为止。如发现有皮下积液应及时做抽液后加压包扎;如果肿瘤切除后脑积水没有被解除,可做脑室腹腔分流术。约 10%~50% 的小脑星形细胞瘤全切除术后患儿需要做分流术以解决脑积水,这种术后脑积水可能是脑脊液吸收障碍所引起。其次,对后组脑神经损伤假性延髓性麻痹患者应及时进行胃管,避免误吸。小脑性缄默征表现表情呆滞哭闹或不说话,其发作的时间可在术后即刻出现,也可在术后数天才出现,几乎所有的缄默征都能恢复。

(2)髓母细胞瘤主要并发症:①中枢性呼吸循环衰竭:系手术操作时累及脑干和第四脑室底部所致,术后可能发生中枢性呼吸循环障碍,应及时行气管切开,人工辅助呼吸及支持疗法;②其他同小脑星形细胞瘤。

(3)血管网织细胞瘤:同小脑星形细胞瘤和髓母细胞瘤。

第三章　乳腺肿瘤

第一节　乳腺肿瘤的病理诊断

一、乳腺良性上皮性肿瘤

（一）腺瘤

1. 管状腺瘤　由致密增生腺管形成的圆形、结节状良性病变。腺管由上皮和肌上皮细胞构成。上皮细胞形态类似周围正常乳腺组织，但有大汗腺化生或泌乳特征的变异型腺瘤。

（1）肉眼形态：肿瘤界限清楚，质地较硬，切面均匀，呈黄色。

（2）组织形态：完全由小而圆的腺管构成，间质成分少，可见少量淋巴细胞。上皮细胞形态大小较一致，核分裂活性低。腺管腔小而空，有时含有嗜酸性蛋白物质（见图3-1）。偶见较大的导管形成细小分支，也可发生管状腺瘤和纤维腺瘤混合性病变，极少管状腺瘤伴发乳腺原位癌和（或）浸润性癌。

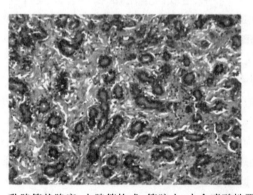

图3-1　乳腺管状腺瘤，由腺管构成，管腔小，内含嗜酸性蛋白物质

2. 泌乳性腺瘤　与妊娠和哺乳期相关，管状腺瘤的上皮细胞呈现广泛的分泌现象（见图3-2），称为泌乳性腺瘤，提示此类病变是由增生小叶局部聚集所致。

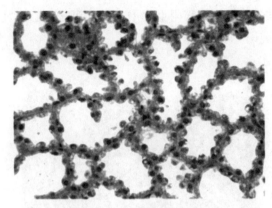

图3-2　乳腺泌乳性腺瘤,似管状腺瘤形态,上皮细胞广泛分泌

3.大汗腺腺瘤　又称之为伴大汗腺化生的结节性腺病。当结节性腺病的上皮细胞显示广泛的大汗腺化生时,此病变即可诊断为大汗腺腺瘤。此腺瘤的免疫表型与正常乳腺组织相同,并且反映了各种化生和(或)分泌性变化。此腺瘤需与纤维腺瘤鉴别,后者有明显增生的间质成分,且管内型纤维腺瘤常有被挤压和狭长的上皮细胞。

4.多形性腺瘤　形态与唾液腺多形性腺瘤(良性混合性肿瘤)相似的罕见病变。一些学者认为多形性腺瘤是伴有广泛软骨样化生的导管内乳头状瘤的一种形式。因为软骨样基质成分的存在,多形性腺瘤与伴有间叶成分的化生性癌及乳腺原发性肉瘤难以区别。导管内或浸润性癌的局部病灶提示化生性癌,而广泛的细胞蜕变提示肉瘤的发生。

5.导管腺瘤　又称为硬化性乳头状瘤,为一种完全位于或至少部分位于导管腔内的边界清楚的良性腺体增生性病变。由典型的导管细胞层构成的腺体结构主要分布于病变周围,中央可见致密的瘢痕样纤维化病灶。增生的小管排列紧密,可被挤压或轻度扩张,并且被纤维化病灶包绕,可形成浸润假象。上皮和间质的变化与导管内乳头状瘤相似,常可见大汗腺样化生。

(二)导管内乳头状瘤

导管上皮与肌上皮细胞增生被覆纤维血管轴心表面形成导管内树状结构。导管内乳头状瘤为乳晕下中心性(大导管)乳头状瘤和源于 TDLU 的周围性乳头状瘤2种。过去采用的"乳头状瘤病"应尽量避免使用,目前采用普通型导管增生和多发性乳头状瘤的诊断。

1.中心性乳头状瘤　又称为大导管乳头状瘤,可发生于任何年龄,大多为40~50岁。

(1)肉眼形态:表现为可触及境界清楚的圆形肿块,呈菜花状物以1个或多个蒂附着在扩张管壁上。导管内充满浆液性和(或)血性液体。中心性乳头状瘤的大小各不相同,从几毫米到3~4cm 不等,并可沿着导管延伸。

(2)组织形态:乳头状瘤由被覆一层肌上皮细胞和上皮细胞围绕纤维血管轴心构成的乳头状结构组成(见图3-3)。可表现为乳头状和导管增生形式。导管增生常呈腺瘤样改变,伴有明显硬化灶时,可诊断为硬化性乳头状瘤。硬化性乳头状瘤周围常可观察到假浸润现象。乳头状瘤可能会受到一些其他形态学改变的影响,如炎性坏死、肌上皮增生、大汗腺样、鳞状、皮脂腺样、黏液样、骨样和软骨样化生以及普通导管内增生。肌上皮细胞在 UDH、ADH 和

DCIS等病变中分布不均匀。整个导管内上皮增生可起源于中心性乳头状瘤,也可从其他部位侵入。

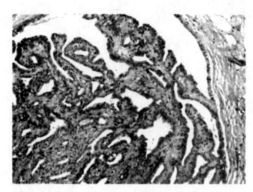

图3-3 乳腺导管乳头状瘤,上皮、肌上皮细胞围绕纤维血管轴心呈乳头状结构

2.周围性乳头状瘤

(1)肉眼形态:周围性乳头状瘤通常在显微镜下才能观察到,除非发生了其他改变。

(2)组织形态:病变通常呈多发性,起源于TDLU,可向大的导管延伸。组织学形态与中心性乳头状瘤相同。与之相比,周围性乳头状瘤常与以下一些病变有关:伴随发生的普通导管内增生、不典型导管内增生、导管原位癌或浸润癌以及硬化性腺病或放射状瘢痕。微乳头状瘤是指最小的周围性乳头状瘤,相当于腺病中生长的多发性镜下乳头状瘤。在一些周围性乳头状瘤病例中可见胶原球病的存在,病变由圆形的嗜酸性基底膜小球体(Ⅳ型胶原)构成,病变边缘可见肌上皮细胞。

3.不典型乳头状瘤　不典型导管内乳头状瘤以局部上皮不典型增生并伴有低级的细胞核为特征,这样的导管内上皮增生偶尔可与不典型导管增生(ADH)或低级DCIS的小病灶相似。

与乳头状瘤或不典型乳头状瘤相关的继发性浸润癌的发病风险的评估应将周围乳腺组织状况考虑在内。无周围组织变化的良性乳头状瘤发生继发性浸润癌的相对危险度可稍微上升。周围性乳头状瘤的相对危险度比中心性乳头状瘤要高。由于乳头状病变可能发生变异,不管手术前活检结果如何,进行手术完全切除应谨慎。通过冰冻切片区分良性或恶性乳头状病变非常困难,明确的诊断应通过采用石蜡包埋切片检查。

(三)肌上皮病变

由肌上皮细胞构成的病变,包括肌上皮病、腺肌上皮腺病、腺肌上皮瘤和恶性肌上皮瘤。

1.肌上皮增生　为导管和小管内和(或)其周围的多灶性的梭形或立方形肌上皮细胞增生的病变。

(1)肉眼形态:仅表现为不规则的硬块,通常在镜下识别。

(2)组织形态:导管内增生的梭形细胞可呈栅栏状排列,立方状细胞具有细长的核沟,与移行细胞相似。少数不典型肌上皮病所具有的不典型核和少量核分裂。导管周围型肌上皮病常与硬化病有关,并被认为是硬化性腺病的一种变型,其细胞具有不同的表型。肿瘤在完全切除后将不再复发。

2.腺肌上皮腺病　表现为圆形或不规则的小管弥漫性增生,由显示大汗腺分化的立方状或柱状上皮构成,局部可见明显的伴有透明胞浆的肌上皮层增生(见图3—4)。核不典型及核分裂不明显。有报道大多数腺肌上皮腺病可与腺肌上皮瘤混合存在或在其周围生长。

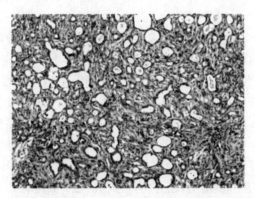

图3—4　乳腺腺肌上皮腺病,小管和肌上皮细胞弥漫性增生

3.腺肌上皮瘤　由上皮细胞和肌上皮细胞增生所形成的肿瘤。少数病例腺肌上皮瘤的上皮、肌上皮或两种成分一起均可发生恶变。

(1)肉眼形态:良性腺肌上皮瘤表现为境界清楚、呈圆形结节状,平均大小2.5cm。

(2)组织形态:特征表现为衬以上皮的裂隙周围的肌上皮细胞呈层状或鞘状增生。肿瘤细胞可呈梭形细胞型、小管型或最常见的小叶型生长模式(见图3—5)。分为小叶型和小管型。不管上皮、肌上皮或两种成分一起均可发生恶变,但其背景仍保持腺肌上皮瘤的形态特征。

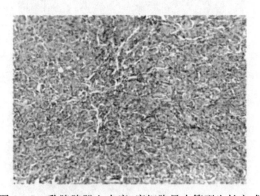

图3—5　乳腺腺肌上皮瘤,瘤细胞呈小管型生长方式

(3)鉴别诊断:小管型应与管状腺瘤相鉴别,后者存在明显的肌上皮细胞,但是缺乏腺肌上皮瘤典型的肌上皮增生,且管状腺瘤边界清楚而小管型腺肌上皮瘤边界不清。小叶型和梭形细胞型应与多形性腺瘤区分,后者通常可见明显的软骨和(或)骨分化。

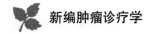
(四)纤维上皮性肿瘤

主要由间叶成分即间质增生伴上皮成分所组成的一组双相分化的肿瘤,肿瘤形态表现随间叶成分的不同而改变。根据良性或恶性的肿瘤性间质成分不同,主要分为 2 大类型:纤维腺瘤和叶状肿瘤。

1.纤维腺瘤　为一种双相分化性良性肿瘤,常发生于生育年龄的妇女,尤其是 30 岁以下的女性。

(1)肉眼形态:肿瘤常有包膜,切面呈灰内实性,质地较硬,呈分叶状,可见裂隙。依据间质玻璃变性和黏液变性的程度不同外观有所差异,局灶坏死可发生钙化。

(2)组织形态:肿瘤呈间质和上皮混合增生,依据间质增生程度不同分为管周型和管内型。管周型是由于间质细胞在导管周围呈环状增生排列所致(见图 3－6)。管内型是由于间质细胞增生将导管受压形成裂隙状(见图 3－7)。极少发生脂肪瘤样、平滑肌样和骨软骨化生。核分裂象少见。青少年纤维腺瘤可见各种不同的典型上皮增生及化生性改变,如大汗腺样或鳞状化生。偶尔也可伴随发生小叶原位癌或导管原位癌。幼年型或细胞性纤维腺瘤显示间质细胞种类多,并伴有上皮增生,也有将其称为巨型纤维腺瘤。

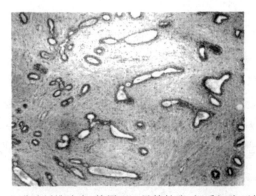

图 3－6　乳腺纤维腺瘤(管周型),导管扩张,间质细胞环状增生

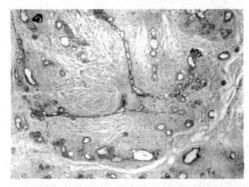

图 3－7　乳腺纤维腺瘤(管内型),间质细胞增生将导管受压形成裂隙状

(3)鉴别诊断:病变较大纤维腺瘤可具有间质细胞丰富、形成上皮裂隙等特征,应与叶状

肿瘤相鉴别。也有一些乳腺错构瘤形态类似于纤维腺瘤,需要鉴别。

2.良性叶状肿瘤 最多见的叶状肿瘤类似纤维腺瘤,但具有更富于细胞的间质,无异型性,也可混合脂肪组织称为脂肪叶状肿瘤。可局部复发,但罕见远处转移。

(1)肉眼形态:边界清楚、质硬、灰白色切面,可见裂隙样间隙类似树叶状;大小不定,可继发出血、坏死、囊性变。

(2)组织形态:推挤式生长,边缘较清楚,间质高密集细胞(尤其邻近上皮),核分裂0—4/10HPF,间质类似成纤维细胞和肌纤维母细胞;腺管成分呈良性,可有成簇多核巨细胞,也可呈现出血和坏死,化生脂肪、骨、软骨和骨骼肌;上皮成分为上皮细胞和肌上皮更长,可显示增生和鳞化。

(3)免疫表型:上皮细胞:PR、GCDFP15 阳性,1/3 病理 ER 阳性,间质细胞:Vim、CD34、Bcl—2 阳性。

(4)鉴别诊断:富于细胞纤维腺瘤和平滑肌瘤。

二、良性间叶病变与肿瘤

(一)血管源性肿瘤

1.良性血管肿瘤 乳腺良性血管瘤比较少见,系一种成熟血管畸形,很少表现为可触及的肿块。乳腺影像学检查检测出越来越多的不可触及的乳腺血管瘤。

(1)肉眼形态:病变边界较清楚,大小在 0.5～2cm 之间,呈红褐色海绵状。

(2)组织形态:分为海绵型、毛细血管型和静脉型。海绵型最常见,由扩张的薄壁血管构成,血管衬以扁平的内皮,血管腔充血;毛细血管型由小血管形成的结节,丛状围绕较大血管,血管之间间质纤维化,内皮细胞具有明显深染的核,少见梭形细胞;静脉型由厚壁血管构成,伴血管平滑肌层增生。良性血管瘤通常缺乏相互吻合的血管、乳头状增生的内皮及核分裂象,如果出现以上表现,应高度怀疑血管肉瘤。

2.血管瘤病 称为弥漫性血管瘤,由形态良好的弥漫性增生血管构成,片状累及邻近组织。其肉眼形态和组织形态与其他部位的血管瘤病相同。此类出血性海绵状病变通常由薄壁的大血管或淋巴管构成,在乳腺实质中弥漫性扩展分布。

3.血管外皮细胞瘤 为卵圆形至梭形细胞增生,围绕分枝状和鹿角状血管形成的一种局限性病变。

(1)肉眼形态:肿瘤呈圆形或卵圆形,境界清楚,大小约 1～19cm,质硬,切面为实性,黄褐色至灰白色。大的肿瘤可出现明显的出血和坏死。

(2)组织形态:形态特征和免疫表型与其他部位的血管外皮细胞瘤相同。瘤细胞呈卵圆形或梭形细胞,围绕呈不规则分枝状血管弥漫增生,分枝的血管呈"鹿角"状。

(二)肌纤维性肿瘤

1.肌纤维母细胞瘤 肌纤维母细胞增生形成的一种良性乳腺间质梭形细胞肿瘤。

(1)肉眼形态:表现为界限清楚的有包膜肿瘤,大小在 0.9～10cm 之间。

(2)组织形态:肿瘤膨胀性生长,向周围组织挤压。病变可见梭形至卵圆形细胞排列成杂乱交叉的短束状,细胞间夹杂着鲜红色嗜酸性胶原纤维。病变通常无坏死,核分裂象少见＞

2/10HPF)。肿瘤中含有被病灶包围的乳腺导管或小叶,间质中可见数目不等的肥大细胞,但一般无炎性细胞。少数病例肿瘤中可出现脂肪组织、平滑肌、软骨或骨成分。

(3)免疫组化:瘤细胞常 vimentin、desmin 和 α-SMA 阳性表达,CD34、bcl-2、CD99 及 ER、PR 表达程度不一。

(4)鉴别诊断:本病应与结节性筋膜炎、炎性肌纤维母细胞肿瘤、纤维瘤病、良性外周神经鞘瘤、血管外皮瘤和平滑肌瘤相鉴别,可依据免疫表型进行鉴别诊断,但对一些病例来说仍非常困难。

2.纤维瘤病　为一种乳腺局部浸润性纤维性肿瘤,来自乳腺实质中成纤维细胞和肌纤维母细胞,该病变不具有转移潜能。

(1)肉眼形态:肿瘤表现为界限不清,大小在 0.5~10cm 之间(平均 2.5cm),切面质地坚硬,呈灰白色。

(2)组织形态:由增生的梭形成纤维细胞和肌纤维母细胞组成,瘤细胞交叉束状排列或均匀散存在。病变周围可见包绕乳腺导管和小管的特征性指状突起(见图 3-8)。

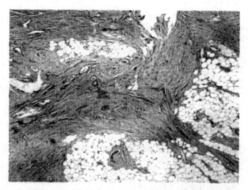

图 3-8　乳腺纤维瘤病,纤维母细胞和肌纤维母细胞增生,呈交叉束状排列

(3)鉴别诊断:本病应与发生乳腺的多种梭形细胞病变和肿瘤鉴别,包括纤维肉瘤、梭形细胞癌、肌上皮癌、脂肪型肌纤维母细胞瘤、结节性筋膜炎、术后梭形细胞结节等。

(4)免疫组化:梭形细胞呈 Vimentin、β-catenin 阳性,少数细胞 actin 阳性。

3.炎性肌纤维母细胞瘤　过去称为炎性假瘤和浆细胞肉芽肿,为一种伴大量炎性细胞浸润的肌纤维母细胞分化的梭形细胞肿瘤。

(1)肉眼形态:肿块边界清楚,质地较硬,呈白至灰色。

(2)组织形态:瘤细胞为增生梭形细胞,具有肌纤维母细胞形态和免疫组化特征,束状排列或杂乱分布,瘤细胞间混杂淋巴细胞、浆细胞和组织细胞。此瘤应与其他发生于乳腺的良恶性梭形细胞病变相鉴别,其显著特征是存在明显的炎性细胞成分。

(三)其他

1.脂肪瘤　乳腺内脂肪瘤很少见,常表现为皮脂腺脂肪瘤。

(1)肉眼形态:呈圆形或扁圆形,直径常小于 5cm。

(2)组织形态:表现为成熟的脂肪细胞被呈分枝状的小血管间隔开,瘤细胞与周围脂肪组织无明显区别,可因存在纤维组织而发生一些变化,如玻璃样变或黏液样变。乳腺其他类型脂肪瘤包括梭形细胞脂肪瘤、冬眠瘤和软骨脂肪瘤。

2.颗粒细胞瘤 瘤细胞由嗜酸性颗粒状胞浆的细胞组成,此瘤不太常见,目前多认为系施万细胞起源。

(1)肉眼形态:肿瘤界限清楚或呈浸润状,质地较硬,大小约 2～3cm 或更小,切面呈灰白至黄色,或是褐色。

(2)组织形态:虽然肉眼观察肿瘤边界清楚,但往往呈浸润性生长。瘤细胞呈圆形至多角形细胞,胞浆丰富,嗜酸性,呈粗颗粒状,排列实性巢状、簇状或索状(见图 3－9)。PAS 反应阳性(抗消化酶)。

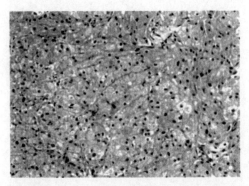

图 3－9 乳腺颗粒细胞瘤,瘤细胞嗜酸性,胞浆颗粒状,实性巢状排列

(3)免疫组化:S－100 阳性对其具有诊断价值(见图 3－10),CK 阴性可排除乳腺癌。

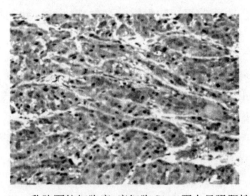

图 3－10 乳腺颗粒细胞瘤,瘤细胞 S100 蛋白呈强阳性表达

3.假血管瘤样间质增生 为一种假血管腔样良性病变,假血管相互吻合呈裂隙样,管腔无细胞,也可衬以细长的梭形的间质细胞。

(1)肉眼形态:通常与纤维腺瘤相似,大小约 1～17cm。切面呈较淡的红褐色至黄色。

(2)组织形态:此病可见于正常的乳腺或其他良性乳腺病变,表现为小叶及小叶之间相互吻合的裂隙样空腔,形成小叶周围同心圆结构。空腔被胶原纤维分隔开,可呈无细胞性或衬以与上皮细胞类似的梭形细胞(见图3—11)。缺乏核分裂、丛状生长、不典型性和多形性。不破坏正常的乳腺结构,也无坏死和脂肪浸润存在。空腔周围无基底膜,空腔之间的间质常为致密的玻璃样变胶原纤维和梭形细胞。低倍镜下与低级别血管肉瘤相似,但生长模式与细胞学特征与血管肉瘤不同。

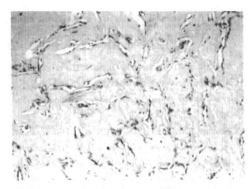

图3—11　乳腺假血管瘤样间质增生,显示假血管相互吻合呈裂隙样

(3)免疫组化:假血管腔周围的梭形细胞可呈CD34、Vimentin、actin、calponin阳性表达,但内皮细胞标志物Ⅷ因子、UEA—1和CD31表达阴性。

三、乳腺癌

2003年版WHO已明确定义乳腺癌为一组浸润性的上皮性肿瘤,其特征是具有邻近组织浸润和远处转移的趋势。绝大多数来源于乳腺末梢导管小叶单位(TDLU)。浸润性乳腺癌有许多组织学类型,目前已明确的组织病理学分型约20余种,分别具有不同的预后或临床和病理及分子遗传学特征。

(一)非特殊性乳腺癌

1.浸润性导管癌　也称非特殊性乳腺浸润性导管癌(invasive ductal carcinoma, nototherwisespecied,NOS),为乳腺癌中最常见的组织学类型。过去认为浸润性导管癌源自乳腺导管上皮,新近研究认为大部分乳腺癌应被认为是源自终末导管—小叶单位(TDLU)。有些分类仍保留导管的概念,因此加上了"非特殊性"术语,而其他的分类则倾向使用"非特殊型"来强调其与特殊类型浸润癌的区别。后一种观点逐渐被国际上接受。由于"导管"概念仍广泛使用,因此浸润性导管癌、非特殊性或非特殊型,更易于从学术语言方面被接受。浸润性导管癌中过去命名的硬癌、单纯癌已不再使用。

(1)肉眼形态:缺乏特异的肉眼特征,肿瘤大小变化较大,直径从小于1cm至超过10cm,肿瘤边缘通常不明显、缺乏明确界限。经典型浸润性导管癌质地较硬,触摸有奇特的沙砾感,切面灰白色,有黄色条纹或斑点。

(2)组织形态:形态学差异很大,缺乏特殊类型乳腺癌的结构特点(见图3—12)。①癌细胞特点:形态差异变化较大,胞质丰富嗜酸性,核规则一致或为常具有多个明显核仁的多形性核,核分裂多少不一。②组织结构:瘤细胞可呈索状、簇状和小梁状排列;有些缺乏间质,呈显著的特征性实性或合体细胞样浸润方式;有些呈腺性分化表现,瘤细胞群中具有中心空腔的小管结构;有时瘤细胞呈单行排列或呈靶环状,与浸润性小叶癌难以区别。③其他表现:约80％的病例伴有灶性原位导管癌,且常为高级别粉刺型;间质成分变化明显,呈明显的细胞性成纤维细胞增生、结缔组织成分缺乏或明显的透明变性。④变异型浸润性导管癌:混合型癌(mixed type carcinoma)要求其非特异成份必须超过肿瘤的50％(见图3－13)。多形性癌(pleomorphic carcinoma)特征表现为多形性和怪异的瘤巨细胞成分超过瘤细胞的50％,核分裂＞20个/10HPF,核分为3级。伴破骨巨细胞的癌(carcinoma with osteoblastic giant cell)肿瘤间质中存在破骨巨细胞,常与炎症性、成纤维细胞性、血管丰富的间质有关(见图3－14)。癌组织大部分为高中分化的浸润性导管癌,预后与肿瘤中癌的特征相关,不受间质巨细胞存在的影响。伴绒癌特征的癌(carcinoma with chorio carcinomatous features)患者可能会有血清β－HCG水平升高,虽然60％的浸润性导管癌中发现有表达β－HCG的细胞,但组织学有绒癌分化证据的病例极其罕见。伴色素细胞分化的癌(carcinoma with melanotic features)表现为导管癌和恶性黑色素瘤复合存在,可能存在2种细胞间的移行,诊断时还需区分伴黑色素细胞分化的肿瘤与伴明显胞质脂褐素沉积的乳腺癌。

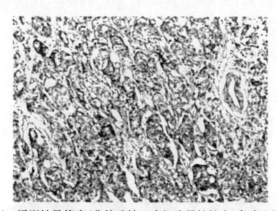

图3－12　浸润性导管癌(非特殊性),癌细胞异性性大,条索和梁状排列

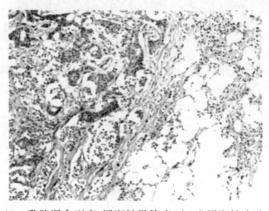

图3－13　乳腺混合型癌,浸润性导管癌(左)和浸润性小叶癌(右)

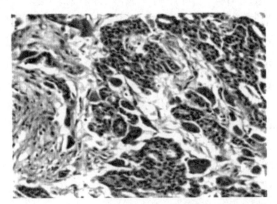

图 3-14　伴破骨巨细胞乳腺癌,肿瘤中见大量多核巨细胞

2.基底细胞样癌　占浸润性导管癌的 2%～18%,发生于绝经前后,年轻者提示存在遗传性乳腺癌和卵巢癌综合征。为一种新的组织学和分子新类型。

(1)组织形态:瘤细胞高级别 3 级,推挤性、非浸润生长,无管状结构;肿瘤地图样坏死,无细胞"瘢痕样纤维区带"和(或)肿瘤性坏死;可有透明细胞、梭形细胞或鳞状细胞化生。可见间质淋巴细胞反应(见图 3-15)。

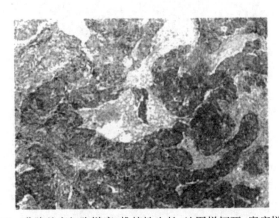

图 3-15　乳腺基底细胞样癌,推挤性生长,地图样坏死,瘢痕样纤维带

(2)免疫组化:特征"三联阴性"(ER、PR、HER2),表达基底细胞角蛋白(如 CK5/6,CK14/17 和 34βE12)(见图 3-16)。可表达肌上皮标志物(SMA,Calponin,p63)和 HER1(EGFR-1)、c-kit、vim 和 p53 等。

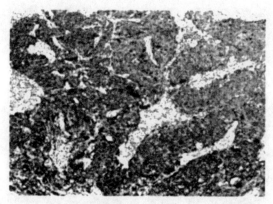

图 3-16　乳腺基底细胞样癌,癌细胞 CK14 呈强阳性表达

(3)鉴别诊断:乳腺基底细胞样癌主要应与典型髓样癌和伴基底细胞样特征的硬化性变异型腺样囊性癌相鉴别。

(二)特殊性乳腺癌

1. 浸润性小叶癌(invasive lobular carcinoma)　浸润性小叶癌占乳腺浸润性癌的第 2 位常见肿瘤,表现为在纤维性间质中,由单个散在或呈单行线状分布的癌细胞所构成的一种浸润癌,常伴有小叶原位癌。

(1)大体形态:多为不规则、界限不清的肿块,因癌细胞弥漫性浸润,有时难以肉眼识别。有研究报道浸润性小叶癌的平均直径略大于浸润性导管癌。

(2)组织形态:经典性形态是以缺乏黏附性的小细胞增生为特征。小细胞呈单个散在分布于遍布的纤维结缔组织中,或呈单行条索状浸润间质,特征表现为浸润癌细胞条索围绕正常导管呈同心圆分布(见图 3-17)。肿瘤缺乏宿主反应或背景结构紊乱。癌细胞核圆或有切迹的卵圆形,胞质沿胞膜呈窄环状分布,核分裂通常较少。90%以上的经典型浸润性小叶癌伴有小叶原位癌。浸润性小叶癌还有以下几种不同组织学亚型:实性型(solid pattern):具有小叶形态学特点的、大小一致的小细胞呈片状分布,较之经典型,该型细胞间缺乏黏附,更具有多形性,核分裂较常见;腺泡型(alveolar variant):至少 20 个以上细胞球状聚集,细胞的形态和生长方式属于非特殊型小叶癌;多形性小叶癌(pleomorphic lobular carcinoma):较经典型癌细胞更具非典型性和多性形,常呈印戒细胞或多形性细胞(见图 3-18),多形性小叶癌可有大汗腺化生或组织细胞样分化(见图 3-19);小管—小叶癌(tubulo—lobular carcinoma,TLC):表现为小管的生长方式和形态一致的小细胞所组成的线样生长方式混合存在。在 1/3 的小管—小叶癌中可见小叶原位癌,小管—小叶癌较单纯小管癌更常见腋窝淋巴结转移,ER 阳性率较高。

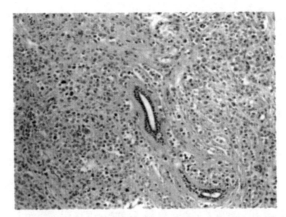

图 3－17　浸润性小叶癌,癌细胞条索围绕正常导管呈通信圆分布

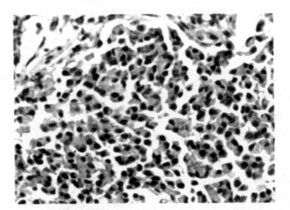

图 3－18　乳腺印戒细胞癌,癌细胞呈印戒样,弥漫性分布

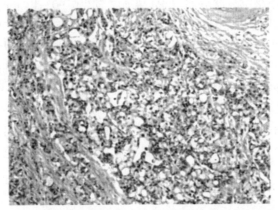

图 3－19　乳腺组织细胞样癌,癌细胞呈空泡状类似组织细胞

　　(3)免疫表型:70%～95%的小叶癌表达 ER,60%～70%的小叶癌表达 PR。ER 在经典型和其他亚型均表达,其中腺泡型 100%,多形性小叶癌较经典型低 10%,可过表达 erbB2,但较浸润性导管癌低。

2.小管癌(tubular carcinoma)　由高分化小管结构所组成的特殊类型乳腺癌,预后极好。

(1)肉眼形态:小管癌体积小,大体检查难以与浸润性导管癌或混合型乳腺癌相区分。小管癌的肿瘤直径在 0.2～2cm,大部分≤1cm。

(2)组织形态:小管癌的组织学特征为存在开放性小管,即由单层上皮细胞围绕形成的清楚的空腔。这些小管通常呈圆形或卵圆形,部分小管外形呈鹿角状。上皮细胞小且规则,缺乏核多形性与核分裂。另一重要特征是伴随小管结构的细胞性促纤维增生性间质(见图 3－20)。小管癌可分为 2 个亚型,即单纯型和硬化型。当瘤组织存在核复层分布、有显著的核多形性时,此时即使存在显著的小管结构,也不可诊断为单纯性小管癌。小管周缺乏肌上皮细胞。对于诊断小管癌所要求小管结构所占的比例尚缺乏统一标准,目前多数观点认为小管结构达 90%应为诊断标准。若肿瘤组织中,小管占 50%～90%与其他类型相伴存,应归类为混合型癌。

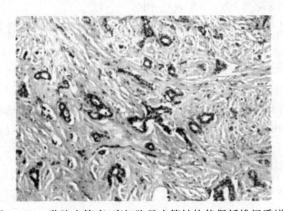

图 3－20　乳腺小管癌,癌细胞呈小管结构伴促纤维间质增生

(3)免疫表型:小管癌几乎总是表达 ER 和 PR,增殖指数低,不表达 erbB－2 和 EGFR。

(4)鉴别诊断:硬化性腺病:具有全部的小叶结构,明显挤压和扭曲的腺管,存在肌上皮细胞,有别于小管癌;微腺腺病:因腺管随意分布、腺管缺乏肌上皮细胞易与小管癌相混淆,但前者小管更圆且规则,常含有胶样分泌物,还可见基底膜环绕小管。放射状瘢痕:病变中心纤维化和弹性变性,含有少量小且扭曲、有肌上皮细胞的腺管,病灶周围腺管不同程度扩张,伴有导管上皮细胞增生。

3.浸润性筛状癌(invasive cribriform carcinoma)类似导管内筛状癌生长的浸润癌,可混有少量小管癌成分,预后极好。

(1)组织形态:肿瘤成份超过 90%由浸润性筛状生长方式构成。癌细胞小,低至中度核多形性,核分裂少见。瘤组织呈浸润性岛状分布,常呈角状。瘤细胞岛中,瘤细胞形成拱状,界限清楚的筛孔状结构。猪鼻状胞质顶突出现是其特征(见图 3－21)。癌组织中存在显著的反应性成纤维细胞性间质,约 80%的病例伴有筛状型导管内癌。

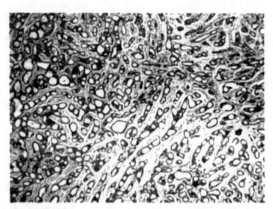

图 3－21　乳腺浸润性筛状癌,癌细胞排列呈界限清楚的筛孔状结构

(2)免疫表型:100％表达 ER,69％表达 PR。

(3)鉴别诊断:与其形态类似的乳腺肿瘤主要包括类癌和腺样囊性癌,应与之鉴别。

4. 髓样癌(medullary carcinoma)

(1)肉眼形态:呈圆形、界限清楚、质地较软的肿块,外观褐色或灰色,常有灶性坏死和出血。肿瘤平均直径 2.0～2.9cm。

(2)组织形态:髓样癌主要特点为瘤细胞呈大片状分布,无腺管结构形成,缺乏间质和有明显淋巴桨细胞浸润(见图 3－22)。有 5 个经典的组织学特点:①合体细胞结构占肿瘤比例＞75％,被少量疏松结缔组织分隔呈片状,有时可见灶状坏死和鳞状上皮化生;②癌组织不具有腺样或小管样结构;③间质弥漫性淋巴浆细胞浸润;④癌细胞圆形、胞质丰富、泡状核,核有多形,属 2 级或 3 级,核分裂多见;⑤低倍镜下容易观察到肿瘤有完整边界,呈推挤状,外周有清楚的纤维带。

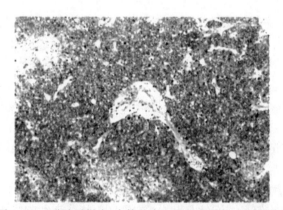

图 3－22　乳腺髓样癌,合体状癌细胞和少量淋巴细胞浸润

诊断推荐简化标准:合体细胞生长方式,缺乏腺管形成和淋巴浆细胞浸润,以及稀少的肿瘤坏死(＜25％)。当肿瘤有显著的合体细胞特征和其他 2 或 3 项标准时,常被诊断为非典型髓样癌(atypical medullary carcinoma,AMC)。经典的髓样癌的预后比非典型髓样癌好,因此

应严格掌握诊断标准。有人为避免2者混淆,倾向将其归为浸润性导管癌伴髓样特征。

(3)免疫表型:多数髓样癌细胞增殖活性高,缺乏ER表达,erbB2表达也很低。淋巴细胞多为细胞毒性T细胞。约有1/3～1/2病理显示EBV阳性,但只有少数髓样癌与EBV有关。

5.产生黏液的癌(mucin producing carcinoma)以产生丰富的细胞外和(或)细胞内黏液为特征的一组乳腺癌,包括黏液癌、黏液囊腺癌、柱状细胞黏液癌和印戒细胞癌。

(1)肉眼形态:肿块呈球状结节,大小不一,境界明显,推挤状边界,无包膜,质地软,半透明胶冻样物。

(2)组织形态:黏液成分明显多于肿瘤性上皮成分时才能诊断为黏液癌。典型黏液癌:瘤细胞呈簇状漂浮在黏液湖内,黏液湖间有纤细的纤维间隔(见图3-23)。细胞簇大小和形态变化不一,可见腺管结构,乳头状结构少见。细胞非典型性、核分裂和微钙化不常见。相当比例的黏液癌有神经内分泌分化。将黏液癌分为单纯性和混合型2种。单纯性黏液癌全部由黏液癌组成。当肿瘤包含其他明显成分时归为混合型黏液癌,最常见的混合成分为普通型浸润性导管癌。伴有黏液成分的乳腺癌的主要生长方式和黏液分布见表3-1。

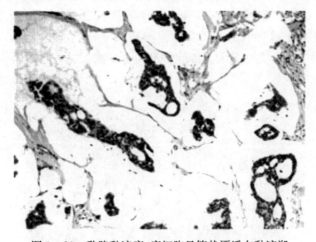

图3-23 乳腺黏液癌,癌细胞呈簇状漂浮在黏液湖

表3-1 伴有黏液癌的鉴别诊断

组织学类型	黏液分布	生长方式	原位成分
黏液(胶样)癌	细胞外	在黏液湖中呈簇状	导管
黏液性囊腺癌	细胞内外	大的囊腔、柱状细胞、分层上皮、乳头、实性区	导管
柱状黏液癌	细胞内	衬覆单层柱状细胞的圆形和卷曲的腺体	导管
印戒细胞癌	细胞内	孤立性细胞,或条索状、簇状分布	主要为小叶

(3)免疫表型:经典黏液癌表达ER,表达PR<70%。

(4)鉴别诊断:黏液癌易与黏液样纤维腺瘤和黏液样囊肿混淆。黏液样囊肿在黏液湖中漂浮的细胞呈条索状,存在肌上皮细胞,此为良性本质的重要线索;而黏液癌组织中,细胞簇为纯上皮细胞成分。在邻近黏液囊肿的黏液间质中,还可见不同程度扩张的导管,这是黏液样囊肿有别于黏液癌的另一个特征。

6. 神经内分泌肿瘤(neuroendocrinetumours) 原发性乳腺神经内分泌癌是一组具有胃肠道和肺神经内分泌肿瘤形态学特征的肿瘤。通常 50％以上的瘤细胞表达神经内分泌标志物。其他类型乳腺癌也伴有局部神经内分泌分化,显示散在细胞表达神经内分泌标志物,不应归为神经内分泌癌。

(1)肉眼形态:肿瘤呈浸润性或膨胀性生长,外观可伴有黏液,质地较软,胶冻状。

(2)组织形态:多数神经内分泌癌形成腺泡状结构或突起片状分布,周围细胞呈栅栏状排列。依据细胞类型、组织级别、细胞分化程度和黏液的产生,神经内分泌癌可有不同的亚型。26％的乳腺神经内分泌癌可见黏液存在。具有以下不同类型:①实性神经内分泌癌(solid neuroendocrine carcinoma):细胞组成丰富,可见梭形细胞、浆细胞样细胞和大透明细胞呈巢团或梁索状排列,其间被纤维血管间质分隔。部分形态与孤立性实体乳头状导管内癌形态相似。肿瘤核分裂活性为 4 个/10HPF(见图 3—24)。②小细胞癌/燕麦细胞癌(small cell/oat-cell carcinoma):形态学与肺小细胞癌/燕麦细胞癌相似,肿瘤浸润性生长,瘤细胞核深染,胞质缺乏,排列致密。③大细胞神经内分泌癌(large cell neuroendocrine carcinoma):肿瘤分化差,癌性大细胞呈挤拥的簇团状分布。癌细胞胞质中度到丰富,泡状核,核分裂象多 18～65 个/10HPF,有局灶性坏死,类似肺的大细胞神经内分泌癌。

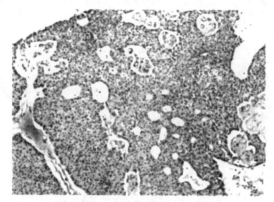

图 3—24　乳腺实性神经内分泌癌,癌细胞实性分布呈菊形团样排列

(3)免疫表型:癌细胞通常 CgA 和 Syn 阳性表达(见图 3—25)。腺泡型通常表达 CgA。高度或中度分化的肿瘤约 50％表达 CgA,16％表达 Syn。小细胞癌 100％表达 NSE,约 50％表达 CgA 和 Syn,约 20％表达 TTF—1。

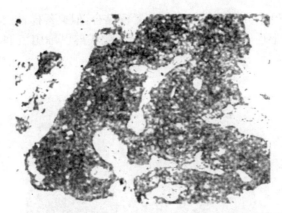

图 3-25　乳腺实性神经内分泌癌,癌细胞 Syn 染色呈弥漫性阳性

(4)鉴别诊断:需与来自其他部位的转移性类癌或小细胞癌进行鉴别。乳腺小细胞癌也与小叶癌易于混淆,但小叶癌 E-cadherin 不表达,却在乳腺小细胞癌中 100% 表达。

7.浸润性乳头状癌(invasive papillary carcinoma)　当乳头状癌的导管内出现浸润现象,通常表现为浸润性导管癌且缺乏乳头状结构。浸润性乳头状癌在浸润性乳腺癌中所占比例为 1%~2%,有相对较好的预后。

组织形态:癌组织学呈扩张性生长,界限清楚,显示纤细或钝性乳头及局灶性实性生长区域。癌细胞胞质为典型双嗜性,有时可见大汗腺细胞,也可出现类似小管癌的"猪鼻样"胞质特征(见图 3-26)。核为中等级别,肿瘤多为 2 级。75% 的病例伴有导管乳头型原位癌。

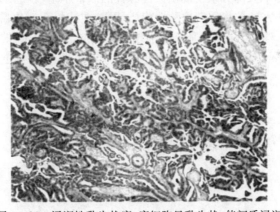

图 3-26　浸润性乳头状癌,癌细胞呈乳头状,伴间质浸润

8.浸润性微乳头状癌(invasive micropapillarycarcinoma)　一种由位于透明间质内的形态类似扩张血管腔的呈小簇状分布的瘤细胞组成的肿瘤。具有高淋巴管侵及和高淋巴结转移,预后极差。

(1)肉眼形态:肿瘤大小 1.5~5.5cm,切面呈局限性、放射性、蟹足样,黄色或黄白色,橡胶样或石头样硬。

(2)组织形态:瘤细胞呈中空簇状聚集,腔狭小或消失,一般不含有核碎片。癌组织呈乳头状或小管样,由4～20个异形性大的癌细胞紧密黏合,似桑葚样,乳头无纤维轴心(见图3—27)。瘤细胞核轻度多形性,核分裂活性低,缺乏坏死或淋巴细胞浸润;60%的病例存在瘤旁血管浸润。

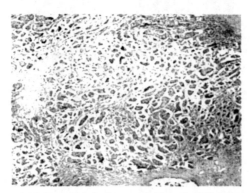

图3—27 浸润性微乳头状癌,无纤维轴心乳头,弥漫性浸润生长

9.大汗腺癌(apocrine carcinoma) 一种90%以上的肿瘤细胞显示大汗腺细胞形态学特点和免疫表型的乳腺浸润癌。几乎各种类型与组织级别的乳腺癌都可显示大汗腺分化,包括普通型浸润性导管癌、小管癌、髓样癌、乳头状癌、微乳头状癌、神经内分泌癌以及经典型和多形型浸润性小叶癌等。因此,识别大汗腺癌仅有学术价值,并无重要的临床意义。

(1)肉眼形态:多在2cm以上,切面灰红色,偶见豆渣样坏死物。

(2)组织形态:癌组织大部分或全部由大汗腺样的癌细胞组成,癌细胞通常由2型细胞混合组成。A型细胞具有丰富颗粒状致密嗜酸性胞质,颗粒在淀粉酶消化后PAS阳性,形态类似颗粒细胞瘤;B型细胞也有丰富的胞质,胞质内有清楚的空泡,有时呈泡沫样,形态类似组织细胞和皮脂腺细胞(见图3—28)。癌细胞常形成小乳头、腺管或小巢状,与周围间质明显分离。

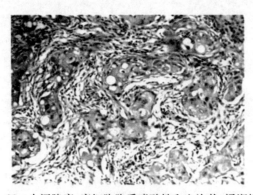

图3—28 大汗腺癌,癌细胞胞质嗜酸性和空泡状,浸润性生长

(3)免疫表型:典型大汗腺癌表达GCDFP—15(见图3—29),不表达Bcl—2、ER和PR。但许多ER和PR阴性的大汗腺癌有ER mRNA,但不能合成蛋白。

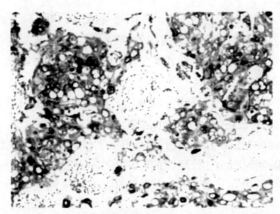

图 3－29　大汗腺癌,癌细胞 GCDFP－15 呈弥漫阳性

10. 化生性癌(metaplastic carcinomas)

(1)肉眼形态:与一般乳腺癌相似,仅有时在鳞癌中央有含角化物的大囊腔出现。

(2)组织形态:化生性癌涉及一组异源性肿瘤的概念,本组肿瘤的特点为腺癌与明显的梭形细胞、鳞状上皮和(或)间叶组织分化区域存在内在性混合;化生的梭形细胞癌和鳞状细胞癌可不伴有可识别的腺癌成分,并以单纯的方式存在。根据肿瘤组织学形态,化生性癌可分为多种亚型:①鳞状细胞癌(squamous cell carcinoma):癌向周围间质浸润时,细胞形态变为梭形失去鳞状细胞特点,明显的间质反应常混有梭形细胞鳞癌(见图 3－30);②腺癌伴梭形细胞化生(adenocarcinoma with spindle cellmetaplasia):伴有丰富的梭形细胞转化的浸润性腺癌,梭形细胞既不是鳞状上皮也不是间叶成分,在本质上更可能为腺性成分;③腺鳞癌(adenosquamous carcinoma):由高分化腺管/腺体形成区和广泛散在分布的实性鳞状上皮分化巢团混合组成的浸润癌;④混合性上皮/间叶化生性癌(lixed epithelial/mecenchymal metaplastic carcinoma):常显示浸润癌混合异源性间叶成分,间叶成分从温和的软骨和骨分化到明确的肉瘤(软骨肉瘤、骨肉瘤、横纹肌肉瘤、脂肪肉瘤和纤维肉瘤等)。当间叶成分为恶性时,被命名为癌肉瘤。

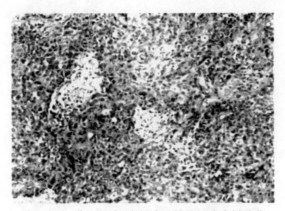

图 3－30　化生性癌,癌细胞呈鳞状细胞癌样分化

（3）免疫表型：鳞状细胞癌表达上皮标记 CK5 和 CK34βE12，不表达血管内皮标志物。ER 和 PR 几乎均不表达。腺癌伴梭形细胞化生，梭形细胞与上皮标志物包括 CK7，或其他鳞状/肌上皮标志物有免疫反应，但与 CK5、CK6 无反应。腺鳞癌中鳞状上皮 ER 和 PR 常阴性表达，导管癌成分是否表达 ER 和 PR 则依据导管癌的分化程度。混合性上皮/间叶化生性癌中梭形细胞成分可局灶阳性表达 CK；软骨成分常表达 S—100，也可共表达 CK，但不表达 Actin。在癌肉瘤，间叶成分不表达任何上皮标志物。

（4）鉴别诊断：不同亚型的化生性癌有不同的鉴别诊断。血管肉瘤易与棘裂解型鳞状细胞癌混淆。纤维瘤病和各种类型梭形细胞间叶肿瘤易与梭形细胞鳞癌相混淆。梭形细胞鳞癌最难与肌上皮癌区别，后者在导管周围有显著的肌上皮细胞增生，而前者有明确的鳞状上皮分化。

11. 富于脂质癌（lipid—rich carcinoma）　肿瘤组织中约 90% 的瘤细胞胞质含有丰富中性脂质的乳腺癌。

（1）组织形态：癌细胞大浆泡沫状，含多量脂质，脂肪染色阳性，瘤细胞缺乏黏液。胞核不规则，核仁显著，多数组织学级别为Ⅲ级。癌细胞排列方式不定，可伴有导管内癌或小叶原位癌成分。应用组织化学方法检测乳腺癌冷冻切片，约 75% 的病例含胞质脂滴，但实际工作中仅有 6% 的病例含胞质脂滴，且只有这些肿瘤才可诊断为富于脂质癌。

（2）免疫表型：有关激素受体表达的资料有限，研究发现肿瘤均不表达激素受体。

12. 分泌癌（secretory carcinoma）　多发生于儿童，又称幼年性乳腺癌，亦可见其他年龄，属预后较好的浸润性特殊型乳腺癌。

（1）肉眼形态：肿瘤境界清楚，大小不等，在 0.5～12cm 之间，切面灰白或褐色实性肿瘤。

（2）组织形态：管泡状和局部乳头形成，由相对温和细胞构成。瘤细胞中等大小，胞浆丰富，颗粒状嗜酸性，常见空泡，但很少多形性，核异型不明显，突出小核仁，推挤边缘，核分裂罕见，很难区别原位与浸润（见图 3—31）。瘤细胞乳头状或乳头管状排列，瘤细胞分泌乳汁样物，PAS 阳性。组织学类型分为 3 型：微囊型可见许多小囊融合成较大的腔隙，与甲状腺滤泡非常相似；实体型可见细胞排列紧密；小管型可见许多含有分泌物的小管腔。

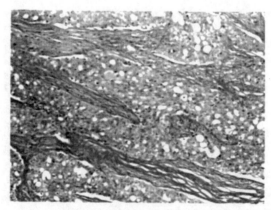

图 3—31　分泌型癌，癌细胞呈微囊型排列，似甲状腺滤泡

(3)免疫染色:瘤细胞表达 S100(见图 3－32),EMA,a－乳白蛋白;GCDFP15,CEA 不定;ER,PR 和 HER2 阴性。

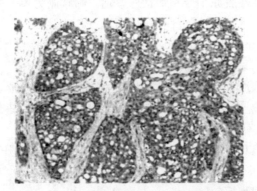

图 3－32　分泌型癌,癌细胞 S100 蛋白强阳性表达

(4)鉴别诊断:①乳头腺管癌:嗜酸性分泌物;②腺样囊性癌:癌乳白蛋白阳性;③妊娠或授乳期乳腺。

13. 嗜酸细胞癌(oncocytic carcinoma)

(1)组织形态:嗜酸细胞癌的组织学基本类似,其有明确的分界,癌组织排列可从腺性到实性。瘤细胞有丰富的胞质,其内有小的嗜酸性小颗粒,主要由系线粒体堆积所致。核大小一致,圆或卵圆,有明显的核仁,核分裂少见。嗜酸细胞癌也可合并乳头状表型的原位癌。

(2)免疫表型:EMA 可勾画出瘤性腺体的腺腔边缘。嗜酸细胞癌可通过免疫表型与大汗腺、神经内分泌癌及嗜酸性肌上皮病变区分。

14. 腺样囊性癌(adenoid cystic carcinoma)　一种具有低度浸润潜能的乳腺癌,组织形态与对应涎腺肿瘤类似。

(1)组织形态:瘤细胞排列呈小梁－小管、筛状和实性巢团。其中筛状结构最具有特征性,由许多筛样小孔穿透肿瘤细胞组织区域形成。间质空腔有时充满透明胶原(见图 3－33)。

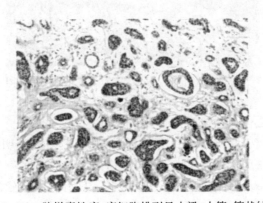

图 3－33　腺样囊性癌,癌细胞排列呈小梁、小管、筛状结构

（2）免疫表型：基底空腔外周有环状阳性的层黏连蛋白和 IV 胶原。外周基底细胞表达肌上皮标志物。

（3）鉴别诊断：需与良性胶原小球和筛状癌鉴别。筛状癌为单一类型瘤细胞增生，含 1 种黏液物质，ER、PR 过度表达，而腺样囊性癌缺乏 ER、PR 表达。

15. 腺泡细胞癌（acinic cell carcinoma）　一种类似腮腺腺泡细胞癌，表现腺泡细胞（浆液性）分化特征的乳腺癌。

（1）组织形态：瘤细胞通常有丰富的颗粒状双嗜性至嗜酸性胞质，胞质颗粒粗糙、鲜红，类似潘氏细胞中的红染颗粒。细胞核不规则，圆或卵圆，有单个核仁，核分裂指数不定，有时高达 15 个/10HPF。瘤细胞排列呈实性、微囊和微腺样结构。

（2）免疫表型：瘤细胞对抗淀粉酶、溶菌酶、糜蛋白酶和 EMA 阳性表达，巨灶性表达 S—100 和 GCD—FP—15。

16. 富于糖原，透明细胞癌（glycogen—rich，clear cell carcinoma）一种由＞90％含有糖原和丰富透明胞质的瘤细胞组成的乳腺癌。

（1）肉眼形态：富于糖原透明细胞癌与普通的浸润性或导管内癌难以区分。大小约 1～8cm。肿瘤边缘分界较清，也可为浸润性边缘。

（2）组织形态：瘤细胞边缘较清，呈多角形。透明或细颗粒胞质中含有 PAS 阳性的不稳定淀粉酶糖原（见图 3—34）。原位 GRCC 既可为单纯性的病灶，也可与多数具有致密的实性、粉刺或乳头状生长方式的浸润癌相伴存。而浸润性 GRCC 通常由实性巢团组成，小管或乳头结构罕见，核深染，染色质靠边缘，核仁明显。

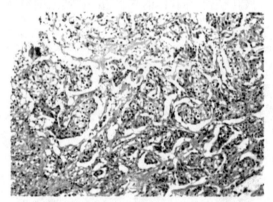

图 3—34　富于糖原癌，瘤细胞胞质丰富透明，浸润性生长

（3）免疫表型：激素受体表达情况类似于导管 NOS。

（4）鉴别诊断：应与富于脂质癌、组织细胞样癌、腺肌上皮瘤、透明细胞汗腺瘤及转移性透明细胞癌鉴别。应用酶细胞化学和免疫组化检查有助于鉴别诊断。

17. 皮脂腺癌（sebaceous carcinoma）一种原发的、具有皮脂腺分化特点的皮肤附件乳腺癌，肿瘤没有来源于皮肤皮脂腺的证据。

（1）肉眼形态：肿瘤大小约 7.5～20cm，边界清楚，切面实性，亮黄色。

(2)组织形态:瘤细胞呈 2 种细胞混合存在,卵圆形细胞和梭形细胞,胞核不规则,圆形或呈泡状,可见核仁,核分裂少见;胞质少,呈嗜酸性,无空泡形成;局部可见角化珠。瘤细胞小叶状或巢状增生。皮脂分泌细胞可具有大汗腺和皮脂腺 2 种细胞特点,但大汗腺病变不是皮脂腺癌的显著特征。

(3)免疫表型:瘤细胞广谱 CK,ER、PR 也可表达。

(4)鉴别诊断:应与伴大量皮脂分泌的大汗腺癌和富于脂质癌鉴别。大汗腺癌总是有典型的大汗腺细胞;富于脂质癌常形成条索状和不规则细胞簇,细胞中可见较多的小空泡。

18. 炎症样癌(inflammatory carcinoma)具有明显临床表现的一类特殊乳腺癌,由于原有浸润性癌引起淋巴管阻塞,而导致绝大多数病例真皮淋巴管内有明显的癌细胞浸润。炎症样癌实际为临床分型,不伴有特征性临床表现的不能诊断为炎症样癌。

(1)肉眼形态:炎症样癌不符炎症,与炎细胞浸润与否无关。皮肤表现系因淋巴管阻塞和继发水肿的结果,临床看来与炎症相似。炎症可以表现为原发临床表现(原发性炎症样癌)或肿瘤复发的继发表现(继发性炎症样癌)。

(2)组织形态:癌细胞多数为非特殊性导管癌 3 级形态,皮肤常见淋巴管阻塞,胶原纤维分离,真皮网状层由于水肿而变厚,累及真皮淋巴管内可有淋巴浆细胞浸润(见图 3—35)。继发或复发性炎症样癌与浸润性导管癌关系更密切,而乳头样、髓样和黏液样等其他亚型很少见。继发和复发性炎症样癌皮肤间质内可见转移灶。

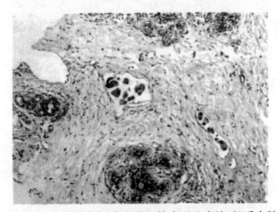

图 3—35 炎性乳癌,真皮淋巴管内可见癌栓,间质水肿

(3)免疫表型:ER、PR 和 HER2 过表达率不高。

(4)鉴别诊断:有时临床炎症性表现和真皮淋巴管瘤栓可能不一致,取自红肿区域的活检标本可能找不到真皮淋巴管瘤栓,而在病变之外的皮肤可能发现有真皮淋巴管瘤栓。皮肤活检通常也显示真皮淋巴管扩张。炎症样癌的临床表现一般都很特别,但如果组织学观察不能确定为肿瘤,则应排除原有的真性炎症。

19. 两侧乳腺癌(bilateral breast carcinoma) 指在第 1 个原发肿瘤发现 2 个月内检查到的同时发生的乳腺癌。近 5%～10%乳腺癌妇女治疗后同时发生两侧乳腺癌或相继发生对侧乳腺癌。同步发生的两侧乳腺癌占所有乳腺癌患者的 1%。研究报道小叶型乳腺癌占有较高的百分比。多中心的一侧或两侧乳腺癌也有较高频率的报道,可能与组织学分级、其他肿瘤类型或疾病分期没有关系。

20.男性乳腺癌　极为罕见,占所有乳腺癌总数及男性癌症死亡人数的不到1%。可发生原位癌和浸润性癌。

(1)肉眼形态:浸润性乳腺癌大小约2～2.5cm,为多发性结节病变,分散存在。

(2)组织形态:分型与分级与女性乳腺癌相同,原位癌的组织学特征与女性乳腺原位癌相同,最常见的类型是乳头状型(见图3—36),粉刺型DCIS较少见。小叶上皮内肿瘤和小叶癌非常罕见。只有证实E—cad表达缺失,才能诊断为小叶癌。由于男性乳腺导管相对短小,所以Paget病在男性中更为常见。

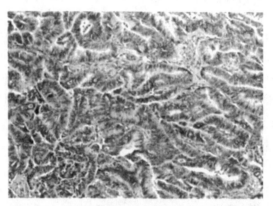

图3—36　男性乳腺癌,显示浸润性乳头状癌改变

(3)免疫表型:与女性乳腺癌患者相比,男性乳腺癌患者ER表达的阳性率稍高(60%～95%),PR阳性率为45%～85%,95%以上的病例可表达雄激素受体。

(三)乳腺癌相关检测

1.乳腺癌的组织学分级　浸润性非特殊型癌,可根据下列组织学指标进行分级。

(1)腺管形成:肿瘤切片中,有多数明显腺管者,划为1点;有中度分化腺管者,划为2点;癌细胞呈实性片块或条索状生长,甚少或不形成腺管者,划为3点。

(2)细胞核大小,形状及染色质不规则:胞核大小、形状及染色质相互不一致者,划为1点;呈中度不规则者,划为2点;呈明显多形性者,划为3点。

(3)染色质增多及核分裂象:每高倍视野仅偶见1个染色质增多的核或核分裂象者,划为1点;多数视野中,每高倍视野有2～3个染色质增多的核或核分裂象者,划为2点;染色质增多的核或核分裂象数量更多者,划为3点。计数最好在肿瘤边缘浸润区进行。

上述3个指标所确定的点数相加,达3～5点者,属Ⅰ级(低度恶性);6～7点者,属Ⅱ级(中度恶性);8～9点者,属Ⅲ级(高度恶性)。

2.免疫组化检测

(1)鉴别诊断应用:免疫组化对乳腺疾病诊断可能具有以下几方面的作用:①评估间质浸润:依靠肌上皮标记物,包括SMA、MSA、SMMHC、calponin、P63、CD10等,在肿瘤周围没有显示出肌上皮层时支持间质浸润的诊断。一般诊断中至少使用 2 种不同的标记物,其中 P63 和 SMMHC 标志物价值较大。②区分导管和小叶性肿瘤:导管原位癌和小叶原位癌的治疗方案相当不同。2 者鉴别诊断是可联合使用抗体 34βE12 和 E－cadherin,导管原位癌 E－cadherin(＋)和 34βE12(－),而小叶原位癌则相反。③鉴别普通导管增生和导管原位癌:普通导管增生通常 34βE12 和 CK5/6 明显阳性表达,而导管原位癌 34βE12 和 CD5/6 多数情况下阴性。④鉴别乳腺腺病和浸润性导管癌:硬化性腺病、大汗腺腺病、放射性瘢痕、盲管性腺病和微腺性腺病等有时需经免疫组化与浸润性导管癌鉴别。⑤证明各种转移性腺癌:主要与肺癌(TTF21 阳性)、卵巢癌(WT1 阳性)、胃癌(CK20 阳性)和恶性黑色素瘤(HMB45 阳性)等鉴别,乳腺癌一般 GCDFP－15 和 CK7 阳性,ER 和 PR 常为阳性。

(2)受体检测

①ER,PR 检测:于女性性腺组织肿瘤,乳腺、厚子宫内膜和卵巢主要表达 ERa,肿瘤组织免疫组化检测对象主要为 ERa。女性乳腺癌 ERa 蛋白表达率总体为 60％～70％(ER＋/PR－19％～22％;ER＋/PR＋49％～53％)。ER、PR 检测方法:阳性表达主要定位细胞核,常用抗体为 6F11,1D5 和 SP1。阳性判断多采用染色强度和阳性细胞数综合判断。

②HER2 检测:约 15％～25％原发性乳腺癌存在 HER2 过度表达。HER2 扩增和过度表达常呈激素受体阴性的典型特征,肿瘤生长快速,相当于组织学分级 2～3 级。Paget's 病几乎均有不同程度 HER2 阳性,但小叶癌和小管癌 HER2 扩增者极少。HER2 免疫组化判读具有以下标准。

2007 年以前 HercepTest™判读标准,根据染色形态进行判读:①完全没有染色或是肿瘤细胞中少于 10％肿瘤细胞有细胞膜染色,判定 0 分;②大于 10％的肿瘤细胞有呈现清淡的/稍微的并且是不完整的细胞膜染色,这些细胞只部分的细胞膜着色,判定 1＋;③大于 10％的肿瘤细胞有呈现轻度至中度的完整的细胞膜染色,判定 2＋;④大于 10％的肿瘤细胞有呈现强度的完整的细胞膜染色,判定 3＋。

CAP 判读指南:①完全没有染色或是肿瘤细胞中少于 10％肿瘤细胞有细胞膜染色,0 或阴性;②大于 10％的肿瘤细胞有呈现清淡的/稍微的并且是不完整的细胞膜染色,这些只有部分的细胞膜着色,1＋或阴性;③大于 10％的肿瘤细胞有呈现轻度至中度的完整的细胞膜染色,2＋或可疑;④大于 30％的肿瘤细胞有呈现强度的完整的细胞膜染色,3＋或阳性。

2009 版国内乳腺癌 HER2 检测指南:0:无着色;1＋:任何比例的浸润癌细胞呈现微弱、不完整的细胞膜着色;2＋:＞10％的浸润癌细胞呈现弱至中等强度、完整但不均匀的细胞膜棕黄着色或＜30％的浸润癌细胞呈现强且完整均匀的细胞膜着色;3＋:＞30％的浸润癌细胞强、完整而均匀的细胞膜着色。

3.乳腺癌新辅助化疗病理评估 新辅助化疗的乳腺癌实施前需要进行以下病理检测:一般进行粗针穿刺明确病理类型,治疗前检测 ER、PR、HER2 状态,化疗前做出明确、肯定、全面的病理诊断,指导临床化疗方案,选择化疗方案。化疗后对手术切除标本进行形态学、蛋白及基因表达变化等客观评价化疗效果,为临床选择更合理的后续治疗方案提供参考指标。一般情况下,大约 60％～80％临床通过触诊或放射检查评估认为对化疗完全敏感的患者在随后的病理检查中发现肿瘤残留;反而约 20％临床怀疑有肿瘤残留的患者经病理检查未发现残留肿瘤。因此,乳腺癌新辅助化疗后进行全面细致的术后病理评估,对临床判断肿瘤预后具有重要意义。新辅助化疗后病理评估主要有以下方法。

(1)化疗反应度:①轻度组织反应(化疗反应Ⅰ度):以癌细胞不同程度的退化变性为主要表现。癌细胞不同程度的退化变性、细胞肿胀、胞浆疏松,出现大小不等的空泡,胞核肥大、深染、结构不清或固缩、碎裂。②中度组织反应(化疗反应Ⅱ度):以肉芽肿形成为显著特点。肉芽肿形成,癌细胞进一步退变坏死,数量减少;肉芽肿包绕退变的癌巢或癌细胞,并有多量泡沫细胞和淋巴细胞浸润。③重度组织反应(化疗反应Ⅲ度):以纤维组织明显增生和瘢痕形成为主要特点。纤维组织明显增生和瘢痕形成、癌细胞明显减少,高度变性、坏死或消失;原瘤床纤维组织明显增生,并大量胶原化,最后由瘢痕组织替代。

(2)Miller-Payne 分级系统:主要根据癌细胞退变、坏死、消失程度,分为 5 级。1 级:癌细胞没有改变或只有少数癌细胞有退变坏死;2 级:<30%的癌细胞退变、坏死消失;3 级:30%~90%的癌细胞退变坏死消失;4 级:>90%的癌细胞退变坏死消失,只残存少数癌细胞;5 级:找不到残存癌细胞,间质内常见有泡沫状组织细胞,有时可见导管内癌成分。1~4 级是临床部分缓解,5 级是临床完全缓解。

4. 前哨淋巴结病理检查　前哨淋巴结(sentinel lymph node,SLN)病理检查国内外尚无统一标准。取材和检测方法与假阴性率密切相关。包括术中印片、冰冻切片检查和术后常规石蜡切片诊断。一般对前哨淋巴结需切成 2mm 的薄片,应全部制成蜡块切片检查,切片厚 4~5μn,常规 HE 染色;因连续切片及免疫组化能提高微转移灶(<2mm 转移灶)的发现率,因此有人提出每间隔 2mm 取材,至少取 3 块组织包埋进行常规 HE 切片检查。如未发现转移,至少将其中 1 片或数片组织行 CK 染色。常规检查淋巴结阴性病例中约 20%行连续切片或免疫组织化学染色检测后发现淋巴结阳性。因此,原则上要求送检整个淋巴结,如果只送检一半淋巴结会造成 20%的假阴性率。

(四)乳腺癌的分子分型

通过免疫组化分析的几种分子分型见表 3-2。

表 3-2　乳腺癌的分子亚型

亚型	腺腔亚型	Her2 过表达亚型	基底亚型
病理学	G1	G2	G3
IHC	ER+/	ER-/	ER-/HER2-
类型	HER2-	HER2+	CK5/6+/EGFR+
预后	较好	差	差
化疗	差	较好	较好
反应	(13%~25%)	(47%~63%)	(56%)

1. ER 阳性肿瘤　腺腔型 A:ER+,PR+;腺腔型 B:ER+,PR-。

2. ER 阴性肿瘤　HER2 过表达:ER-,FER2+。

3. 基底亚型　ER-,HER2-,CK5/6+,EG-FR+;基底亚型,较相同级别浸润性导管癌预后差,应加强对家族性乳腺癌综合征患者检测(BRCA1),可采取针对 EGFR 和 c-kit 的靶向治疗(三联阴性肿瘤)。

四、恶性间叶性肿瘤

(一)血管肉瘤

乳腺血管肉瘤可分为乳腺原发性血管肉瘤、放射状乳房切除术后继发于上肢软组织及皮肤的肿瘤伴继发性淋巴水肿(Stewart Treves 综合征)、放射状乳房切除术及局部放疗后继发于皮肤和胸壁的肿瘤、保守治疗及放疗后继发于皮肤或乳腺实质或两者兼有的肿瘤。

1.乳腺原发性血管肉瘤

(1)肉眼形态:肿瘤大小约 1~20cm,平均 5cm。分化良好肿瘤病变呈海绵状,边缘充血;分化差的肿瘤表现为界限不清的硬化性纤维病变。乳腺血管肉瘤取材范围要大,因为分化不良的区域仅存在于肿瘤的极少部分。

(2)组织形态:乳腺血管肉瘤一般分为 3 级。Ⅰ级(分化良好)血管肉瘤:由被小叶间基质分隔开的相互吻合的血管构成,血管管腔大,充满红细胞,内皮细胞核明显且深染。形态与良性血管肿瘤区分困难。Ⅱ级(中等程度分化)血管肉瘤:诊断标准为至少 75% 的肿瘤区域由分化良好的Ⅰ级血管肉瘤构成,并存在一些分散的实性细胞区域(见图 3-37)。Ⅲ级(分化差)血管肉瘤:容易诊断,因为病变可见呈相互吻合的血管与实性的内皮细胞或梭形细胞区域混合存在,而后者伴有局灶坏死和大量的核分裂象。

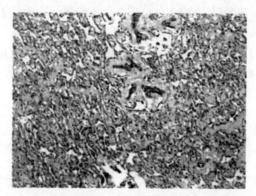

图 3-37　乳腺血管肉瘤,血管相互吻合,内皮细胞明显异型性

(3)免疫组化:肿瘤细胞表达血管内皮标志物Ⅷ因子、CD34 和 CD31。所有的Ⅰ级血管肉瘤和大多数Ⅱ级血管肉瘤均表达阳性,而分化差的血管肉瘤或局部区域缺乏表达。

2.放射治疗后发生的血管肉瘤　放射治疗后发生的血管肉瘤可表现为 2 类:浸润性乳腺癌乳房切除术后再接受放疗后发生于胸壁的血管肉瘤,肿瘤中瘤性上皮增生仅限于皮肤。乳腺癌保守治疗后发生于乳腺的血管肉瘤,半数以上病例病变仅侵及皮肤,只侵犯乳腺实质的病例极罕见。大多数肿瘤呈多灶性,多为Ⅱ级至Ⅲ级血管肉瘤。

(二)肌源性肿瘤

1.平滑肌肉瘤　乳腺平滑肌肉瘤病变较大,表现为边缘不规则浸润,一些平滑肌肉瘤病例边缘浸润表现不明显。肿瘤细胞核分裂更为活跃,核不典型性及核分裂象更明显,可存在坏死。

2.横纹肌肉瘤　乳腺原发横纹肌肉瘤极少。通常为继发其他部位横纹肌肉瘤转移至乳腺。瘤细胞显示不同程度骨骼肌分化。老年患者应注意多为恶性叶状肿瘤或肉瘤样癌的横纹肌肉瘤样分化成分。青少年乳腺横纹肌肉瘤多为腺泡型,成年人常为多形性型横纹肌肉瘤。转移性乳腺横纹肌肉瘤以腺泡型为主。

(三)脂肪肉瘤

乳腺原发性脂肪肉瘤比较罕见,应注意与叶状肿瘤中的脂肪肉瘤样分化病灶相鉴别。个别报道乳腺癌放疗后可发生脂肪肉瘤。

(1)肉眼形态:脂肪肉瘤通常表现为边界清楚或有包膜,约 1/3 病例可见边缘浸润性生长,肿瘤大小一般为 8cm,最大可超过 15cm。大的肿瘤切面可见坏死和出血。

(2)组织形态:组织学和免疫表型与其他部位脂肪肉瘤一致,其中脂母细胞的存在对脂肪肉瘤有确诊价值。组织学分型包括多形性型、未分化型和黏液型。分化良好型和黏液型脂肪肉瘤可见稀疏的呈树枝状分布的血管网,脂母细胞少。多形性型脂肪肉瘤由高度多形性的细胞构成,病变中可见到脂母细胞。

(四)乳腺骨肉瘤

乳腺骨肉瘤大约占所有乳腺肉瘤总数的 12%,诊断原发性乳腺骨肉瘤需通过影像学检查排除骨原发肿瘤存在。单纯性骨肉瘤应与那些起源于叶状肿瘤或软骨肉瘤的骨肉瘤相鉴别。

(1)肉眼形态:乳腺骨肉瘤大小约 1.4~13cm,大多数约 5cm,边界清楚,质地依据骨分化的比例不同而呈现硬石头般坚硬。较大的肿瘤可见囊性变和坏死。

(2)组织形态:肿瘤可表现为界限清楚,也可呈局部浸润。病变由梭形至卵圆形细胞群构成并伴有不同数量的骨样和(或)骨组织。1/3 以上的病例伴有软骨成分,但是不存在其他类型的分化。

五、其他恶性肿瘤

(一)恶性叶状肿瘤(Malignant phyllodes tumor)

少见,20 岁以下非常罕见。具有局部复发,侵袭性行为,3%~22%转移,转移至肺、骨、CNS,罕见腋下淋巴结转移,转移成分为间质成分。

1.组织形态　瘤细胞核分裂>10/10HPF,间质较导管过度生长(40×镜下见不到导管);致密拥挤间变的间质细胞,边缘浸润性生长,肿瘤可坏死,异质性间质成分出现,肿瘤细胞只围绕血管生长,远离导管的核分裂可能更有意义(见图 3-38)。可伴有横纹肌肉瘤、复发性恶性叶状肿瘤,伴有 DCIS,伴有骨肉瘤样分化。

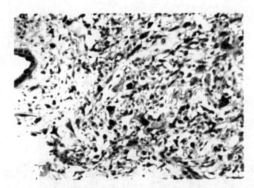

图 3－38　恶性叶状肿瘤,致密间质细胞,异型性明显,浸润性生长

2.免疫组化　一般病例可显示 c－kit(CD117)阳性。

3.鉴别诊断　其他肉瘤和肉瘤化癌。

(二)恶性肌上皮瘤

又称为浸润性肌上皮瘤或肌上皮癌,为一种浸润性肿瘤,单纯由肌上皮细胞组成,伴有明显核分裂象。

1.肉眼形态　肿瘤大小约 1～21cm,常境界清楚,局部边缘不规则,可呈星状。大的肿瘤切面可见局灶坏死和出血,质硬,胶样外观;小的肿瘤中也可见到玻璃样变的结节状区域。

2.组织形态　肿瘤常呈梭形细胞浸润性增生,通常缺乏显著的不典型性。核分裂数不超过 3～4/10HPF(见图 3－39)。梭形肿瘤细胞可能来源于存在于病变周围的导管肌上皮细胞。可见胶原化和病变中心明显的玻璃样变。

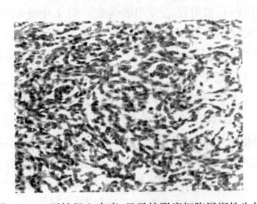

图 3－39　恶性肌上皮瘤,显示梭形瘤细胞浸润性生长

3.鉴别诊断　包括梭形细胞癌、纤维瘤病和各种不同的肌纤维母细胞病变。伴边缘不规则浅浸润的大结节的存在可帮助鉴别纤维瘤病和肌纤维母细胞性肿瘤。可采用免疫组化方法鉴定瘤细胞是否为肌上皮细胞,偶尔也可借助于电镜观察。

(三)派杰病

1874 年 Sir James Paget 首先报道,派杰病发生于乳头、乳晕部皮肤,属非浸润性癌,预后好,而 Pagetoid spread 预后差。

1.肉眼形态　乳头皮肤发红、糜烂、结痂,乳头下方导管内肿物。

2.组织形态　病变位于皮肤基底层,呈现单个或集簇的大圆形透亮细胞,称之为派杰细胞。细胞胞浆丰富,泡沫状,核大、圆形、浅染,核仁清楚,核分裂象易见(见图 3—40)。可伴有乳头下导管内癌病灶,呈粉刺型、实性型。

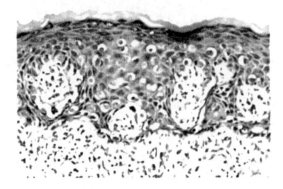

图 3—40　乳腺派杰病,皮肤基底层见大的透亮派杰细胞

3.鉴别诊断　应与乳头部腺瘤和炎性乳腺癌鉴别。

(四)恶性淋巴瘤

乳腺恶性淋巴瘤少见,分为原发性或继发性。原发性乳腺淋巴瘤的诊断标准:有充分的取材组织;淋巴瘤浸润区或其周围存在乳腺组织;除患侧腋窝淋巴结被侵犯外,无同时发生的淋巴结病变;无其他组织或器官被淋巴瘤侵犯的病史。对于中晚期的原发性乳腺淋巴瘤此标准太严格,有人将只要首次发病在乳腺的淋巴瘤仍包括在内,即使这些病变已发展。

1.肉眼形态　乳腺原发性或继发性淋巴瘤通常为界限清楚的肿块,肿瘤大小不一,最大可达 20cm 以上。切面呈灰白色,质软或硬,偶尔可见出血或坏死。

2.组织形态　按照 2008 年 WHO 分类,乳腺淋巴瘤多为弥漫性大 B 细胞淋巴瘤,少数为 Burkitt 淋巴瘤、MALT 型 B 细胞淋巴瘤、滤泡性淋巴瘤和 B 细胞或 T 细胞淋巴母细胞性淋巴瘤,极少数为 NK/T 细胞淋巴瘤或间变型大细胞淋巴瘤。淋巴瘤样浸润因与周围乳腺组织间的关系不同而至类型有所差异,可表现为皮下组织浸润,也可部分乳腺实质浸润,也有围绕导管和小叶不同程度的浸润,也可形成淋巴上皮病变与导管小叶分界不清或形成索状或带状浸润,与浸润性小叶癌相似。乳腺淋巴瘤常见以下类型:

(1)弥漫性大 B 细胞淋巴瘤:特征表现为均匀一致或多形性的大淋巴细胞在乳腺组织中呈弥漫状浸润。瘤细胞类似于中心母细胞或免疫母细胞,核为卵圆形,伴有单个或多个核仁,胞浆含量不等,通常存在大量的核分裂象(见图 3—41)。邻近乳腺组织可表现小叶萎缩或淋巴细胞性小叶结构。免疫组化瘤细胞呈 CD20、CD79a 和 CD45RB 阳性,CD3、CD45RO 阴性,也可表达 CD30。

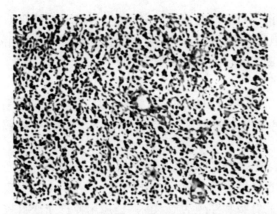

图3-41　乳腺弥漫大B细胞淋巴瘤,乳腺组织间体积较大瘤细胞弥漫性浸润

(2)Burkitt淋巴瘤:乳腺Burkitt淋巴瘤的形态与发生淋巴结者一致。瘤细胞中等大小,片状浸润,细胞大小均匀,核为圆形,伴多个核仁,染色质粗糙,核膜较厚。细胞间彼此黏附,胞浆适中,伴有含脂质的小泡,核分裂象多见。肿瘤细胞间均匀分布大量可染的巨噬细胞,形成特征性"星空"现象(见图3-42)。免疫组化全B细胞标志物阳性,也表达CD10和bcl-6,而CD5、bcl-2和TdT表达阴性。

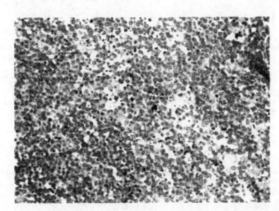

图3-42　乳腺Burkitt淋巴瘤,瘤细胞中等大小,铺路石样排列

(3)黏膜相关型边缘区B细胞淋巴瘤:由小淋巴细胞、边缘区中心细胞样细胞和(或)单核细胞样B细胞组成,其中散在一些较大的母细胞。可见大量形态单一的浆细胞存在,有时可占绝大多数。瘤细胞呈弥漫状浸润。淋巴上皮性病变少见,因此淋巴上皮性病变对诊断乳腺黏膜相关型淋巴瘤并非必须。免疫组化表达全B细胞标志物,如CD20和CD79a,通常表达bcl-2,而CD10、CD5和CD23阴性。

(4)滤泡性淋巴瘤:特征表现为数量不等的肿瘤性滤泡,滤泡由中心细胞和中心母细胞构成。依据瘤性滤泡中所含中心母细胞的数量,可分为1~3级。免疫组化染色瘤细胞表达全B抗原,CD10和bcl-2阳性,但CD5和CD23表达阴性。

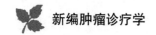

3. 鉴别诊断　乳腺淋巴瘤有时会误诊为乳腺癌,尤其是浸润性小叶癌或髓样癌。此外,一些髓系肿瘤,如粒细胞肉瘤也可能与 T 细胞淋巴瘤相混淆。黏膜相关型淋巴瘤也可与乳腺炎性病变混淆。鉴别诊断有助于免疫组化染色。

(五)乳腺转移性肿瘤

腺转移性肿瘤并不常见,除淋巴瘤和白血病外,最常发生乳腺转移的肿瘤有恶性黑色素瘤,其次是儿童和青少年发生的横纹肌肉瘤以及肺、肾、卵巢、甲状腺、子宫颈、胃和前列腺肿瘤。

1. 肉眼形态　肿瘤表现为结节状,呈孤立性,界限清楚。多结节性是转移性癌的重要特征。

2. 组织形态　转移性和原发性乳腺肿瘤的形态特征并不完全一致,因此诊断时应考虑乳腺转移性肿瘤的可能性。针吸和穿刺活检术的广泛应用使诊断变得较为困难。但是,一些转移性肿瘤与原发性肿瘤有许多相似之处,如鳞癌、黏液癌、黏液表皮癌、透明细胞或梭形细胞肿瘤,但缺乏导管内成分,通常表现境界清楚。

3. 鉴别诊断　免疫组化方法对区分转移性和原发性乳腺肿瘤十分有用,原发性乳腺癌中常可表达激素受体和 GCFDP－15。根据病变形态学表现,可选择一系列抗体如 CK7、CK20、CA19－9、CA125、S－100、Vimentin 和 HMB45 等来帮助鉴别诊断。

第二节　乳腺癌临床分期与预后

一、乳腺癌的临床分期

1. 目前应用较广的乳腺癌临床分期是美国癌症联合委员会(AJCC)和国际抗癌联盟(UICC)制定的 TNM 国际分期法。第 7 版 AJCC 乳腺癌 TNM 分期于 2010 年出版,具体见表 3－3。

表 3－3　乳腺癌临床 TNM 分期

T－原发肿瘤
T_x 原发病灶无法评估(已被切除)
T_0 无原发病灶证据
T_{is} 原位癌(导管内癌,小叶原位癌,无肿块的乳头 Paget 病)
注:Paget 病如扪及肿块者,依照肿块大小分类
T_1 原发病灶最大直径≤2cm
T_{1mic} 微小浸润性癌,最大径≤0.1cm
T_{1a} 肿瘤最大径≥0.1cm,≤0.5cm
T_{1b} 肿瘤最大径≥0.5cm,≤1.0cm
T_{1c} 肿瘤最大径≥1.0cm,≤2.0cm
T_2 肿瘤最大径≥2.0cm,但≤5.0cm

(续表)

T_3 肿瘤最大径≥5.0cm	
T_4 肿瘤任何大小,但直接侵犯胸壁或皮肤	
T_{4a} 肿瘤直接侵犯胸壁(包括肋骨、肋间肌、前锯肌,但不包括胸肌)	
T_{4b} 肿瘤表面皮肤水肿(包括橘皮征),乳房皮肤溃疡或卫星结节,限于同侧乳房	
T_{4c} 包括 T_{4a} 及 T_{4b}	
T_{4d} 炎性乳腺癌	

注:①T_{1mic}指肿瘤超过基底膜,但最大径不超 0.1cm,如有多个微小浸润灶,则以最大浸润灶的最大直径计算;②T_{4d}指皮肤广泛浸润,表面红肿,但不一定能摸到其下的肿块,如皮肤活检时未发现癌细胞则 T 可定为 pTX,如活检发现癌细胞,临床分期即为 T_{4d};③皮肤粘连、酒窝征、乳头回缩、皮肤改变除了 T_{4b} 及 T_{4c} 外,可以出现在 T_1、T_2、T_3 中但不影响分期。

N—区域淋巴结	
N_x 区域淋巴结无法评估(已被切除)	
N_0 无区域淋巴结转移。	
N_1 同侧腋淋巴结转移,可活动	
N_2 同侧腋淋巴结转移,互相融合,或与其他组织固定;或无临床证据显示腋淋巴结转移的情况下,存在临床明显的内乳淋巴结转移	
N_{2a} 同侧腋淋巴结转移,互相融合,或与其他组织固定	
N_{2b} 无临床证据显示腋淋巴结转移的情况下,存在临床明显的内乳淋巴结转移	
N_3 同侧锁骨下淋巴结转移;或有临床证据显示腋淋巴结转移的情况下,存在临床明显的内乳淋巴结转移;或同侧锁骨上淋巴结转移,伴或不伴腋淋巴结或内乳淋巴结转移	
N_{3a} 同侧锁骨下淋巴结转移	
N_{3b} 同侧腋淋巴结及内乳淋巴结转移	

N_{3c} 同侧锁骨上淋巴结转移

M—远处转移

M_0 临床及影像学检查未见远处转移	
$cM_0(i+)$临床及影像学检查未见远处转移证据及征象,而组织学或分子技术检测到骨髓、血液或其他器官中发现≤0.2mm 的转移灶	
M_1 临床及影像学检查有远处转移,或组织学发现≥0.2mm 的转移灶	

根据以上不同的 TNM,可以组成临床不同的临床分期

0 期	T_{is}	N_0	M_0
ⅠA 期	T_1	N_0	M_0
ⅠB 期	$T_{0\sim1}$	N_{1mic}	M_0
ⅡA 期	T_0	N_1	M_0
	T_1	N_1	M_0
	T_2	N_0	M_0
ⅡB 期	T_2	N_1	M_0

（续表）

	T₃	N₀	M₀
ⅢA 期	T₀	N₂	M₀
	T₁~₂	N₂	M₀
	T₃	N₁~₂	M₀
ⅢB 期	T₄	N₀~₂	M₀
ⅢC 期	任何 T	N₃	M₀
Ⅳ期	任何 T	任何 N	M₁

注：M_0 包括 $cM_0(i+)$，T_1 包括 T_{1mic}。

二、乳腺癌的预后指标

与乳腺癌预后因素相关的因素很多，其中主要包括传统意义上的肿瘤侵犯范围、病理生物学特性、临床分期及激素受体，以及新近研究较多的乳腺癌分子分型、21 基因检测和 70 基因检测等。

传统的肿瘤解剖病理分期（如 TNM 分期，包括肿瘤大小、淋巴结转移数目、远处转移情况）对于预测肿瘤的复发转移价值不可低估，是临床上较成熟的风险评估指标。但由于乳腺癌是一种异质性肿瘤，其在组织形态、免疫表型、生物学行为及治疗反应上存在着极大的差异，传统病理 TNM 分期相同的患者对临床治疗的反应及预后可能会有很大差别。近年来，基于 DNA 微阵列技术和多基因 RT－PCR 定量检测的方法对乳腺癌进行的分子分型来预测乳腺癌的复发转移风险及其对治疗的反应，目前常将基因芯片技术的分子亚型和免疫组织化学结合起来，临床上通常应用 ER、PR、HER－2 及 Ki－67 可将乳腺癌划分为 4 类分子亚型（表 3－4）。由于不同分子亚型乳腺癌的临床治疗反应和生存截然不同，研究乳腺癌分子标志及分子分型对于指导临床治疗与判断预后有重要意义。比如临床上处理起来比较棘手的"三阴乳腺癌"（指 ER、PR 及 HER－2 均阴性；Triplenegative breast cancer）的乳腺癌，相当于分子分型的 Basal－like 型分子表达（特征为基底上皮分子标志物 CK5/6 或 17，EGFR 高表达，以及 ER 或 ER 相关基因及 HER－2 或 I－IER－2 相关基因低表达），占全部乳腺癌的 10%～15%。三阴乳腺癌 5 年生存率不到 15%，临床上往往作为一种预后差的乳腺癌类型代表。三阴乳腺癌多见于绝经前年轻患者，内脏转移、脑转移概率较高，病理组织学分级较差，多为 3 级，细胞增殖比例较高，且多伴 p53 突变，p53、EGFR 表达多为阳性，基底细胞标志物 CK5/6、CK17 也多为阳性。三阴乳腺癌预后与肿瘤大小和淋巴结状况关系不大，复发迅速，1～3 年是复发高峰，5 年内是死亡高峰，脑转移发生率高，迅速出现远处转移而导致死亡。

自 2000 年人类基因组研究成果公布以来，人类已经完成对生命起源进行的深入探索。同年，Perou 等首次针对乳腺癌基因分型进行分析，预示肿瘤本质研究的开始。3 年之后，St Gallen 专家共识即推荐基因分析用于遗传性乳腺癌，并针对乳腺癌易感基因（BRCA1 和

BRCA2)阳性表达具有高危险因素患者选择预防性对侧乳腺切除以降低乳癌风险。2007年,乳腺癌领域全球网络调查显示,筛选化疗获益适应证人群是乳腺癌专家最关注的热点问题。在乳腺癌相关基因检测中,多基因分子分析技术,包括21基因检测和70基因检测已经被确认可以提供准确和可重复的预后信息,并在某些情况下还可以预测对化疗的反应。当前,在许多情况下,由于其昂贵的成本与技术层面的限制阻碍了这些技术的推广运用。

21基因检测和70基因检测从基因水平对乳腺癌进行危险分层,分子分型从病理学角度对乳腺癌进行预后评估。尽管检测方法不同,2者对预后预测都表现出较好的相关性。

(一)肿瘤侵犯范围

1.肿瘤大小　在没有区域淋巴结转移及远处转移的情况下,原发灶越大和局部浸润越严重,预后越差。

2.腋淋巴结转移　腋淋巴结无转移时预后好,有转移时预后差,且转移数目越多预后越差。

3.远处转移　多于1年左右死亡。

(二)肿瘤的病理类型和分化程度

肿瘤的病理类型、分化程度,肿瘤的侵袭性以及宿主对肿瘤的免疫能力是影响预后的重要因素。特殊型乳腺癌的预后较非特殊型好,非特殊型癌中非浸润性癌比浸润性癌预后好,分化好的肿瘤预后比分化差的好。有些肿瘤恶性程度高,在生长迅速时可出现坏死,肿瘤坏死严重说明肿瘤的侵袭性强,预后较差。

(三)临床分期

TNM分期为临床医师所熟悉,期别高预后差。但需认识2点,其一,从分期来讲同属一个期别的病例,腋淋巴结有无转移较肿瘤大小更为重要;其二,临床腋淋巴结检查有无转移常有误差。

癌症的治疗在不断地进步,患者的预后也在不断地改善,由于很多新的治疗尚无对长期生存期影响的具体数据,以下给出的结果是根据现有的统计资料,以供参考。网站 www.ad-juvantonline.com 可根据早期乳腺癌患者的实际情况,准确预测患者的预后。

Ⅰ期:5年平均生存率为95%左右,绝大多数患者都会被治愈。

ⅡA期:5年平均生存率为90%左右,绝大多数患者都会被治愈。

ⅡB期:5年平均生存率为80%左右,大多数患者都会被治愈。

ⅢA期:5年平均生存率为50%～70%,很多患者都有可能被治愈。

ⅢB和ⅢC期:5年平均生存率为40%～50%,有些患者有可能被治愈。

Ⅳ期:平均生存期为2年左右,极少数患者有可能被治愈。

(四)激素受体与预后

激素受体测定不仅可作为选择激素治疗的参考,也可作为估计预后的一个指标,受体阳性患者的预后较阴性者好,2者的预后相差约10%,尤其在淋巴结转移阳性的病例中更明显。在雌激素受体和孕酮受体中,孕酮受体更为重要,两项都是阳性者的预后较单一项阳性或两

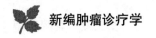

项都是阴性者预后好。

（五）乳腺癌分子分型见表 3－4。

表 3－4　乳腺癌分子亚型的简易分类

亚型	临床—病理替代分类	备注
Luminal A	LuminalA—like 具备以下所有条件： 　ER 与 PR 阳性 　HER2 阴性 　Ki－67"低表达" 　多基因表达分析提示复发风险低	不同实验室之间 Ki67"高表达"与"低表达"的切割点并不一致。＜14％这个切割点是基于一个实验室运用基因表达定义的 luminalA 型相关性分析得出的结果。与此相似的还有补充 PgR 在区分 Luminal A—like 与 Lumina lB—like 中的价值，Prat 等发现 PgR≥20％为切割点来定义 Luminal A—like 与原生 Luminal A 亚型符合度最好。对于实验室来说，这些指标报告的质量控制非常重要
Luminal B	Luminal B—like(HER2 阴性) ER 阳性 HER2 阴性 且至少具备以下条件之一： 　Ki－67"高表达"P 　R 阴性或低表达 　多基因表达分析提示复发风险高 Luminal B—like(HER2 阳性) ER 阳性 HER2 过表达或扩增 　任何 Ki－67 　任何 PR	Luminal B—like 乳腺癌包括那些不具备上述 Lu—minal A—like 乳腺癌特征的 luminal 型乳腺癌。因此，无论是高的 Ki－67 值或低 PR 值都可以用来区分 Luminal A—like 乳腺癌与 Lu—minal B—like(HER2 阴性)乳腺癌
Erb－B2 过表达	HER2 阳性(非 luminal 型) HER2 过表达或扩增 ER 与 PgR 阴性	原生 basal—like 型中有 80％是三阴性乳腺癌。某些低 ER 阳性染色乳腺癌如果运用多基因表达分析则会发现可能聚集着非 luminal 亚型乳腺癌。"三阴性"还包括一些特殊的组织学类型，如腺样囊性癌
Basal—like	三阴性(导管型)	
	ER 与 PR 阴性 HER2 阴性	

1. Luminal A 型此型　是乳腺癌最常见的分子亚型，预后最好。内分泌治疗效果最佳。常采用内分泌治疗（±化疗）。绝经前常选择三苯氧胺、药物性去势药物诺雷德，绝经后常选择芳香化酶抑制药如阿那曲唑、来曲唑等。

2. Luminal B 型　此型内分泌治疗仍有效，预后较好。部分 Luminal B 型乳腺癌由于 HER2 表达阳性，对他莫昔芬的反应性低于 luminal A 型，但改用其他作用机制的内分泌治疗仍有效。治疗常采用化疗＋内分泌治疗＋靶向治疗。

3. Her－2 过表达型　此型内分泌无效，化疗效果较好，并且是 HER2 靶向治疗药赫赛汀治疗的适应病例，HER2(＋)型乳腺癌对于环磷酰胺联合蒽环类(AC)化疗方案的疗效明显优于 luminal 型,前者的临床缓解率可达 70%,而后者为 47%。该型虽然对化疗较为敏感,但临床预后较差。常采用化疗＋靶向治疗,使用 1 年赫赛汀治疗能使复发相对风险降低 52%,3 年无病生存增加 12%。

4. Basal－like 型　此型内分泌无效,化疗效果好,预后最差。三阴性乳腺癌患者无论淋巴结状态如何,均更易出现早期复发。三阴性乳腺癌的复发高峰出现于最初 3 年,并且尽管三阴性乳腺癌组有更多患者接受了化疗,无论是入组至随访阶段,还是随访的最初 5 年内,其远处转移、死亡、乳腺癌特异死亡风险都显著高于非三阴性乳腺癌患者,但在 5 年后差异不明显。其转移多发生于内脏及中枢神经系统。基底样乳腺癌(三阴性居多)相对于其他亚型,对含蒽环类的 AC 方案的近期疗效较好,但并没有转化为总生存期获益,在乳腺癌的分子分型中,其预后仍最差。

(六)乳腺癌 21 基因检测(Oncotype DX)

2004 年 Paik 等首先提出乳腺癌 21 基因检测概念,以美国乳腺与肠道外科辅助治疗研究组(NSABP)B－14 研究入组的乳腺癌标本为对象,经福尔马林固定和石蜡包埋处理后,进行逆转录聚合酶链式反应(RT－PCR),选择与肿瘤复发相关的 21 个基因,研究基因表达与预后和治疗获益的价值。21 个基因中包括增殖相关基因、侵袭相关基因、HER2 相关基因、激素相关基因等。根据肿瘤 21 个基因表达程度进行复发风险评分(recurrencescore,RS),分值为 0～100。分析 RS 得分与 10 年复发风险之间关系,将乳腺癌分为低度复发风险组(RSC18)、中度复发风险组(RS18～31)、高度复发风险组(RS≥31)。

(七)乳腺癌 70 基因检测

2002 年 van Veer 等提出 70 基因检测,运用 cDNA 微阵列技术检测 78 例 $T_{1～2}N_0$ 期乳腺癌新鲜冰冻组织的核糖核酸(RNA),随访至少 5 年,筛选与预后最相关的 70 个基因组成的检测系统。包括肿瘤浸润、转移、间质侵犯、血管生成相关基因等。根据基因表达情况,在 10% 允许分组误差内将乳腺癌患者分为预后良好组(5 年内无复发转移)和预后不良组(5 年内出现复发转移)。70 基因检测技术是第一个通过美国 FDA 批准,用于预测 61 岁以下雌激素受体(ER)阳性或阴性、腋窝淋巴结阳性乳腺癌患者预后的基因检测技术。

1. 乳腺癌 70 基因检测预测淋巴结阴性患者预后的价值　Van Veer 等对 78 例淋巴结阴性乳腺癌患者进行 70 基因检测,根据基因表达情况分为预后良好组和预后不良组,观察 5 年远处转移发生率。结果发现,预后不良组 5 年远处转移率明显高于预后良好组,OR 值为后者的 15 倍(P＜0.01)。同时,预后不良组对化疗获益,辅助化疗显著降低远处转移率(HR0.375,P＜0.01)。与组织学分级高、T＞2cm、脉管侵犯、ER 阴性等预后不良因素相比,70 基因检测是预测疾病进展的重要因素。因此,推荐淋巴结阴性患者选择 70 基因检测,若提示预后不良,有必要接受细胞毒辅助化疗。RASTER 试验是针对 70 基因检测进行的首个前瞻性Ⅲ期临床试验,并与 AOL 评分比较预测价值。共 427 例 $cT_{1～4}N_0M_0$ 乳腺癌患者入组,应用 70 基因检测和 AOL 评分,观察不同危险度患者 5 年无复发转移率。中位随访 61.6 个月的结果发现,70 基因检测预后良好、AOL 评分高危的 124 例 5 年无远处转移者占 98.4%,94 例未接受辅助化疗患者 5 年无远处复发转移率为 98.9%。说明 70 基因检测提示预后良好者无论 AOL 评价危险程度如何,5 年远处转移发生率的差异无统计学意义。与 AOL 相

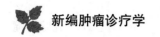

比,70 基因检测对低危患者预测能力更有价值。

2.乳腺癌 70 基因检测预测淋巴结阳性患者预后的价值 Mook 等对 241 例 $T_{1\sim3}N_1M_0$ 乳腺癌患者进行 70 基因检测,预测预后良好组 99 例(41%),预后不良组 142 例(59%),分别接受手术和全身辅助治疗,中位随访 7.8 年。结果发现,预后良好组 5 年、10 年存活率明显高于预后不良组,提示 70 基因预测乳腺癌淋巴结阳性患者预后具有良好价值。多因素分析结论提示 70 基因对乳腺癌患者存活率的预测价值优于淋巴结转移个数、组织学分级、雌激素受体状态等因素。

3.乳腺癌 70 基因检测预测远期进展情况的价值 70 基因检测对乳腺癌远期疾病进展情况(>5 年)具有良好预测价值。Vi－jver 等对 295 例新发乳腺癌患者进行 70 基因检测,其中预后不良组 180 例、预后良好组 115 例。经过 10 年随访,预后不良组和预后良好组 10 年平均存活率为 54.6% 和 94.5%,10 年无病存活率为 50.6% 和 85.2%,远处转移 HR 值为 5.1(P<0.01)。预后良好组即使不接受辅助化疗,仍有 90% 的患者在 10 年随访过程中未发生远处转移,证实 70 基因检测危险度评价(远期预测)的准确性。

第三节　乳腺癌的外科治疗概述

乳腺癌是严重危害妇女生命和健康的恶性肿瘤之一。过去的数十年间,随着医学生物学研究的不断深入,人类对乳腺癌的认识有了全新的概念。而与此同时,20 世纪 80 年代兴起发展的循证医学及大量重要的临床研究报道,则为乳腺癌患者采用合理的个体化治疗提供了科学的依据,乳腺癌的治疗理念从应用"可耐受的最大治疗"向应用"有效的最小治疗"转变,外科治疗方式的变迁是这一转变的最好写照,从以局部解剖学为基础的追求手术彻底性的 Halted 根治术、扩大根治术,向全身生物学改变为指导理论的个体化、多学科综合治疗方向发展。

一、乳腺癌外科治疗的发展历史

早在公元前 3000 年古埃及医师的手稿里,就记载了对乳房肿瘤的描述。而古希腊的著名医学家、"西方医学之父"Hippocrates 提出的体液学说认为,乳腺癌是由"黑胆汁"过多引起的一种全身性疾病,切除原发肿瘤会使病情恶化。此后,Galen 发展了体液学说,他首次描述了"蟹足样"的癌肿生长方式,并认为乳腺癌是全身性的疾病,但却主张手术治疗乳腺癌。此后 1 000 多年,医学在中世纪的黑暗中艰难前行,直至进入 18、19 世纪。彼时,淋巴结的意义开始被发现。法国外科医师 Petit 与 Ledran 均提出乳腺癌是通过淋巴管播散的局部病变,淋巴结切除应作为乳腺癌手术治疗不可或缺的一部分。然而,由于体液学说的盛行,这些观点当时并没有被普遍接受。

100 多年来,现代医学蓬勃发展,乳腺癌的手术方式经历了由随意至规范、由小到大、再由大到小的演变历程。外科治疗的发展大致经历了 4 个时期:Halsted 根治术、20 世纪 50 年代的扩大根治术、70~80 年代的改良根治术、90 年代以来的保留乳房的术式。

1894 年,Halsted 创建了乳腺癌根治术:即包括全乳房,胸大、小肌和腋窝脂肪淋巴组织在内的整块切除,其理论依据即为当时盛行的 Virchow 学说:乳腺癌先为局部病变后发展为全身病变。在当时,乳腺癌被认为是一种局部病变,区域淋巴结是癌细胞通过的机械屏障,遵循时间与解剖学的规律按照"淋巴一血液"的传播途径进行,即乳腺癌先经原发灶转移至区域淋巴结,之后再出现血行播散,若在病灶扩散前能将其完整切除,就能获得治愈。基于这一理论的乳腺癌根治术,使乳腺癌的 5 年存活率由过去的 10%~20% 提高到 35%~45%,被誉为是乳腺癌外科治疗的里程碑式的术式。

1918 年,Stibbe 描述了内乳淋巴结的分布。随后的数十年,人们逐渐认识到乳腺癌除了腋淋巴结转移途径外,内乳淋巴结同样也是转移的第 1 站,锁骨上、纵隔淋巴结为第 2 站。此后,人们试图通过切除尽可能多的组织及区域淋巴结以治愈乳腺癌。Margotiu 报道的根治术＋胸膜外内乳淋巴结切除,Urban 报道的根治术＋胸膜内内乳淋巴结切除,Lewis 报道的超根治术＋内乳淋巴切除＋锁骨上淋巴结切除＋纵隔淋巴结切除,都是上述理念的有益探索。扩大根治术被迅速推广,但随后的观察表明疗效并未提高。试图通过扩大切除范围将局部蔓延的癌灶一网打尽的设想未能被证实。

1950 年 Auchinclass 提出了保留胸大、小肌的乳腺癌改良根治 I 式,Party 提出切除胸小肌、保留胸大肌的乳腺癌改良根治 II 式。此后,NSABPB-04 临床试验在 10 年的随访计划完成后于 1985 年公布 B-04 的最终结果,该试验中临床淋巴结阳性的患者随机分为根治术组和全乳切除加放疗组,临床淋巴结阴性的乳腺癌患者随机接受 Halsted 手术、全乳切除＋腋淋巴结放疗或全乳切除＋后期淋巴结清扫,整体生存率和无病生存率无显著性差异,但改良根治术后形体效果和上肢功能占有优势。这项研究是乳腺癌治疗的另一个里程碑,从此改良根治术开始盛行。随着生物学、免疫学研究的深入,Fisher 提出乳腺癌是全身性疾病,区域淋巴结虽然具有重要的生物学免疫作用,但不是癌细胞的有效屏障,血行转移更具临床意义,这为缩小手术范围提供理论依据。

在此之后,乳腺癌的术式从根治术逐渐趋向保留乳腺的术式。早期乳腺癌试验协作组(EBCTCG)对 28405 例患者进行 Meta 分析,显示改良根治术及保乳术患者 10 年的局部复发率分别为 6.2% 和 5.9%,2 者无明显统计学差异。2002 年公布的 NSABPB-06 与意大利米兰试验等 2 项随访长达 20 年的随机试验,均证实了早期乳腺癌行保乳手术加放疗取得了与乳房切除手术同样的疗效。正是基于以上临床试验结果的强有力支持,保留乳房的手术治疗由此成为早期乳腺癌患者的首选,乳腺癌外科治疗进入了"保乳时代"。

自 1894 年 Halsted 报道乳癌根治术以来,腋淋巴结清扫一直是乳腺癌手术治疗中不可或缺的重要组成部分。Fisher 认为处理腋淋巴结的目的是清除有转移的淋巴结,同时可以了解有无淋巴结转移来准确分期,以决定术后辅助治疗。对淋巴结转移者手术清除淋巴结是必须的,对腋淋巴结无转移的乳腺癌患者而言,腋淋巴结清扫本身并无任何治疗作用,反而会带来患侧上肢水肿、关节运动障碍、疼痛等并发症。20 世纪 90 年代初,Krag 和 Giuliano 等分别报道了前哨淋巴结活检在乳腺癌治疗中的成功应用。此后,大量关于前哨淋巴结活检的临床研究证实了前哨淋巴结活检技术对腋淋巴结评估的准确性。前哨淋巴结活检使 60%~75% 的腋淋巴结阴性患者免于腋淋巴结清扫,进一步提高了乳腺癌患者的生活质量。

至此,在过去的 2 500 年里,人们对乳腺癌特性的认识,在绕了一个大圈以后,又回到了乳腺癌在诊断时就是全身性疾病的起点。乳腺癌的外科治疗理念完成了从不可手术到可手术,

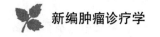

从"可耐受的最大治疗"到"有效的最小治疗"的变迁。

二、乳腺癌外科治疗的现状

近 10 年来,医学生物学研究与大量循证医学证据的结果,使得乳腺癌的诊疗模式发生了巨大的改变。在外科治疗领域,最重要的进步则是乳腺癌保乳手术及腋前哨淋巴结活检技术的广泛应用。

1. 保乳手术的广泛开展　在过去的 20 年间,乳腺癌外科治疗的最大变化之一,就是保乳手术的开展和推广。

20 世纪 80 年代,Hsher 提出,乳腺癌是一种全身性的疾病,原发灶和区域淋巴结的处理方式都不影响患者的生存率,这为保乳手术提供了理论依据。而随着乳腺癌知识宣传和普查工作的开展以及乳腺 B 超和乳腺 X 线摄影广泛运用,越来越多的乳腺癌患者获得早期诊断。与此同时,化疗、内分泌治疗、靶向治疗等新药的不断问世,辅助治疗方案的改进,尤其是新辅助治疗的运用,使原发灶缩小,增加了保乳手术的机会。更重要的是,患者对乳腺癌术后生活质量及形体美观的需求,使要求保乳的患者不断增多。以上众多因素都为保乳手术的实施提供了充分的条件。

随后相关的大型前瞻性临床研究证实了保乳手术的可行性。早期乳腺癌试验协作组(EBCTCG)对 28 405 例患者进行 Meta 分析,显示改良根治术及保乳术患者 10 年的局部复发率分别为 6.2% 和 5.9%,2 者无明显统计学差异。更有意义的是 2002 年公布的 2 项随访长达 20 年的随机试验,Fisher 等再分析 NSABPB—06 的结果,发现保乳术和根治术两组患者的无病生存率和远处转移率、总生存率无明显差异。而 Veronesi 等在意大利米兰试验中发现保乳组和根治组患者的局部复发率是 8.8% 和 2.3%($P < 0.01$),而对侧乳腺癌发生率、远处转移率、第 2 原发肿瘤发生率均无显著差异,各种原因病死率分别为 41.7% 与 41.2%($P = 1.07$),乳腺癌所致病死率分别为 26.1% 和 24.3%($P = 0.8$)。

EBCTCG 的另一项 Meta 分析比较保乳手术联合放疗和单独保乳手术,结果显示:放疗能够降低 75% 的局部复发率,在淋巴结阴性患者中,15 年病死率由 31% 降至 26%,在淋巴结阳性患者中由 55% 降至 48%。因此,术后放疗是早期乳腺癌保乳综合治疗中的重要组成部分。

对于 Ⅰ、Ⅱ 期乳腺癌患者,美国和西欧的乳腺癌保乳率为 50% 左右;在亚洲,新加坡为 60% 左右。我国现有的多中心前瞻性研究结果表明,2001—2004 年共完成保乳治疗 872 例,切除乳房治疗 3 589 例,若加上不符合保乳手术适应证的病例,同期所有经手术治疗的乳腺癌患者为 9 726 例,保乳治疗 872 例,占符合保乳手术适应证乳腺癌患者的 19.5%,占全部手术乳腺癌患者的 9.0%。来自上海交通大学医学院瑞金医院乳腺中心的数据显示,仅 2011 年全年,共完成保乳手术 180 例,占同期全部手术病例的 26%。

既往,乳腺癌外科治疗的同时,都是以切除乳房为代价的,这更加深了不幸罹患乳腺癌的患者内心的痛苦。而保乳手术在保留乳房外形完整性的同时,又兼顾了术后的功能恢复,具有创伤小、痛苦小的特点,提高了患者的生活质量,并可以获得与改良根治术的"传统"方法相同的长期生存率。随着我国经济、文化水平快速发展,乳腺癌知识的普及,患者对生活质量的要求提高,我国保乳手术比例将逐步增加。

2.前哨淋巴结活检能有的放矢行腋淋巴结清扫 腋淋巴结状况是乳腺癌患者重要的预后因素。虽然腋淋巴结清扫(ALND)手术显著降低了乳腺癌腋淋巴结的复发,但也可能带来一些术后并发症。腋淋巴结清扫的主要目的是提供分期和预后信息以指导全身治疗,次要目的是减少局部复发及其可能带来的生存获益。

前哨淋巴结(SLN)活检减少了腋淋巴结清扫带来的诸多并发症,其价值被大量循证医学证据证实,应用日趋广泛。

目前,ASCO、NCCN、St. Gallen 等有关乳腺癌的指南或专家共识均指出,SLN 活检技术简便、安全、可靠,可以避免 ALND 带来的各种并发症,对有 SLN 活检术适应证患者的腋淋巴结分期应首选 SLN 活检。对于前哨淋巴结活检结果阴性的患者,可以安全地避免腋淋巴结清扫。进一步的腋淋巴结清扫并不能改善患者的生存。CBCSG-001 是中国首个对临床早期乳腺癌患者进行前瞻性、多中心、大样本的 SLN 活检替代 ALND 的研究。2009 年的最新研究结果报告:中位随访 26 个月的结果表明,SLN 阴性仅行 SLN 切除可以替代 ALND,接受SLN 活检的患者术后并发症明显少于行 ALND 术的患者。

目前前哨淋巴结活检技术有活性染色示踪法和核素示踪法。研究表明,联合应用染料与核素示踪剂相比,单用 1 种可以提高前哨淋巴结检出率。而关于前哨淋巴结个数的讨论,研究结果显示,前哨淋巴结取 3~4 枚时,98%~99%的腋淋巴结转移可被检出,较为理想。

当然,前哨淋巴结活检的运用中仍存在诸多问题。对于前哨淋巴结假阴性率、导管内癌的前哨淋巴结活检、前哨淋巴结微转移,以及 1~2 枚前哨淋巴结转移的预后意义及采取何种适当的局部治疗与全身治疗(即 ACOSOG Z0011 描述之问题),目前尚存在争议。而新辅助化疗以后,部分患者腋淋巴结由阳性转为阴性、行前哨淋巴结活检的时机选择等问题,也有待进一步研究。

总之,随着对乳腺癌认识的进展及早期诊断技术的进步,使乳腺癌的治疗模式发生了变化。乳腺癌的治疗日益需要外科医师与病理科医师、影像诊断科医师、肿瘤放化疗科医师,以及整形美容科医师的通力协作,从而优化手术方案。保乳手术与 SLN 活检的广泛运用便是这一理念的良好诠释。

三、乳腺癌外科治疗的进展与展望

进入 21 世纪以来,人类对乳腺癌的认识不断加深,治疗理念向"有效的最小治疗"变迁,乳腺癌的手术范围继续呈现逐步缩小的趋势,但外科手术仍是乳腺癌治疗的重要手段。

近年来,外科治疗领域取得了巨大的进展。大量高质量的临床试验围绕着既往困扰外科医师许久的问题,如浸润性癌保乳手术的安全切缘、前哨淋巴结微转移及 1~2 枚前哨淋巴结转移的预后意义及导管内癌的保乳手术等,试图给出答案,这些基于大样本人群研究的临床试验和荟萃分析的循证医学证据,将会使外科治疗更加有据可依。

与此同时,乳腺癌诊治已从单一的外科解剖生物学模式,发展至今已涉及诸多领域的综合治疗模式,多学科协作的精神显得尤为重要。外科医师需要与来自肿瘤内科、放射诊断科、病理科、整形美容科、核医学科医师,以及统计学与遗传学领域的专业人员通力协作,制定更加合理的临床决策。

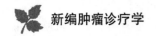

第四节　浸润性乳腺癌的外科治疗

浸润性乳腺癌的治疗中,手术是最重要的组成部分,按照治疗目标可分为预防性手术、诊断性手术和治疗性手术。后者又包括根治性手术、整形美容手术,以及以减少肿瘤负荷、缓解患者症状为目的的姑息性手术。除非存在明显的手术禁忌证,原发性乳腺癌患者的初始治疗均应包含外科治疗。对肿块较大的局部晚期乳腺癌,可先予新辅助治疗缩小肿瘤后再行手术。浸润性乳腺癌的根治性手术治疗包括乳房手术和腋窝手术两个部分,是本节讨论的重点内容。其中乳房的手术方式为保留乳房手术、全乳房切除术和全乳房切除加乳房重建手术 3 种。前哨淋巴结(SLN)活检可以准确地评估腋淋巴结的状况,SLN 阴性的患者不再需要进一步的腋窝处理。淋巴结清扫术目前仍作为 SLN 阳性患者的标准治疗手段。乳腺癌根治术(Halsted 手术)和扩大根治术目前已很少应用,在此不再介绍。

一、适应证及手术方式的选择

（一）保留乳房手术

保乳手术加放疗获得了与乳房切除术相同的生存率,已经成为早期(Ⅰ、Ⅱ期)乳腺癌患者外科治疗的首选。较低的同侧乳房复发率和较好的美观效果是保留乳房手术 2 个重要的目标。保乳手术中,切缘状况不明或切缘阳性是引起术后同侧乳房复发的重要原因。只有切除足量的乳腺组织,才能保证肿瘤的完全切除,达到切缘阴性。然而,过多地切除周围正常的乳腺组织会降低所保留乳房的美观效果。因此,肿块相对于患侧乳房而言,体积较小是保留乳房手术最重要的先决条件。只有这样,才能在保证切缘阴性的同时,获得良好的术后美观效果。此外,患者有较强的保留乳房的愿望、有条件接受术后放疗和定期随访也是进行保乳手术的重要前提。而患者的年龄和肿瘤的生物学特征,如激素受体状况、组织学分级和有无淋巴结转移等并不影响选择保留乳房的手术方式。过去曾一度认为病灶中存在广泛导管内癌成分(EIC)时不宜保乳,而现有的数据显示,此类患者手术切缘阳性率较高,只要能够达到切缘阴性,EIC 本身并不增加保乳术后的局部复发率。

乳房内弥漫的微小钙化或经多次扩大切除后切缘仍为阳性是保乳手术的绝对禁忌证。多中心病灶因肿瘤位于乳房的不同象限,术后复发率较高且很难获得满意的美观效果,故不适合保留乳房手术。保留乳房手术的绝对禁忌证还包括患者不能接受术后放射治疗的情况,如既往因霍奇金淋巴瘤曾接受过乳房区域的斗篷野照射等。妊娠是乳房放疗的禁忌证,患者可于妊娠期后 3 个月行保乳手术,分娩后再行放疗。保留乳房的相对禁忌证为某些结缔组织疾病,如全身性硬皮病、系统性红斑狼疮、多发性肌炎和皮肌炎等,这些患者如接受放疗,发生后期并发症的风险加大。而已有研究显示,风湿性关节炎患者可以安全地接受放疗,并不在保乳禁忌证之列。

（二）乳腺癌改良根治术

虽然多数的早期浸润性乳腺癌患者可以选择保留乳房,但仍有部分患者更适合行全乳房切除手术。这部分临床Ⅰ、Ⅱ期的乳腺癌患者中,如果前哨淋巴结活检显示腋窝阴性,单纯乳房切除术加前哨淋巴结活检是最常见的手术方式;而前哨淋巴结阳性者则应接受改良根治术,即全乳切除加腋淋巴结清扫。此外,改良根治术同样适用于临床Ⅲ期的乳腺癌患者。

常规腋淋巴结清扫只需清除 Level Ⅰ 和 Ⅱ 的淋巴结,通常选用同时保留胸大、小肌的 Auchincloss 手术。若出现术中肉眼下发现 Level Ⅱ 淋巴结存在转移或者锁骨下(Level Ⅲ)淋巴结可扪及肿大的情况,则可采用切除胸小肌、保留胸大肌,从而使暴露更清晰的 Patey 术式或者分开胸大肌间沟,经前方锁骨下入路对 Level Ⅲ 淋巴结进行清除。

（三）乳腺癌术后乳房重建术

对于因各种原因不适合行保乳手术的患者,在行全乳切除手术以后即刻或二期乳房再造多数是可行的。对行保留乳房手术的,如局部缺损大也可以进行乳房重建。乳房重建的方法包括假体植入及自体肌皮瓣移植。

（四）预防性对侧乳房切除

对于已患一侧浸润性乳腺癌的患者,预防性对侧乳房切除可减少对侧乳房癌症的发病率,其受益程度取决于患者的担心程度及所患疾病的因素。对已知携带 BRCA1 或 BRCA2 突变基因、存在高危家族史、多中心病灶或对侧乳房内高危病变,如不典型增生和小叶原位癌的患者,可以慎重考虑后实施。

二、浸润性乳腺癌手术的基本步骤和注意事项

1. 乳腺癌改良根治术

（1）设计切口:尽量取横梭形切口,必要时根据肿瘤的大小和位置也可选择斜行或纵行切口。原则上切口距离肿瘤边缘应超过 3cm,并将原活检切口包含在拟切除的皮瓣内。切口的内侧缘不可超过前正中线,外侧止于腋前线。注意两面皮瓣宽度和皮缘长度应一致,皮肤张力适当,并可平缓对合。

（2）游离皮瓣:在保持皮瓣张力的情况下,直视下使用电刀于皮肤与浅筋膜层之间分离皮瓣。皮瓣的厚度应不留任何乳腺组织,留下薄层的皮下脂肪和表浅的血管。游离范围内侧到胸骨缘,外侧达背阔肌缘,上至锁骨下,下达肋弓处腹直肌上缘。所留皮瓣上的脂肪层,从切口边缘向外 3～4cm 后依次增厚为斜形,避免形成"台阶",以利于术后美观。

（3）切除乳腺及胸肌筋膜:皮瓣剥离结束后,自锁骨部暴露胸大肌筋膜,沿肌纤维走行方向切离筋膜,注意不要切入肌肉。用力牵拉乳腺组织,使筋膜保持张力,将电刀放平,易于操作。靠近胸骨侧,切除胸大肌筋膜时,常可见 2～3 条胸骨内动脉的穿通支,应妥善处理,必要时予以分离后切断和结扎。注意确保彻底切除癌床附近的筋膜,筋膜已被切破或怀疑存在肌肉浸润的,应盆状切除部分胸大肌。下方在肋弓附近不要损伤腹直肌前鞘和腹外斜肌,切离腹直肌筋膜后,由此将乳腺向上方牵拉,再向外侧进行剥离。于外下缘第 4、5 肋间腋中线位置寻找到背阔肌前缘作为外侧边界的标志。

切除胸肌筋膜到达胸大肌外缘时,应将胸大肌外缘向正中侧牵引,避免损伤其下方的下胸肌神经和与其伴行的胸大肌外缘血管。当该血管周围淋巴结或胸肌间淋巴结有转移而不能予以保留时,需在胸大肌外侧缘血管和神经进入肌肉的部位切断结扎,中枢侧在腋动脉的高度切除。

(4)清扫胸肌间(Rotter)淋巴结:由助手使用 2 个肌肉拉钩向内上牵拉胸大肌外缘,分别沿胸小肌表面和胸大肌背面分离胸肌间的脂肪及淋巴组织后,用无齿镊子夹起,沿脂肪中的血管分两层进行分离廓清。注意保护穿过胸小肌,走行在胸大肌内面的 1～2 根神经即中胸肌神经。

(5)切除胸小肌清扫锁骨下淋巴结(限 Patey 术式):分离胸小肌的内侧缘后,用示指伸入胸小肌的后方并挑起,在靠近喙突的附着部切断胸小肌。在中胸肌神经穿过胸小肌处辨认其末梢,切断胸小肌肌束游离出此神经。切断胸小肌的肋骨附着处,切断胸小肌。沿锁骨下动、静脉向下清扫锁骨下区的脂肪淋巴组织(即 Level Ⅲ 淋巴结),包括锁骨下脂肪的胸骨侧及腋窝尖部组织。

(6)清扫腋淋巴结:将乳房向外侧牵拉,沿前锯肌表面筋膜向背侧胸壁分离,保护胸背血管和胸长神经向前锯肌的分支,显露此间隙背侧深处的胸长神经。在其表面锐性切开筋膜,将胸长神经主干释放回胸壁,继续向头侧进一步切开此间隙,充分游离胸长神经。

将胸大、小肌向内上牵拉,在喙肱肌下缘切开喙锁胸筋膜,显露腋静脉的前面和下缘。小心切开腋静脉鞘,向外解剖分离周围脂肪淋巴组织,确认肩胛下动静脉后,切断结扎经胸小肌外缘下行的较粗的胸外侧动、静脉及腋静脉下方其余小的血管分支。注意切断、结扎腋前小血管应在腋静脉的前、下方进行,不要在腋静脉的上方切断血管。

沿腋静脉向内侧分离,剥离胸小肌的背面,注意不要损伤胸小肌内侧的胸肩峰动静脉的胸肌支和伴行的上胸肌神经,廓清 Level Ⅱ 腋淋巴结。在内侧经胸小肌后方,向深部继续解剖分离至腋静脉的高度,胸背神经和胸长神经以锐角相连接的腋窝顶部为止。

进一步显露旋肩胛动静脉,注意保护沿肩胛下肌向下斜行的胸背动静脉和胸背神经,显露大圆肌和肩胛下肌到胸壁侧。在肩胛下脉管束的主干外侧找到白色的背阔肌肌腱,在此处,保留肩胛下肌的筋膜,将腋窝深处的脂肪一并向下剥离。此过程中,除非腋窝多发淋巴结肿大而担心肿瘤的残余,否则原则上应尽量保留自胸小肌下方第 2、3 肋间发出至前臂下方横行的肋间臂神经。

注意辨认胸背动、静脉下份的"Y"形分支,主干进入背阔肌,而桥状血管分布到前锯肌。将外翻的乳房和腋淋巴结一并整块切除。

(7)创腔冲洗、止血、引流与缝合:42℃蒸馏水及生理盐水分别冲洗创腔,将创面上所有活动性出血点仔细结扎或电凝止血。创腔内胸骨旁和腋窝各置引流管 1 根,自手术切口外下方创腔的最低处另戳口引出。

将两侧皮瓣向中央牵拉,用 1 号丝线对位、间断缝合。皮下脂肪和表皮两层缝合,可预防皮缘张力过高而导致皮肤坏死和瘢痕形成。如张力过大,则植皮修复。关于植皮的来源,小的皮肤缺损可以取距肿块 5cm 以上的乳房皮肤,大的皮肤缺损则取下腹壁全厚皮片。缝合结束后,可用无菌胶条贴平切口缘。吸引器抽吸引流管,吸尽创腔内的空气和冲洗液,使皮瓣紧贴胸壁。用无菌纱布填压腋窝,弹力绷带加压包扎。

2.保留乳房手术

(1)乳房肿块切除:乳房上半部肿块可取平行于乳晕的横弧形切口,下半部则作放射状切口,一般不必切除乳房表面的皮肤。切开皮肤、皮下组织,切口两侧分别用纱布垫保护、固定。

向两侧潜行分离皮肤至肿块周边正常组织处 1cm 以上,向下切开正常腺体组织至胸肌,将肿块及部分周围腺体组织、胸大肌筋膜整块切除。标本离体前,对标本的各个方向用不同的方式进行标记。术中对切缘行冰冻病理检查,如有癌细胞残留则再扩大切除,再次送检,直至无癌细胞残留。蒸馏水冲洗残腔并仔细止血后,根据残余乳腺腺体情况决定是否缝合或刊用腺体瓣技术进行局部乳房重建。创腔内放置钛夹,以利术后放射治疗时瘤床定位。缝合皮下组织和皮肤,一般不放置引流管。

(2)腋淋巴结清除:腋窝处沿皮纹走向作弧形切口切开皮肤、皮下组织,上达胸大肌外缘,下至背阔肌外缘,其余手术操作步骤同改良根治术。术毕,腋窝放置一根引流管。

3.浸润性乳腺癌外科治疗的注意事项　乳腺癌肿块切除术往往在行根治术之前施行,是以快速获取病理学诊断为目的的一种手术。肿块切除活检过程中,切口的大小与方向应兼顾根治性手术切口,包含在根治术切除的皮肤范围内。术中应注意无瘤原则,在周围正常乳腺组织中进行切割,避免切破腺体背面的胸肌筋膜,彻底止血,防止肿瘤脱落发生种植性转移。对拟行保留乳房手术的患者,肿瘤切除活检的手术操作应同保留乳房手术中的肿块切除部分。我们推荐术前通过粗针穿刺活检获得病理诊断。这样不仅可以缩短手术时间,亦可减少因肿块切除活检术中冰冻不能确诊病变性质而需二次手术的情况。

三、浸润性乳腺癌外科治疗的进展与展望

(一)保乳术后局部复发率下降

保乳治疗取得了与乳房切除术相同的生存率,但根据早期临床试验的结果,保乳治疗组患者的局部复发率略高于乳房切除组。NSABP B-06 临床试验中,经过 20 年的随访,保乳手术加放疗组乳房内复发率为 14.3%,而全乳切除组胸壁复发率为 10.2%。同时,米兰试验随访 20 年的结果显示,保乳治疗组乳房内复发与全乳切除组的胸壁复发率分别为 8.8% 和 2.3%。EBCTCG 荟萃分析了 4 125 例参加随机对照临床试验患者的数据,提示保乳治疗组的局部复发率为 10 年(13% 比 11%)和 15 年(17% 比 12%)均略高于乳房切除组。

然而,根据近年来的资料,保乳术后的局部复发率已呈现了逐渐下降的趋势。M. D. Anderson 癌症中心 2005 年报告了其保乳治疗 1 355 例浸润性乳腺癌的经验。分析发现,1994—1996 年间接受保乳治疗患者的 5 年乳房内局部复发率显著低于 1994 年以前的患者(1.3%:5.7%,P=0.0001)。NSABP B-06 后续的一系列临床试验中,保乳治疗以后的 10 年局部复发率已低于 8%,与全乳切除组相当。保乳治疗后局部复发率的降低,主要归功于术前影像诊断技术改进、放射治疗水平提高以及辅助性全身治疗的常规应用。

现有证据清楚的表明,切缘阳性,即镜下在墨汁染色区查见肿瘤细胞,是保乳术后局部复发的高危风险因素。近年来病理检查水平提高,能够准确的评估手术切缘,切缘阳性或切缘状态不明的病例明显减少,也是降低局部复发率的重要因素。关于保留乳房手术中切缘的安全距离问题一直存在争议。通常把在距离切缘 2mm 以内查见肿瘤细胞定义为切缘过近。此时应根据患者的年龄、肿瘤的分子分型、切缘附近残留肿瘤细胞的多少,以及是否进行化疗等进行综合评价,决定是否需要再次进行手术切除。值得注意的是,目前并无证据表明更远距离的切缘能够进一步降低局部复发。

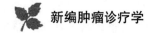

（二）术后乳房的美观效果提高

乳腺癌发病率高，多数患者经规范化治疗后可长期存活。然而由于病损部位的特殊性，乳房手术本身对患者的精神心理层面容易产生不良影响，术后良好的美容效果可以部分地改善这种状况。除基本的乳腺外科技术以外，对于需要切除大量乳腺组织的患者，可应用肿瘤整形技术，如局部乳房重建或带蒂肌皮瓣充填保乳手术导致的缺损以提高美观效果。对于乳房较大的患者，可通过对侧乳房缩乳术来实现双侧乳房对称。

肿瘤整形技术是肿瘤外科技术和整形技术的结合。当手术需要去除大面积的皮肤、预计会出现大块的组织缺损或肿瘤所在位置（如乳房下部）易导致切除以后美容效果不佳或者切除以后乳头发生移位等情况时，手术医师有必要根据患者的体型和乳房的大小、肿块的大小和位置来设计不同的手术切口和皮瓣。术中切除肿瘤及周围足够的正常组织来保证切缘阴性，然后利用所保留的乳房软组织，通过相应的皮瓣成形和转移进行局部乳房重建以达到双侧乳房的对称，术后不必再进行整形手术。

因可以切除比例高达 40％的乳腺组织来保证切缘的阴性，而不必担心术后乳房的美观效果，肿瘤整形手术扩大了保留乳房手术的应用指征。然而，截至目前并没有长期随访的数据清楚地显示，肿瘤整形手术是否增加或降低了局部复发的风险。此外，由于进行了局部乳房重建，常导致瘤床加量放疗时难以确定瘤床的位置，且一旦最终病理证实切缘阳性，再次进行扩大切除将变得非常困难，而不得不切除整个乳房。

保留皮肤的乳房切除术，是指在乳房切除手术中，保留尽可能多的乳房皮肤，以利于此后的乳房再造。保留乳头乳晕复合体的乳房切除术是保留皮肤乳房切除术的自然演变，有利于进一步改善术后乳房重建的美观效果。近年来有研究报道了乳头乳晕的癌侵犯率，显示只有1％的乳晕查见癌，而乳头累及率为 10.6％。另一项研究在排除乳晕下病变和多中心病灶以后显示，在接受保留皮肤的乳房切除术的患者中，3％存在乳头乳晕复合体癌累及。在此发现的基础上，很多机构开展了保留乳头和（或）乳晕的乳房切除术，并取得了不错的效果。然而，这些数据大多来自单中心的回顾性分析，目前尚未就此开展前瞻性随机试验。

手术切口的选择为包括环乳晕切口向外侧延伸、横穿乳晕切口向内侧或外侧延伸或乳房下皱襞切口。存在下列情况之一者不适合此手术：肿块距离乳头乳晕复合体不超过 1cm；从乳头乳晕复合体发出的区段钙化；肿块直径大于 3cm 或术中活检发现乳头乳晕复合体癌侵犯。

虽然目前关于乳头乳晕区复发的报道极少，乳头乳晕复合体坏死的比例却高达 11％，且保留的乳头乳晕复合体感觉缺失在 75％左右。迄今为止，保留乳头乳晕复合体的术式还远未达到理想的美观和功能效果。存在问题包括与对侧乳头位置不够对称、局部缺血、感觉缺失和乳头不能勃起等。未来需要选择更加适合的病例，针对此手术方法的安全性和乳头乳晕复合体功能的问题开展更多的研究。

（三）多学科参与乳腺癌的外科治疗

乳腺癌外科治疗的多学科诊疗团队应包括外科、影像科、病理科、整形美容科，肿瘤内科、放疗科、核医学、统计学、遗传学和专业护理等。

保留乳房手术和乳房重建技术正逐渐成为早期乳腺癌术式的主流。保乳治疗成功的关键是手术切除足量的病变组织,达到病理切缘阴性的同时,保证良好的乳房美观效果。手术以前,外科医师与肿瘤内科医师、放疗科和整形美容科医师进行多学科讨论,可以最大限度地提高患者保留乳房的概率,使得手术方案最佳化。然而,目前只有不到 1/3 的乳腺癌患者在初始治疗前有机会接触到整形美容科医师,共同讨论最佳的手术选择方案。

对有高危乳腺癌家族史或怀疑存在基因(如 BRCA1/2)突变的患者,遗传学家应参与患者的治疗,以协助确定合适的手术治疗方案,如是否需要行预防性对侧乳房切除等。放疗科应术前评估患者是否适合和耐受手术以后的放射治疗,与肿瘤外科医师共同决定患者是否适合保留乳房手术。新辅助治疗以后,并非所有的乳房肿块都是向心性退缩,外科医师需要与整形美容科、放射科、影像诊断科及肿瘤内科医师共同讨论新辅助治疗后保留乳房手术的可行性,或提供一个最佳的手术治疗方案。

多学科联合诊疗模式在患者有保留乳房意愿的小肿瘤治疗中发挥了重要的作用。如影像学术前钢丝定位下切除临床不可触及的病灶、术中术后乳腺 X 线摄影确定病灶是否已完全切除、病理科确定病变性质及是否存在切缘阳性、放疗科医师与外科医师合作实施术中部分乳房照射等,均有利于在保证疗效的前提下,尽可能地减少术后并发症和再次手术率。

对于乳房切除的患者而言,乳房重建是一项提高生活质量的重要手段。术后好的乳房美观效果需要很多专业的共同努力,而任何一个步骤都可能造成破坏性的后果。全乳切除以后的乳房重建手术应在术前由整形美容科和外科医师、放疗医师共同进行规划,充分考虑到放射治疗的情况,详细探讨最佳的肿瘤治疗方案以及即时再造和二期再造的优缺点,达到最佳的美观效果。比如保留皮肤的乳房切除术加乳房重建手术并未增加局部复发的风险或者阻碍局部复发的检出。然而,一期乳房再造以后,如接受放射治疗,可能会对乳房的美观效果产生明显的影响;而乳房重建手术本身也会引起照射野的设计困难,造成治疗剂量的不足。因而对需要放疗的患者,常建议局部治疗结束后行二期乳房重建手术。

第五节 原位癌的外科治疗

一、小叶原位癌的外科治疗

小叶原位癌(lobular carcinoma in situ,LCIS)是一种有争议的组织学病变,有发展成浸润性乳腺癌的危险。

1941 年,Foote 和 Stewart 描述了 LCIS 是起源于小叶和末梢导管的非浸润性病变,因此在最初的 1950 年代被认为是癌前病变,所以在以后的 30 年间,全乳腺切除成为临床治疗 LCIS 的标准方法。

随后的研究则对全乳腺切除治疗 LCIS 的理念提出了挑战。1978 年 Haagensen 等认为,LCIS 与小叶不典型增生(atypicallobular hyperplasia,ALH)类似,本质是良性疾病。他们报道了 211 例 LCIS 单纯切除病灶患者,其中 10% 在同侧乳腺出现了另一癌灶,而 9% 在对侧乳腺发现了癌灶,即有 LCIS 病变存在,双侧乳腺患乳腺癌的危险性相同。因此,多数研究者认为,LCIS 主要是乳腺癌的危险因素,而不是浸润性小叶癌的(invasive lobularcarcinoma,ILC)

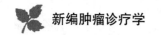

的癌前病变,这意味着手术并不完全适合 LCIS。

但另一方面,Haagensen 等报道的这类患者中,经过 21 年的随访,乳腺癌的风险不断增加,21 年随访的 99 例患者中,24%出现 DCIS 或 IBC。

目前,SEER、NSABP 及 AJCC 仍将 LCIS 划为 0 期非浸润性癌,与 DCIS 的分类相同。不完全认为 LCIS 是良性疾病的原因是:①LCIS 比 ALH 进展为浸润性癌的风险高;②有时 LCIS 会直接进展为浸润性癌,也许 LCIS 也像导管内癌那样在一些亚群中有癌前病变的特征。

1. LCIS 的临床特点　通常 LCIS 没有临床症状,隐匿存在,很少形成可触及的肿块,常常在因其他原因进行乳腺组织活检时偶然发现。

由于缺少与疾病相关的临床和乳腺 X 线摄影特征,对准确计算发病率造成了困难。既往基于良性疾病乳腺活检的数据显示 LCIS 相对较低的发病率(0.5%～4.3%)。而两个研究报道对于高危女性进行的预防性乳房切除标本病理检查中伴随 LCIS 的患病率较高(4%～25%)。亦有报道显示,1989—1999 年,在 10 499 例无法触及的乳腺 X 线摄影检查异常的患者中发生 LCIS 为 1.1%。

根据 SEER 的资料,Li 等报道了 LCIS 的发病率逐渐增加,1978—1980 年为 0.9/10 万人年,而 1996—1999 年为 3.19/10 万人年。大量增加的 LCIS 患者多见于 50～59 岁女性,可能的原因包括基于普查的活检数量增多,以及绝经后激素替代疗法应用的增加。

多中心性是指乳腺不同象限分别发生病变。多灶性是指在同一象限发现各不相连的癌灶。Rosen 等的数据显示,LCIS 患者中 48%(24/50)存在多中心生长。有关 LCIS 的双侧性,既往数据报道 LCIS 的双侧发生率在 9%～69%之间,Beute 等分析了 82 例 LC1S 患者行对侧乳腺对称部位活检或对侧全乳腺切除,50%(41/82)患者为双侧 LCIS。

研究显示,与无乳腺非典型性增生的普通人群的女性相比,具有 LCIS 的女性发展为乳腺癌的相对危险为 6.9～12,LCIS 切除后同侧乳腺癌发生率为 11%～22%(随访时间 14.7～24 年),而对侧发生乳腺癌的危险性相近。这些研究阐述了 LCIS 不需要手术的主要原因:LCIS 唯一合理的手术治疗是双侧乳腺切除,但这对 80%的患者是不必要的。

2. 外科治疗　如上所述,LCIS 患者对于双侧乳腺癌的风险接近均等,任何一个合理的处理策略都应当针对这种双侧的风险。因此,处理原则应当包括观察、化学预防和预防性乳房切除。

(1)预防性乳房切除:资料显示,对于 LCIS 患者,双侧预防性乳房切除(乳房再造或不再造)可以减少高危女性(例如,广泛的家族史者)近 90%发展成乳腺癌的风险。但同时也有数据显示,实施观察的 LCIS 患者有 16.4%发展为乳腺癌,其疾病相关死亡率为 2.8%,与预防性双侧乳房切除的患者的死亡率相比,仅高 0.9%。

因此,一般来说,LCIS 不需要手术,唯一合理的手术方式是双侧乳腺切除,但相对于 LCIS 的轻度危险而言,这一治疗也许过于激进,所以在采取预防性手术切除时,应向患者充分告知并提供医疗及心理方面的咨询服务,并提供充足的时间让患者作出适合个人情况的决定。

(2)空芯针活检发现的 LCIS:空芯针活检发现非典型增生后切除活检已成为标准的做

法,以便将遗漏共存的 DCIS 或浸润性癌的风险降到最小。

研究显示,空芯针穿刺诊断的 LCIS,切除活检发现恶性病灶的概率为 19%~33%。目前为止,最大例数的研究来自 Lewis 等,285 例空芯针穿刺诊断的小叶肿瘤(lobularneoplasia,LN),其中 99 例为 LCIS,80%(79/09)LCIS 患者接受手术切除,最终在 19%(15/79)的患者中发现 DCIS 或浸润性癌。以上数据均支持对于空芯针活检诊断的 LCIS 应常规行开放切除活检,以排除 DCIS 或浸润性癌的存在。

而对于切除活检发现的 LCIS,目前认为不需要进一步处理,通过广泛切除以获得切缘阴性是没有必要的。

(3)浸润性癌与 LCIS 共存的保乳治疗:LCIS 和浸润性癌共存并非保乳手术的禁忌证。相关试验表明,无论浸润性癌是否伴有 LCIS,局部复发率和生存率是相同的。Abner 等发现 110 例癌旁伴有 LCIS 患者保乳治疗后 8 年局部复发率为 13%,而 1 062 例不伴 LCIS 者为 12%,没有显著差异。

另一项来自密歇根大学的研究更是证实了这一观点:伴发 LCIS 及其程度并不降低乳腺癌患者行保乳手术后的预后。Ben—David 等研究 64 例接受保乳手术与放疗且发生 LCIS 的乳腺癌患者(LCTG 组),对照组则为 121 例未发生 LCIS 的乳腺癌患者。平均随访 3.9 年,结果显示,LCTG 组患者行辅助激素治疗的比例更高($P=0.01$)。除此以外,两组患者与临床、病理学和治疗相关的变量及乳房摄影表现的差异均无显著性。LCTG 组与对照组 5 年局部控制率没有显著性差异(LCTG 组 100%,对照组 99.1%,$P=0.86$),且手术切缘发生 LCIS 和多病灶 LCIS 及其大小并不影响局部控制率。

(4)多形性 LCIS 的处理:多形性 LCIS(pleomorphiclobular carcinoma in situ,PLCIS)是一种相对特殊的 LCIS,这种组织病理学类型与 DCIS 相似,仅由于 E—钙黏蛋白染色阴性,所以提示该病变起源于乳腺小叶上皮而不是导管上皮。与此同时,其临床特性也与普通型小叶原位癌有所不同。

据推测,多形性 LCIS 发展成为 ILC 的危险性高,尤其是多形性 ILC。而研究结果证实,伴有相应 LCIS 的多形性 ILC 预后较差。Bentz 等评估了 12 例多形性 ILC,其中 7 例伴有多形性 LCIS 存在,在有随访的 12 例患者中,中位生存时间为 2.1 年。Middleton 等分析了 38 例多形性 ILC,45% 的病例伴有多形性 LCIS。在随访的 19 例患者中,9 例因肿瘤死亡(2 个月至 9 年),6 例出现了对侧乳腺癌。

这些结果提示,多形性 ILC 与 IDC 一样浸润性较强,而多形性 LCIS 可能是其前驱病变,与典型 LCIS 相比,需要采取不同的治疗方法。NCCN 指南建议,对于切除活检或空芯针穿刺诊断的 PLCIS,外科处理策略不同于普通型 LCIS,医师应考虑完整切除并达到切缘阴性。

迄今为止,唯一关于 PLCIS 的切缘情况及术后辅助治疗的数据来自于 M. D. Anderson 肿瘤中心的 Middleton 等人,研究入组 26 例切除活检诊断为 PLCIS 的患者,并根据其切缘情况分组。分组情况如下:23%(6/26)切缘阳性;27%(7/26)切缘距离≤1mm;15%(4/26)切缘距离为 1.1~2mm;35%(9/26)切缘距离>2mm。中位随访时间 46 个月(4~108 个月),其间 6 例患者接受他莫昔芬(三苯氧胺)预防治疗,4 例进行了术后放疗,6 例既进行了放疗又接受了他莫昔芬预防治疗。结果显示,1 例来自切缘阳性组的患者在术后 18 个月复发,总复发率

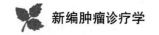

为 3.8%。

这是第一组关于 PLCIS 外科处理与切缘状况的研究,研究者建议对于 PLCIS,应完整切除病灶,并活检阴性切缘应该大于 2mm。

显然,对于多形性 LCIS,需要更多的结论性数据来指导其外科处理,但就目前的数据,可以推测 PLCIS 与普通型 LCIS 相比,临床特性更倾向于浸润性癌的癌前病变。因此,其临床处理策略应尤为谨慎。

二、导管原位癌的外科治疗

1. 概述　导管原位癌(DCIS)是指原发肿瘤局限于乳腺导管内,主要是中小导管,未侵犯基膜和周围间质。DCIS 的细胞生长方式多种多样,不同类型 DCIS 的生物学行为明显不同,有的可长期保持"原位",有的则可发展为浸润癌,并非所有的 DCIS 都进展为浸润性癌。Wickerham 等认为,仅 1/3 的 DCIS 会进展为浸润性癌。

20 世纪 80 年代 X 线摄影未广泛用于乳房普查以前,DCIS 只占全部乳腺癌的 5% 以下,而且乳房切除即可治愈,所以未引起人们的重视。80 年代以来,在欧美,乳腺 X 线检查技术的普及使 DCIS 诊断率明显提高,在美国,DCIS 的发病率从 1975 年的 5.8/10 万人年升至 2004 年的 32.5/10 万人年,目前约占每年新发乳腺癌的 25%。但是在我国,DCIS 的发现率相对较低,数据显示,1988—1997 年天津肿瘤医院诊治 DCIS 占全部乳腺癌的 2.1%,1991—2003 年复旦大学附属肿瘤医院的 DCIS 占所有乳腺癌的 7.8%,而来自上海交通大学医学院附属瑞金医院乳腺中心数据则显示 DCIS 占同期乳腺癌的 9.6%。

在乳腺 X 线摄影广泛用于临床之前,DCIS 一般均是由体检发现的可触及的乳房包块,现在则多是经乳腺 X 线摄影发现的触不到肿块的病灶,多表现为簇状密集的微小钙化影。又因其病变位于导管内,部分病例会出现乳头溢液,随其发展会出现肿块。

目前 DCIS 组织学分类尚无统一标准。既往通常按组织结构类型分为粉刺型、中间型、筛状型、实质型、微乳头型 5 种亚型。粉刺型有核分级高、多型性和中心腔性坏死等恶性的细胞学表现,侵袭性强,更易发展为浸润性癌,其他对判断预后意义不大。近年来出现多种以组织结构与细胞核形态相结合的分类法,其中 van Nuys 分类法是较为公认的判断 DCIS 恶性较可靠的指标,其将 DCIS 分为 VNⅠ、VNⅡ、VNⅢ 3 级。Ⅰ级:核 1～2 级,无粉刺样坏死;Ⅱ级:核 1～2 级,伴有粉刺样坏死;Ⅲ级:核 3 级,无论有无粉刺样坏死。

DCIS 是一组异质性病变,不同类型的 DCIS 生物学行为有很大区别,部分可以长期停留在原位状态,而部分可以很快发展为浸润癌。因其自然病程、生物学行为多样,加之患者的个体情况复杂,没有一种术式适合所有的 DCIS 患者。DCIS 治疗的根本是提高治愈率,手术原则是保证局部控制不再复发。选择何种恰当的手术方式既能阻止自然病程的发展,又可避免过度治疗对患者的损害是外科医师面临的一个难题。

2. 导管原位癌的外科治疗　目前针对 DCIS 原发病灶的治疗手段包括乳房切除术、单纯肿瘤切除术及单纯肿瘤局部切除辅以放疗。

(1)乳房切除术:对于多数 DCIS 患者,乳房切除术通过切除了几乎所有可能发生乳腺癌的组织而提供了良好的局部控制率。大量研究结果显示,DCIS 患者乳房切除术后中位随访 6

～11.5 年后，局部复发率在 0～2.1%，很好地证实了乳腺切除术对于 DCIS 的治疗是非常有效的。

应用乳房切除术治疗 DCIS 有一些普遍接受的适应证，包括多灶性、多中心病灶、弥漫性微小钙化和多次手术切除后切缘阳性。肿瘤大小不是绝对的指征，但是对于乳房较小、肿瘤大于 4cm 的 DCIS 患者，保留乳房的手术后美观效果可能较差，可考虑乳房切除手术。

①多灶性、多中心性问题：多中心性是指乳腺不同象限分别发生 DCIS，各病灶间必须是正常乳腺组织所间隔。多灶性是指在同一象限发现各不相连的癌灶，往往是某一病灶的导管内播散。Yerushalmi 等收集了 25 320 例乳腺癌患者的资料，其中病灶呈多灶性的患者有 1 554 例，占 6%，而其中 DCIS 患者多灶性的发生率为 11%（460/4 014）。可见，多灶性或多中心性生长的现象在 DCIS 患者中普遍存在。对于这部分患者，保乳手术很难达到局部的彻底清除。

然而近期的研究提示，真正为 DCIS 多中心病变患者少见，Holland 等通过对 119 例 DCIS 的全乳房切除标本进行 X 线检查，118 例的病变局限在乳腺的一个导管区域范围内，只见 1 例（0.8%）有多中心发生。NSABP B－06 试验表明，DCIS 治疗后的局部复发有 96% 是在原发癌的同一象限内，故处理 DCIS 时，应以原发癌所在象限或导管系统作为设计治疗方案的基础，保乳治疗等局部治疗亦是基于这一发现。

②保留乳头－乳晕复合体的乳房切除术：随着乳腺癌新技术的发展，实施乳房切除术时美观效果变得重要起来。既往作为手术的一部分，乳头－乳晕复合物（NAC）总是被切除的，因为乳腺组织向心性淋巴引流至 Sappy 乳晕下丛，它可能被未检测到的肿瘤细胞累及。

Simmons 等研究显示，在 217 例保留 NAC 的乳房切除术中，23 例（10.6%）患者乳头受累，0 期患者中乳头受累的比例为 15.6%。而肿瘤的位置似乎是预测乳头受累的变量，当肿瘤位于中央区和乳晕后区时，NAC 受累的比例增高（27.3%）。

因此，对于保留 NAC 的乳房切除术，我们可以给予那些病变位于周围区且病变范围较小的患者相关建议。对于巨大多灶性病变、弥散性钙化、切缘持续阳性的 DCIS 患者，实施乳房切除术缺乏相关的研究证明保留乳头乳晕会有很好的预后。

③保乳手术及术后放疗：乳房切除术对于 DCIS 的疗效是肯定的，但在保乳手术盛行的时代，即便浸润性癌都进行保乳手术，很难判断乳房切除是否正当。尤其有研究报道，与保乳手术相比，乳房切除术在总生存率上差异无统计学意义。

（2）单纯肿瘤切除手术：已发表的关于 DCIS 单纯肿瘤切除治疗的临床研究，大多数的结果显示出高的局部复发率，特别是增加局部浸润性癌的复发风险。Wong 等设计了 1 项前瞻性研究，将入组标准定为：中低级别 DCIS，乳腺 X 线摄影示病变范围≤2.5cm，阴性切缘≥1cm 或再切除后无残留病灶，希望入组例数可达到 200 例，但由于局部复发率过高而被迫中止。最后入组共 158 例，中位随访时间 40 个月，13 例局部复发，5 年局部复发率为 12%。其中 9 例（69%）为非浸润性复发，4 例（31%）为浸润性复发。10 例为原发象限复发，3 例为同侧其他象限复发。

面对临床的争议，依据 3 个因素：肿瘤大小、手术切缘宽度和组织学分类建立的 van Nugys 预后指数（van Nuysprongnostic index，VNPI），试图简化 DCIS 患者制定治疗决策。它根据不同分值界定了 3 个风险级别:3 分或 4 分为低危;5～7 分为中间级别;8 分或 9 分为高危。南加利福尼亚大学/van Nugys 预后指数(USC/VNPI)(表 3-5)则增加了第 4 个因素:患者年龄,并认为 4～6 分为低危,适合单纯肿块切除;7～9 分为中危,需要附加放射治疗;10～12 分为高危,需要进行乳房切除术。

但是,至今它未被前瞻性对照研究验证,因此,VNPI 至今仍不能被确定为对 DCIS 患者在接受乳腺局部治疗选择时的一个直接有效的评价及预测风险的工具。

表 3-5 南加利福尼亚大学/van Nugys 预后指数(USC/VNPI)

评分	肿瘤直径(mm)	手术切缘(mm)	组织学分级	年龄(岁)
1 分	≤15	≥10	核 1～2 级,无粉刺样坏死	>60
2 分	16～40	1～9	核 1～2 级,伴有粉刺样坏死	40～60
3 分	≥41	<1	核 3 级,无论有无粉刺样坏死	<40

保乳手术的切缘问题:DCIS 保乳手术中安全切缘的距离目前仍没有广为接受的标准。大量事实证明,切缘阳性会明显地增加保乳手术的局部复发率。但如果切除范围广,也会影响保乳手术的美观效果。

对于单纯行保乳手术的患者,Lagios 等报道了切缘 10mm 及以上的 DCIS 患者的局部复发率为 5%。同时,MacDonald 等的研究显示,当切缘不足 10mm 时,局部复发率为切缘 10mm 以上的 5.39 倍(95%CI 为 2.68～10.64)。因此认为,需要保证至少 10mm 的阴性切缘。

目前关于 DCIS 保乳手术加术后放疗的手术切缘研究证据级别最高的文章之一来自 Dunne 等的 Meta 分析,其研究了保乳手术加放疗的 4 660 例患者的手术切缘情况,把患者的切缘距离分为 4 个组别:即染料标记的手术切缘无癌细胞组、切缘距离 1mm 组、切缘距离 2mm 组和切缘距离 5mm 组。同切缘距离 5mm 组相比,染料标记的手术切缘无癌细胞组和切缘距离 1mm 组同侧乳腺的肿瘤复发风险均明显增高,分别为 OR=2.56(95%CI 为 1.1～7.3)和 GR=2.89(95%CI 为 1.26～8.1);而阴性切缘为 2mm 时,单侧的复发危险度明显低于切缘不足 2mm 时(OR=0.53;95%CI 为 0.26～0.96),2mm 的手术切缘与 5mm 以上的手术切缘在单侧复发率上差异无统计学意义(OR=1.51;95%CI 为 0.51～5.0;P>0.05)。研究者据此认为,对于保乳手术加术后放疗的患者,2mm 是一个适当的手术切缘。

(3)保乳手术辅以术后放疗:放射治疗是临床用于局部治疗的重要手段,三项重要的随机临床试验 NSABP B-17、EORTC 10853 及 UK 试验,评价了 DCIS 患者在局部切除术后联合放射治疗的益处。这些试验证实了:①DCIS 患者局部切除后联合放射治疗减少了 50%～60%的同侧乳腺肿瘤复发;②单纯局部切除复发的患者中,大约 50%为浸润性的,而 50%为 DCIS;③接受放疗后,局部浸润性癌复发率降至 0.5%～1%;④联合放疗未体现出总生存的优势。而最新的随访资料进一步加强了先前的结论,局部切除联合放疗组与单纯局部切除组 DCIS 患者同侧浸润癌或非浸润癌复发率降低分别为:45%(NSABP,HR=0.56,95%CI 为 0.44～0.73),47%(EORTC,HR=0.53,95%CI 为 0.40～0.70);10 年无复发生存率显著提高(EORTC,85%比74%,P<0.0001)。

DCIS治疗过程中最重要的问题之一就是什么样的患者保乳术后需要放疗。在Silverstein等对538例保留乳房手术的患者的回顾性研究中,发现低VNPI评分的患者(4～6分)无法从放疗中获益,并且只有切缘小于1mm的患者能从保乳术后放疗中获益。然而,在大型前瞻性临床研究NSABP B-17及EORTC 10853中,亚组分析并未发现无法从术后放疗中获益的亚组人群,放疗对切缘阴性或阳性患者均有益处。

显然,尽管所有的DCIS患者可以进行乳房切除治疗,但很多患者可以选择局部切除联合放疗,并且有一小部分低危患者可能适宜行单纯局部切除。当各种治疗方案不相伯仲时,患者的选择最重要。医师必须与患者讨论乳房切除(也许辅以乳房重建)与保乳术的利弊。最佳的治疗方案是由肿瘤特性、患者一般情况及个人意愿决定的。

2.导管原位癌的前哨淋巴结活检　DCIS患者由于病灶中没有浸润成分,理论上不应出现腋淋巴结转移。基于这种理论,前哨淋巴结活检与腋淋巴结清扫都属于过度治疗。但实践中仍然会遇到DCIS患者发生腋淋巴结阳性的情况。

研究显示,当开放手术术后最终病理诊断为纯DCIS者,进行前哨淋巴结活检,其前哨淋巴结活检的阳性率为0.39%～12.5%,这也许是由于常规病理诊断的取样误差导致了肿瘤中可能存在隐匿性,即常规病理无法发现的浸润成分。

更常见的则是在术前对病灶进行空芯针活检病理诊断为DCIS患者发生组织学低估,有13%～35%的患者在术后病理升级为浸润性导管癌或微浸润,而前哨淋巴结活检阳性率在4.8%～18.6%。使用真空辅助活检装置可以使这种"低估"降低约15%。

但是,实际手术操作过程中,由于快速病理组织学检查不能完全排除微浸润的存在,当有微浸润存在时,前哨淋巴结的阳性率明显增高。对此,Ansari等进行了一项Meta分析,搜集了已发表的22篇报道共3 166例患者的资料,结论为术前诊断为DCIS的患者有7.4%(95%CI为6.2～8.9)存在前哨淋巴结的转移,术后证实为DCIS的患者有3.7%(95%CI为1.15～2.93)存在前哨淋巴结的转移。QR值为2.11(95%CI为1.15～2.93),差异有统计学意义。

目前仍缺乏大型随机临床研究证实DCIS患者进行前哨淋巴结活检对预后有益,因此没有一个能提供对那些术前诊断为DCIS患者须接受前哨淋巴结活检的预测模型。

对前哨淋巴结阳性者是否应行ALND,目前尚无定论。Deurzen等进行了一项小样本的回顾性研究,对29例前哨淋巴结阳性的患者行ALND,没有新发现的淋巴结转移。

根据上述观点,显然DCIS患者行SLN活检的主要原因是空芯针活检在组织学上往往对浸润性癌成分估计不足。而另一方面则取决于拟定的手术方式,如果拟行保乳手术,则SLNB不是必须的,因为如果最终病理为浸润性癌,还可以再行SLNB。而乳房切除术后,则无法再行SLN活检。

因此,对于由空芯针穿刺诊断的DCIS,或是拟行乳房切除术的患者,推荐行SLNB。另一方面,对于高度怀疑有浸润成分的DCIS患者应该建议前哨淋巴结活检,其中考虑的因素应包括年龄、钙化灶范围大小(>4cm)、高级别或粉刺型病灶。

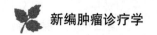

三、乳房佩吉特病的外科治疗

乳房佩吉特(Paget)病(Paget's disease of the breast)即乳头乳晕湿疹样癌,是一种较罕见的、预后较好的皮肤恶性肿瘤,以表皮内具有透明胞质的 Paget 细胞为特征。Paget 病分为乳房 Paget 病和乳房外 Paget 病,前者常常伴有潜在的乳房浸润性癌或原位癌。其乳头乳晕皮肤的湿疹样改变是由 Velpean 于 1856 年首次描述的,但是直到 1874 年才由 James Paget 首次提出乳头乳晕区皮肤的改变与乳腺深部癌块的关系。

1. Paget 病的临床特点　乳腺 Paget 病的发病率很低,约占乳腺原发恶性肿瘤的 1%～3%。美国癌症协会监控流行病学结论(Surveillance,Epidemiology,and End Result,SEER)登记显示:在 1973—1987 年间,158 621 例浸润性乳腺癌中有 1 775 例组织学证实是 Paget 病,占全部病例的 1.1%。

Chen 等对 1 738 例乳腺 Paget 病患者进行回顾性分析发现,本病平均发病年龄为 62.6岁。其中伴发浸润性导管癌的平均发病年龄为 60.8 岁。伴发原位导管癌的为 63.8 岁。单纯乳腺 Paget 病为 66.2 岁。而来自中国的数据,Zheng 等的研究显示,本病占纳入统计乳腺癌的 1.6%(68/4211),平均发病年龄较国外数据年轻,为 48.1 岁。另外,本病在男性中也有报道。

乳房 Paget 病最早期的临床表现是乳头乳晕区持续刺痛、瘙痒,进而出现典型的表现,如乳头红斑、皮肤湿疹、结痂等。疾病进展后可出现皮肤破坏、乳头内陷、破坏等。约 50% 的患者临床可触及肿块,类似浸润性乳腺癌的表现。乳房肿块不是乳房 Paget 病的典型临床表现,但若触及肿块,常提示合并有乳腺癌。一项对 15 个研究的 965 例临床乳房 Paget 病患者的综合分析发现:454 例(47%)有乳房肿块,511 例(53%)无肿块;在有乳房肿块的患者中,93% 有浸润性乳腺癌,7% 有导管原位癌(ductal carcinoma in situ,DCIS);无肿块患者中,34% 有浸润性乳腺癌,65% 有 DCIS。

患者乳头出现典型的湿疹样改变,临床医师应怀疑到乳房 Paget 病,并进一步检查有无其他乳房 Paget 病的典型表现。本病的辅助检查主要有乳腺 X 线摄影、B 超、MRI 及病理学活检。

乳房 Paget 病 X 线摄影的主要表现为乳头回缩,乳晕区皮肤增厚,乳晕下弥漫的恶性微小钙化等,但是部分 Paget 病患者可能 X 线摄影无异常表现。B 超对乳房 Paget 病的诊断也有帮助,尤其在 X 线摄影阴性的患者,B 超可以发现额外的乳腺癌。MRI 也用于 Paget 病的诊断,有助于发现 X 线摄影阴性的 Paget 病患者,对于 Paget 病合并的浸润性乳腺癌或 DCIS 也有极高的敏感性,并且有助于术前病变范围的评估。对于合并乳房肿块的 Paget 病,应行常规乳房辅助检查评估肿块性质。Amano 等曾报道,应用 MRI 确诊 1 例伴发导管原位癌的乳腺 Paget 病,该患者临床及 X 线摄影结果均为阴性,后经组织学证实为本病。

对于有典型临床表现的患者,建议行病理学检查,包括刮片细胞学检查、表皮刮取活检、楔形切除活检及乳头切除活检。诊断标准为镜下找到 Paget 细胞。活检取标本时应注意揭去乳头表面结痂,清除分泌物后涂片或切取活检,尽可能提高阳性率。

2. 外科治疗　目前对于乳房 Paget 病的手术方式选择尚未达成共识。历史上局部治疗

Paget 病的标准方式是乳房切除术,乳房切除术的倡导者的证据是术后标本证实了 Paget 病深面有极高的癌灶发生率。Kothari 的研究显示,70 例 Paget 病患者,41%有多灶性病灶,34%存在多中心病变。此外,在有记录的 55 例患者的影像学检查中,42%患者的术前乳腺检查低估了病变的范围。

然而,随着人们对浸润性和原位乳腺癌采用保乳手术的尝试得到令人欣慰的结果,Paget 病的保乳手术日益受到人们的关注。

(1)乳房切除术:乳房切除术一直以来是乳房 Paget 病的标准治疗方法。研究显示,Paget 病病灶可呈多灶性或多中心性分布,且 Paget 病合并的乳腺癌可以远离乳头乳晕区。Paone 与 Baker 的研究显示,12%的 Paget 病患者(6/50)在离乳头 2cm 或 2cm 以上的组织中发现了肿瘤的存在。而 Ikeda 研究了 11 例不伴乳腺肿块、乳腺 X 线摄影检查无阳性发现的 Paget 病患者,均施以乳房切除术,6 例在乳头远处发现了 DCIS,5 例呈多中心分布。

因此,对于 Paget 病患者,若手术仅切除乳头乳晕复合体,则外周的乳腺癌不可能被发现,常推荐采用乳房切除术。

若病理证实 Paget 病合并乳腺癌,应按照乳腺癌治疗标准进行腋淋巴结清扫或前哨淋巴结活检。若仅为单纯的乳房 Paget 病,可以仅行单纯乳房切除术或行乳房切除+前哨淋巴结活检术。

(2)保乳手术:保乳手术+术后全乳放疗也是乳房 Paget 病的治疗方法之一。相关方面最早的一份前瞻性研究来自 EORTC。研究发现,乳房 Paget 病患者接受保乳手术+全乳放疗(50 Gy,25 野)后 5 年的局部复发率为 5.2%,大部分患者(97%)临床未发现肿块,84%X 线摄影阴性,93%合并 DCIS。

Marshal 等研究了 36 例接受保乳手术+放疗的乳房 Paget 病患者,所有病例术前均未发现乳房肿块或乳腺 X 线摄影异常,83%患者合并乳腺癌。随访 10 年发现,患者的局部复发率为 11%,无病生存率为 97%,总生存率为 90%。Chen 等对 1 642 例乳房 Paget 病患者研究发现,对于合并 DCIS 或浸润性乳腺癌患者,保乳术后 15 年乳腺癌特异生存率为 92%及 87%,乳房切除术后为 94%及 60%,而且仅肿块大小与淋巴结状态是预后的独立预测指标。这里需要说明,该研究为回顾性研究,保乳组较乳房切除组较高的 15 年特异生存率也许来自于选择偏移,选择保乳手术更倾向于肿瘤较小的患者。以上研究结果提示,在有效的术前评估及选择性的个体化治疗前提下,保乳手术可以提供有效的局部控制。

研究发现,乳房 Paget 病患者单纯行保乳手术而不接受术后放疗的局部复发率较高。来自 Polgar 等的研究显示,33 例乳头 Paget 病患者中 30 例伴有 DCIS,3 例不伴 DCIS,行保乳手术未加放疗,中位随访 6 年,11 例(33%)局部复发,10 例为浸润性癌,而 6 例有远处转移灶存在。而 Dixon 等则发现,10 例 Paget 病不伴乳腺肿块、乳腺 X 线摄影阴性患者,对乳头乳晕复合体行锥形切除术,10 例皆有 DCIS,1 例伴有浸润性乳腺癌。中位随访 56 个月后,40%的患者局部复发。综合上述研究结果,单纯保乳手术并不推荐。

(3)前哨淋巴结活检(SLNB):近 2 年来前哨淋巴结活检技术(SLNB)已经应用到 Paget 病的诊治过程中。数据显示,Paget 病的前哨淋巴结检出率为 97%～100%。Sukumvanich 等对 39 例 Paget 病患者行 SLNB,成功率为 98%,阳性率为 28%(11/39)。其中在无症状及影像学检查阴性的乳腺 Paget 病患者中阳性率为 11%；而在有症状及影像学检查阳性的乳腺 Paget 病患者中阳性率为 45%（9/20）。其中 19 例没有临床或放射学上的发现（单纯 Paget 病），20 例有临床或放射学上的发现（Paget 病影像学阳性）。两组术后病理学均被证实伴有较高比例的深部浸润性癌（单纯 Paget 病组为 27%），伴临床或放射学上发现的 Paget 病组为 55%。

显然，若病理证实 Paget 病合并浸润性癌，应按照乳腺癌治疗标准进行前哨淋巴结活检或腋淋巴结清扫。对于这样的患者，如拟行保乳手术，则腋淋巴结评估可暂缓直到浸润性癌成分被确诊。但若准备实施乳房切除术，则建议同时行前哨淋巴结活检，因为乳房切除后的标本中存在浸润性癌可能，而此时已丧失了再进行前哨淋巴结活检的机会。但对于一个单纯 Paget 病并拟行保乳术的患者，是否手术时行腋淋巴结评估仍然有所争议。

（4）全身性治疗：对于合并乳腺浸润癌或原位癌的乳房 Paget 病患者，应按照乳腺浸润癌或原位癌治疗标准给予合适的辅助治疗。对于单纯乳房 Paget 病患者，全身性治疗的证据较少，一般认为适当的局部治疗已经足够。

四、原位癌外科治疗的进展

乳腺原位癌（in situ carcinoma of the breast）是一类乳腺导管或小叶上皮细胞异常增生但不超过基底膜的病变。包括 2 大类：导管内癌（ductal carcinoma in situ，DCIS）和小叶原位癌（lobular carcinoma in situ，LCIS）。乳腺原位癌作为浸润性乳腺癌的前驱病变或者高危因素，人们对其自然病程知之甚少，更缺乏高级别循证医学证据的临床研究数据。导致在针对乳腺原位癌这特殊人群患者的治疗路径上，一直存在争议。故本节对争议最大的问题及外科治疗领域的相关进展作一介绍。

1. 多形性小叶原位癌的外科处理　多形性 LCIS（pleomorphic lobular carcinoma in situ，PLCIS）是一种相对特殊的 LCIS，这种组织病理学类型与 DCIS 相似，且临床特性也与普通型小叶原位癌有所不同。Bentz 等评估了 12 例多形性 ILC，其中 7 例伴有多形性 LCIS 存在。在有随访的 12 例患者中，中位生存时间为 2.1 年。而 Middleton 等分析了 38 例多形性 ILC，45% 的病例伴有多形性 LCIS。在有随访的 19 例患者中，9 例因肿瘤死亡（2 个月至 9 年），6 例出现了对侧乳腺癌。这些研究结果显示，多形性 LCIS 发展成为 ILC 的危险性高，尤其是多形性 ILC，且伴有相应 LCIS 的多形性 ILC 预后较差。与典型 LC1S 相比，需要采取不同的治疗策略。

NCCN 指南建议，对于 PLCIS，外科处理策略不同于普通型 LCIS，医师应考虑完整切除并达到切缘阴性。迄今为止，唯一关于 PLCIS 的切缘情况及术后辅助治疗的数据来自于 M. D. Anderson 肿瘤中心的 Middleton，研究入组 26 例切除活检诊断为 PLCIS 的患者，并根据其切缘情况分组，分组情况如下：23%（6/26）切缘阳性；27%（7/26）切缘距离≤1mm；15%（4/26）切缘距离为 1.1～2mm；35%（9/26）切缘距离＞2mm。中位随访时间 46 个月（4～108 个月），其间 6 例患者接受他莫昔芬预防治疗，4 例进行了术后放疗，6 例既进行了放疗又接受了他莫昔芬预防治疗。结果显示，1 例来自切缘阳性组的患者在术后 18 个月复发，总复发率为 3.8%。研究者建议对于 PLCIS，活检切缘应该大于 2mm。

对于多形性 LCIS,需要更多的结论性数据来指导其外科处理。但就目前的数据,可以推测 PLCIS 与普通型 LCIS 相比,临床特性更倾向于浸润性癌的癌前病变,因此其临床处理策略应尤为谨慎。

2. DCIS 治疗中保乳手术的选择　大量研究结果显示,DCIS 患者乳房切除术后,局部复发率在 0~2.1%。乳房切除术通过切除了几乎所有可能发生乳腺癌的组织而提供了良好的局部控制率。但在保乳手术盛行的时代,即便浸润性癌都进行保乳手术,很难判断乳房切除是否正当。尤其研究报道,与保乳手术相比,乳房切除术在总生存率上差异无统计学意义。

而单纯肿瘤切除手术是否有效,目前研究结果显示出高的局部复发率,特别是增加局部浸润性癌的复发风险。Wong 等设计了一项前瞻性研究,原本希望入组例数可达到 200 例,但由于局部复发率过高而被迫中止。最后入组 158 例,中位随访时间 40 个月,13 例局部复发,5年局部复发率为 12%。

Silverstein 等建立的南加利福尼亚大学/van Nugys 预后指数(USC/VNPI),试图依据 4个因素:肿瘤大小、手术切缘宽度、组织学分类及年龄,简化 DCIS 患者制定治疗决策。它根据不同分值界定了 3 个风险级别:4~6 分为低危,适合单纯肿块切除;7~9 分为中危,需要附加放射治疗;10~12 分为高危,需要进行乳房切除术。但是,至今它未被前瞻性对照研究验证,因此 VNPI 至今仍不能被确定为对 DCIS 患者在接受乳腺局部治疗选择时的一个直接有效的评价与预测风险的工具。

3. DCIS 保乳手术术后放疗的作用及地位　面对针对 DCIS 的单纯局部肿块切除治疗带来的可能的高复发率,21 世纪初期的三个里程碑式的前瞻性随机临床研究:NSABP B-17、EORTC 10853 及 UK 试验,给出了肯定的答案:尽管联合放疗未显示出总生存的优势,DCIS 患者术后应用放射治疗比单纯肿块切除治疗患者减少复发风险 50%~60%。而最新的随访资料进一步加强了先前的结论,局部切除联合放疗组与单纯局部切除组 DCIS 患者同侧浸润癌或非浸润癌复发率降低分别为:45%(NSABP,HR=0.56,95%CI 为 0.44~0.73),47%(EORTC,HR=0.53,95%CI=0.40~0.70),10 年无复发生存率显著提高(EORTC,85%比74%,P<0.0001)。强有力的数据决定了,至今为止局部肿块切除联合放疗是 DCIS 患者最常选择的局部治疗方式。

DCIS 治疗过程中最重要的问题之一就是什么样的患者保乳术后需要放疗。NSABP B-17 及 EORTC 10 853 中,亚组分析并未发现无法从术后放疗中获益的亚组人群,放疗对切缘阴性或阳性患者均有益处。

4. DCIS 保乳手术切缘状况的研究　大部分研究都认为切缘状态与局部复发相关,对于行保乳手术的 DCIS 患者,0mm 的阴性切缘与大于 10mm 切缘相比,其局部复发率明显增高。然而,迄今为止没有一个前瞻性随机对照研究来明确在何种切缘宽度(例如:2、4 或 10mm)下,患者获益最大。

目前关于 DCIS 保乳手术加术后放疗的手术切缘研究证据级别最高的文章之一来自Durme 等的 Meta 分析,其研究了保乳手术加放疗的 4 660 例患者的手术切缘情况。结果显示:阴性切缘为 2mm 时单侧的复发危险度明显低于切缘不足 2mm 时(OR=0.53;95%CI 为0.26~0.96),2mm 的手术切缘与 5mm 以上的手术切缘在单侧复发率上差异无统计学意义

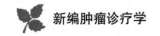

（OR＝1.51；95％CI 为 0.51～5.0；P＞0.05）。研究者据此认为，对于保乳手术加术后放疗的患者，2mm 是一个适当的手术切缘。

5. DCIS 同侧腋淋巴结的处理策略　对于开放手术术后最终病理诊断为纯 DCIS 者，由于病灶中没有浸润成分，理论上不应出现腋淋巴结转移，然而进行前哨淋巴结活检，其前哨淋巴结活检的阳性率为 0.39％～12.5％，这也许是由于常规病理诊断的取样误差导致了肿瘤可能存在隐匿性，即常规病理无法发现的浸润成分。

更常见的则是在术前对病灶进行空芯针活检病理诊断为 DCIS 患者发生组织学低估，有 13％～35％患者在术后病理升级为浸润性导管癌或微浸润，使用真空辅助活检装置可以使这种"低估"降低约 15％。而前哨淋巴结活检阳性率在 4.8％～18.6％。

但是，实际手术操作过程中，由于快速病理组织学检查不能完全排除微浸润的存在，当有微浸润存在时，前哨淋巴结的阳性率明显增高。Ansari 等的 Meta 分析搜集了已发表的 22 篇报道共 3 166 例患者的资料。结论为术前诊断为 DCIS 的患者有 7.4％（95％CI 为 6.2～8.9）存在前哨淋巴结的转移，术后证实为 DCIS 的患者有 3.7％（95％CI 为 1.15～2.93）存在前哨淋巴结的转移。QR 值为 2.11（95％CI 为 1.15～2.93），差异有统计学意义。而 Katz 等汇报了 109 例纯 DCIS 及 21 例 DCIS 伴微浸润患者的前哨淋巴结活检情况，结果显示，两者前哨淋巴结阳性率分别为 9.5％和 7.2％。

根据上述观点，显然 DCIS 患者行 SLN 活检的主要原因是空芯针活检在组织学上往往对浸润性癌成分估计不足，而另一方面则取决于拟定的手术方式。如果拟行保乳手术，则 SLNB 不是必须的，因为如果最终病理为浸润性癌，还可以再行 SLNB。而乳房切除术后，则无法再行 SLN 活检。

因此，对于由空芯针穿刺诊断的 DCIS，或是拟行乳房切除术的患者，推荐行 SLNB。另一方面，对于高度怀疑有浸润成分的 DCIS 患者应该建议前哨淋巴结活检，其中考虑的因素应包括年龄、钙化灶范围大小（＞4cm）、高级别或粉刺型病灶。而关于前哨淋巴结活检对于 DCIS 患者的预后影响，尚需要大型随机临床研究结果。

对前哨淋巴结阳性者是否应行 ALND，目前尚无定论。Deurzen 等进行了一项小样本的回顾性研究，对 29 例前哨淋巴结阳性的患者行 ALND，没有新发现的淋巴结转移。

第六节　前哨淋巴结活检

腋淋巴结状态是乳腺癌患者重要的预后因素之一。腋淋巴结清扫（axillary lymph node dissection，ALND）被视为评价腋淋巴结状态的唯一标准而广泛开展，但可引起患侧上肢淋巴水肿、肩关节活动障碍等诸多并发症，这对于无腋淋巴结转移的患者是不必要的。近年早期乳腺癌腋淋巴结阴性患者发现增多，所以采用损伤最小的方法来获取腋淋巴结状态的 SLNB 已成为乳腺癌治疗中的热点。

1977 年 Cabanas 在研究阴茎肿瘤时发现肿瘤引流到一组特殊的淋巴结群，这组淋巴结最早发生转移，将其命名为前哨淋巴结（sentinel lymph node，SLN）。定义为接受原发肿瘤淋巴引流及转移的第一个区域淋巴结或淋巴结群。SLNB 就是测检接受原发肿瘤淋巴结引流的第一个淋巴结,对腋淋巴结状态进行准确地评价。1992 年 Morron 等首先将 SLNB 运用于黑色素瘤患者。Alex 于 1993 年运用放射性核素进行淋巴示踪检测 SLN;第 2 年 Giuliano 等首次报道用活性染料作示踪剂测检 SLN;1996 年 Albertini 等联合应用生物染料和核素作示踪剂检测 SLN。

大量的单中心临床经验证实,乳腺癌 SLN 阴性的患者可以避免进一步的 ALND。在倡导循证医学的今天,NSABP B－32 临床试验结果更是为乳腺癌 SLNB 技术的临床应用提供了强有力的证据支持。这是一项前瞻性随机多中心临床试验,共入组 5 611 例可手术、腋淋巴结临床检查阴性的乳腺癌患者,随机分成两组:SLNB＋ALND 组(2807 例),先行 SLNB,不论 SLN 是否有转移随后行 ALND;SLNB 组(2 804 例),先行 SLNB,若术中细胞学病理检查和术后组织学病理检查示转移阴性,则不再行 ALND;若检查示转移阳性,则行 ALND。主要研究终点为 OS、DFS 和局部控制率。71.1％的患者 SLN 阴性,其中 SLNB＋ALND 组 1 975 例,SLNB 组 2 011 例,平均随访 95 个月,随访率 99.9％。两组 OS 和 DFS 均无显著差异,SLNB 组并发症发生率显著低于 SLNB＋ALND 组。研究结果提示,对于可手术、临床检查腋淋巴结阴性的乳腺癌患者,若术中病理检查 SLN 无转移,则无需再行进一步的 ALND,对于这组患者,SLNB 可以取得与 ALND 相同的总生存率、无病生存率和局部控制率。

一、前哨淋巴结活检术的适应证及禁忌证

1.适应证　临床早期浸润性乳腺癌(T_1 和 T_2 期)、临床腋淋巴结阴性、单发肿瘤,以上条件同时具备。患者年龄、性别及肥胖不受限制。

2.绝对禁忌证　组织学或细胞学已证实腋淋巴结阳性、对示踪剂(蓝染料和硫胶体)过敏和炎性乳腺癌。

3.相对禁忌证　T_3 期肿瘤、患侧乳腺或者腋已接受过手术或放疗、多中心或多灶性肿瘤、妊娠期乳腺癌。

二、前哨淋巴结活检方法的选择和优缺点

前哨淋巴结活检方式可根据示踪剂不同(表 3－6)分为 3 种:以放射性核素作为示踪剂、以蓝色染料作为示踪剂,以及同时运用上述两种方式的方法。如果用核素法,外科医师则以手提 γ 探测器定位前哨淋巴结的方式,成功率为 91％～98％;如果单用蓝染料法确定前哨淋巴结成功率为 65％～93％。两种方法联合使用的成功率可达 98.3％。Giuliano 等的最初研究中,前哨淋巴结成功率为 66％,而最近的一项报道其成功率高达 99％～100％。美国 H. L. Moffitt 肿瘤中心的 Cox 报道,其中心 6 位年资相近的外科医师进行前哨淋巴结活检,工作初期的假阳性率比较高,至 22 例活检术后平均假阳性率下降到 10％,54 例活检术后假阳性率降低到 5％。所以,无论哪种方式,成功率与操作者的经验有着密切的关系。由于乳腺癌前哨淋巴结活检是一项操作性很强的技术,其成功率与经验的积累密切相关,即存在所谓的"学习曲线"(learning curve),绝大部分的操作失败出现在研究者进行该项研究的早期。一项相关

的研究显示：由高年资外科医师实行，活检的成功率明显高于低年资者（94％比86％）且随着经验的积累，假阴性率都有下降趋势。

表3-6　不同示踪剂的比较

种类	染料示踪剂	核素示踪剂
优点	分子量小，弥散快，无需辅助设备，价格低廉	分子量大，可避免非SLN，术前可明确定位
缺点	不能提示探测方向，对医师要求高	价格昂贵，存在放射污染，操作复杂
常用	1％异硫蓝、亚甲蓝，0.75％专利蓝	^{99m}Tc 标记的硫胶体

如果采用核素法，患者术前2～24h接受核素注射在肿块四周，术前用γ计数器探测腋窝和内乳区域放射性核素热点的分布情况，活检切口通常近热点附近的合适部位，术中在γ计数器的导引下找到核素放射性浓聚的淋巴结，即前哨淋巴结，予以摘除。如果选用蓝染法，则术前5～15min注射蓝色染料于肿块或乳晕周围，立刻加以按摩5～10min，这样可以增加乳房局部压力，促进淋巴引流。Giuliano等证实使用该办法可提高前哨淋巴结活检的成功率。手术切口一般选在腋窝下方，作凹面向上的弧形切口，找到蓝染的淋巴结，即为前哨淋巴结。联合法则为上述两种方法叠加。

三、前哨淋巴结状态的术中评估

目前，术中快速冰冻切片（frozen section，FS）及印片细胞学（touch imprint cytology，TIC）单独或联合检查已被广泛应用于SLN术中诊断。但2者存在明显的不足，主要是对SLN微转移灶检测的灵敏度欠佳。Brogi等报道，FS、TIC总的灵敏度分别为59％和57％，其中对SLN大体转移灶检测的灵敏度分别为96％和93％，而对SLN微转移诊断的灵敏度均仅为27％。Menes等报道了FS和TIC对大体转移的灵敏度分别为83％和78％，对微转移的灵敏度分别为78％和57％。FS和TIC这2种方法各有优缺点，就灵敏度、特异度、准确率等方面来说没有很大的差异，而且2种方法均对较大的转移灶更敏感，假阴性和微转移与小叶癌相关。杨耿侠等对150例患者的400枚SLN进行术中FS、TIC及其联合检测，TIC和FS术中诊断的灵敏度分别为71.9％和83.1％.（P＞0.05）；两者联合诊断的灵敏度为96.6％，显著高于FS和TIC单独诊断的灵敏度（P＜0.001）。其他研究结果亦显示，TIC联合FS检测灵敏度较两者单独应用为高，有更低的假阴性率。

联合应用FS及TIC进行SLN术中诊断可以提高SLN术中诊断的灵敏度和特异度，能够在一定程度上满足临床需求，避免二次手术。但其均存在灵敏度较低、主观性强、非标准化、检测组织量少（远小于5％）等缺点，需要寻求更为准确的术中快速分子诊断技术。鉴于SLN的术中分子检测尚未在中国获准临床应用，在目前的临床实践中大多采用传统的FS检测SLN的转移。

近年来，灵敏度和准确率更高且更客观的分子诊断在SLN诊断中显现出巨大的优势。通过检测在乳腺组织和癌组织中高表达而在正常淋巴结中不表达的基因蛋白，可以快速、准确、客观地检测SLN转移。随着乳腺癌SLNB技术的广泛应用，逆转录聚合酶链反应（RT—

PCR)用于检测淋巴结转移灶的研究日益受到重视。Mitas 等研究显示乳腺球蛋白、乳腺组织特异度基因 PIP、细胞角蛋白 19(CK19)、乳腺球蛋白 B、黏蛋白 mucl 及癌胚抗原(CEA)可以用于检测乳腺癌 SLN 中的癌转移。Manzdtti 等利用 CK19、maspin、乳腺球蛋白、CEA 及 mucl 检测乳腺癌 SLN 转移,发现乳腺球蛋白的灵敏度最高(77.8%),mucl 的特异度最高(100%)。Gimbergues 等检测乳腺癌患者 SLN 中乳腺球蛋白、CEA、CK19 的表达情况后发现,乳腺球蛋白的灵敏度、特异度均为 100%,可作为诊断 SLN 转移最准确的标志物。Nissan 等研究了 CK19、乳腺癌分化肿瘤抗原 NY－BR－1 和乳腺球蛋白 B 基因用于 SLN 检测,指出虽然 NY－BR－1 灵敏度高于乳腺球蛋白 B,但其在不同患者之间表达存在不一致性;联合 CK19 和乳腺球蛋白 B 可用于检测乳腺癌 SLN 转移状况。该研究同时用 DNA 印迹法证实了上述 RT－PCR 结果。目前,普遍认为乳腺球蛋白及 CK19 是检测 SLN 转移比较理想的分子标志物。GeneSearch™ breast lymph node assay(BLN 检测)和 SYSMEX GD－100assay (OSNA 检测)两种分子诊断技术在全球范围内运用最为广泛。

四、前哨淋巴结活检的进展与展望

1.SLN 的微转移　对 25 项临床试验的荟萃分析资料显示,SLN 微转移(micro－metastases,MM)和孤立肿瘤细胞群(isolated tumorcells,ITC)患者腋窝其他淋巴结转移的概率约为 20% 和 9%。虽然已有资料表明,乳腺癌 SLN 微转移的预后价值有限,但 SLN 微转移者有如此高的腋淋巴结转移率值得重视。目前的问题是,术中冰冻切片病理检查尚不能用于检测 SLN 微转移。为解决此问题正在进行多种探索,寻求最佳方案。近来有用多层切片免疫组化染色和 PCR 检测等方法探索通过专业化厂家检测解决乳腺癌 SLN 微小转移问题。这些研究仍处于探索阶段,尚难以用于大量临床患者的实际工作。因此,在没有有力的资料明确 SLN 微转移的临床意义之前,对术后发现存在 SLN 微转移的乳腺癌患者仍需再进行腋淋巴结清除术。

2.新辅助化疗后的 SLNB　由于新辅助化疗可以提高局部晚期乳腺癌患者的保乳率,同时可以观察治疗效果,所以新辅助化疗在可手术乳腺癌患者中的应用日渐增多。然而,新辅助化疗患者行 SLNB 的时机仍存在争议,化疗有效时可能使原有癌转移的 SLN 转为阴性,但腋窝其他转移淋巴结中仍可能有癌残留,如在新辅助化疗后再进行 SLNB 可能出现假阴性,新辅助化疗后 SLNB 假阴性的发生率和临床及预后意义尚不清楚。一般主张对有 SLNB 指征的可手术乳腺癌患者,如拟施行新辅助化疗,应在新辅助化疗前行 SLNB,根据活检结果决定新辅助化疗后是否行腋窝清除术。但已有荟萃分析证实,18 项新辅助化疗后 SLNB 的结果显示,SLNB 的平均成功率为 89%,平均假阴性率为 10%(0～33%),接近常规 SLNB 的相关数据;新辅助化疗可使 20%～40% 的腋淋巴结阳性患者转为阴性,化疗前行 SLNB 将使该部分患者接受 ALND,因而不能从新辅助化疗的腋窝降期中获益。对于仅有 SLN 转移的患者,化疗前行 SLNB,化疗后行 ALND 将不能评估患者的腋窝降期与获益;新辅助化疗的方案可以根据乳腺原发肿瘤大小、生物学特点及临床腋淋巴结状态确定。临床淋巴结阴性的可手术乳腺癌患者 SLNB 仍然有较好的符合率,可用于决定是否行腋窝手术。目前认为,对于临床腋淋巴结阴性患者,新辅助化疗后 SLNB 是指导腋窝处理的准确技术。新辅助化疗后 SL-

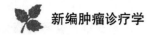

NB 最终的可行性需要前瞻性 SLNB 替代 ALND 试验的证实。

3. SLN 阳性患者的非 SLN 转移预测　尽管对 SLN 阳性患者进行腋窝清扫术是腋窝处理的标准模式，但该部分患者在接受腋窝清扫术后，超过一半的患者腋窝非 SLN 没有转移，并无治疗意义。因此，准确预测非 SLN 状况有助于确定治疗计划，以减少不必要的清扫带来的并发症。欧洲肿瘤所约 3 500 例 SLNB 的资料也显示，SLN 大体转移、微转移及 ITC 患者腋窝其他淋巴结转移的概率分别为 50.3%、21.4% 和 14.7%。目前已有多个数学模型用于评估 SLN 阳性患者的非 SLN 转移，包括 MSKCC 列线图、Mayo 列线图、Tenon 评分、MDA 评分及 Saidi 评分。一项前瞻性多中心研究通过比较 516 例接受腋窝清扫术 SLN 阳性患者的非 SLN 转移列线图及评分模型，验证上述 5 个模型的准确性，包括假阴性率和辨别能力。同时对上述模型进行亚组分析，包括 246 例 SLNITC 或 MM 患者及 165 例原发肿瘤直径大于 2cm 患者。结果显示，无论是总体人群还是亚组分析，Tenon 评分模型均优于其他模型。另一项研究比较了 319 例接受腋窝清扫术 SLN 阳性患者的 Tenon 评分、MSKCC 列线图及剑桥大学和斯坦福大学列线图，结果显示，MSKCC 列线图预测能力最强，Tenon 评分及剑桥大学列线图次之。

4. SLN 阳性是否一定要清扫腋窝　NSABP B-32 试验巩固了 SLN 转移状态可准确预测腋淋巴结转移状态的理念，当 SLN 阴性就可以避免 ALND；而当 SLN 阳性时，目前的原则是应当行 ALND。美国国立综合癌症网络（NCCN）指南也是如此推荐。然而，是否所有的 SLN 阳性患者都须接受 ALND？

ACOSOG Z0011 试验入组了 891 例石蜡切片、HE 染色 SLN 转移阳性（≤2 枚）的患者，随机分为仅接受 SLNB 组（446 例）和进一步 ALND 组（445 例）。所有患者都接受保乳术和放疗，遵医嘱行全身辅助治疗。中位随访 6.3 年，ALND 组和 SLNB 组患者的 5 年乳腺复发率分别为 3.7% 和 2.1%（P=0.16），5 年淋巴结复发率为 0.6% 和 1.3%（P=0.44）。多变量分析显示，患者年龄（P=0.026）和肿瘤高分级（高 Bloom-Richardson 评分，P=0.0258）是复发的独立预测因子。ALND 组和 SLNB 组 5 年的 OS 分别为 91.9% 和 92.5%（P=0.24）。年龄、ER 状态和全身辅助治疗是 OS 的独立预测因子。ALND 组和 SLNB 组 5 年的 DFS 分别为 82.2% 和 83.8%（P=0.24），ER 状态和全身辅助治疗是 DFS 的独立预测因子。以上结果可以看出，SLN 阳性的患者，无论在 DFS、OS 还是局部复发率上都不能从进一步的 ALND 中获益。

以上的结果发表后在学术界引起不小的震动，然而该研究入组患者限制在特定的早期乳腺癌患者，样本量较小，是否能指导临床工作尚待更大规模、更长期随访的临床试验来证实。

基于循证医学证据、临床指南和专家共识，SLNB 已经成为乳腺癌腋窝分期的标准治疗模式。SLNB 可以提供更为准确的腋淋巴结分期，SLN 阴性患者 SLNB 替代腋窝清扫术后腋窝复发率和并发症很低，SLNB 的适应证也在不断扩大，对 SLN 微转移预后意义更为明确，SLN 阳性患者的非 SLN 转移预测研究不断深入，SLN 术中诊断将会进入一个新的分子时代。

第七节　乳腺癌术后重建

　　乳房是女性身体上的重要组成部分,是女性第二性征的标志性器官之一,是女性的象征。它不仅有泌乳、哺育功能,还是体现女性形体曲线美感所必不可少的,也是绘画、诗歌等多种艺术形式表现和赞美的对象,具有泌乳和美体两方面的特性。乳房缺失不仅影响女性体态完美,而且对患者的身心造成严重的影响,甚至影响到周围的人际关系和家庭的稳定,给社交、工作和生活带来许多不便。随着乳腺癌治疗的进展,乳房再造技术日臻完善。对于因肿瘤切除后的变形、放射线照射后的萎缩,以及先天性畸形等,从解除患者的精神痛苦,提高生存质量出发,以整形为目的,需要进行乳房再造手术。

　　乳房再造术(breast reconstruction)是指利用自体组织移植或乳房假体重建因患乳房疾病行乳房切除术后的胸壁畸形和乳房缺损。最常见的乳房缺损见于乳腺癌切除术后。目前,乳房再造的手术方法有乳房假体植入和自体组织移植2大类。自1992年美国食品和药品管理局(FDA)限制使用硅凝胶乳房假体以来,应用自体组织移植再造乳房成为主流,其中以下腹部横形腹直肌肌皮瓣(transverse rectus abdominis myocutaneous flap,TRAM)和扩大背阔肌肌皮瓣应用最广。

一、乳房再造时机

　　临床实践证明,在乳腺癌根治手术的同时进行乳房再造(即时乳房再造),手术安全可行,乳腺癌复发率及死亡率等方面与单纯乳腺癌根治术相比并无明显差异。因此,近年来即时乳房再造成为一种趋势。即时乳房再造优点是:即时乳房再造患者无乳房缺损所造成的心理上的磨难;即时乳房再造乳房下皱襞比较自然,局部皮瓣比较柔顺;总手术费用和总的住院时间比后期乳房再造少。缺点是:潜在手术并发症的发生率较单纯乳腺癌切除术有增加。

　　后期再造的优点是:患者对乳房缺损有着切身的体验,对是否要求乳房再造能够作出理性的判断,术后满意度较高;有报道后期再造乳房可减少上肢淋巴水肿的发生。缺点是:需要两次手术,所需费用也较即时再造高。

　　传统上认为,乳腺癌手术后1~2年,无局部复发和远处转移者可进行乳房再造。现在一般认为化疗结束后3个月后即行后期乳房再造。

二、乳房再造方法的选择

　　乳房再造方法的选择应根据患侧和健侧乳房的情况决定。首先应检查患侧乳房切除后瘢痕的形态、方向与增生程度,皮肤的松紧度和质地,胸大肌是否保留、其质量如何,锁骨下区及腋窝部组织缺损情况,腋前襞形态是否完整等。同时应检查健侧乳房的丰满和下垂程度,以及患者的年龄、一般身体状况、腹部和背部以前的手术瘢痕等。同时考虑患者对健侧乳房是否有增大、缩小以及下垂矫正的要求。一般情况下大部分患者拒绝对健侧乳房进行任何的手术操作。

　　TRAM乳房再造手术可以满足几乎所有类型的乳房再造要求,其组织量大,再造乳房的

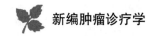

形态自然,有一定的丰满和下垂程度,可以达到和健侧对称,特别是乳腺癌根治术后或扩大根治术后,组织需要量较大时。缺点是手术创伤较大。

扩大背阔肌肌皮瓣适合于乳房良性肿瘤或保乳治疗手术后乳房部分缺损,以及胸大肌保留的改良根治术后或保留皮肤根治术后,健侧乳房中等大小的患者。

应用乳房假体或先行皮肤扩张后再植入乳房假体乳房再造术适用于保留胸大肌的改良根治术后,乳房体积中等或较小,无明显下垂者,特别是不愿或不能接受较大手术创伤者。

三、TRAM乳房再造术

Hartrampf报道应用TRAM皮瓣再造乳房以来,已成为乳房再造最常用的一种手术方式,被称为乳房再造的"标准术式"。

腹直肌肌皮瓣的血液供应主要来自腹壁上、下动脉与伴行静脉。单蒂TRAM皮瓣按照血供的优劣分为4个区域:Ⅰ区位于腹直肌肌肉蒂表面,血供最好;Ⅱ区相当于蒂部对侧腹直肌肌肉表面,血供次之;Ⅲ区位于蒂部同侧腹直肌外方,血供又次之;Ⅳ区位于蒂部对侧腹直肌外方,血供最差。

一侧腹壁上血管为蒂的TRAM皮瓣的安全供血范围约为皮瓣的60%,即第Ⅰ、Ⅱ区和部分Ⅲ区,应根据组织量的需求选择应用。对于下腹部正中瘢痕的患者,蒂部对侧的血液供应受到影响,阑尾切口瘢痕不影响皮瓣血供,腹直肌横断切口瘢痕则不能行带蒂转移。因此,保留胸大肌的乳腺癌改良根治术后,无阑尾切口以外瘢痕的患者是带蒂TRAM皮瓣的良好适应证。

有下腹部正中瘢痕的病例,乳腺癌根治术后或扩大根治术后组织需要量大,单蒂TRAM皮瓣可利用组织量不足,需要选择双蒂TRAM、VRAM或附加血管吻合(super-charge),游离移植(free TRAM)等术式。

1.单蒂TRAM再造

术前站立位作出标记线:①前胸部组织缺损的范围,大范围的组织缺损需要从锁骨下开始充填;②与健侧对称的乳房下皱襞;③剑突正中点;④阴毛上部正中点。由于脐部周围的血管穿支最为粗大和丰富,TRAM皮瓣的上缘位于脐上0.5~1cm。下缘通过阴阜的稍上方,要考虑到供区能够直接缝合。皮瓣呈纺锤形,范围限制在两侧髂前上嵴内,即限制在腹壁下血管和腹壁浅血管供血的范围内,超出该范围,会将旋髂浅血管的供血区域带进皮瓣,成为皮瓣部分坏死的原因。为了皮瓣转移时,减少蒂部的扭曲,选择再造侧的对侧腹直肌作为肌肉蒂。

首先切除胸部瘢痕,分离前胸部皮瓣,上至锁骨下,外到腋中线,内为胸骨旁,向下分离至乳房下皱襞,于胸部正中向腹部作皮下隧道。

切开肚脐周围,将脐部从皮瓣分离。然后切开TRAM皮瓣上缘,于腹直肌鞘膜表面向头侧分离围裙样皮瓣,越过肋弓边缘,向胸部创面作皮下隧道。切开TRAM皮瓣下缘,于蒂部对侧自外侧开始在筋膜表面剥离至腹部正中,然后在蒂部同侧从外向内剥离至显露腹直肌外侧皮肤穿支血管为止。形成以腹直肌为蒂的TRAM肌皮瓣,经皮下隧道转移到胸部,加以塑形,腹部供区逐层缝合。

根据乳腺癌切除术式的不同,乳房的塑形方法有所差异。胸部的重建需要充填锁骨下和腋窝部的凹陷和塑造乳房球形体,重点突出腋前襞和乳房的弧线。胸部组织严重缺损的患者,需要将皮瓣固定于上臂内侧,模拟胸大肌的止点和形态。

术后 3 个月,皮瓣肿胀消退稳定后,应用局部星状皮瓣门诊手术进行乳头乳晕再造,以后文身着色,完成乳房再造的整个过程。

2. 双蒂 TRAM 皮瓣

双蒂 TRAM 对有腹部瘢痕和根治术后需要整个 TRAM 皮瓣再造的患者是一种切实可行的治疗方法。双蒂 TRAM 皮瓣血供更加可靠,但切取两侧腹直肌,对腹壁影响较大,容易形成腹壁软弱或腹壁疝。术中切取部分腹直肌鞘膜,采用肌肉内分离技术(intra－muscular dissection)显得格外重要。对腹直肌鞘膜和腹直肌切除过多者,应用筋膜、真皮组织或人工补片(涤纶网)等加强腹壁。

术前设计和手术操作基本上和单蒂 TRAM 相同。自皮瓣两侧向内分离,找到腹壁下动静脉,确认血管走行后,劈分外侧腹直肌和内侧腹直肌,剪开腹直肌内侧鞘膜,逐步向头侧分离,脐上部分仅切取中间 2～3cm 宽的腹直肌前鞘和内侧 2/3 腹直肌,保留外侧 1/3,脐下部分仅切取中间部分腹直肌,保留内外两侧部分鞘膜和肌肉。

皮瓣转移到胸部后多为横形设计,去除多余表皮,充填锁骨下凹陷,塑造腋前襞形态和乳房外形。

3. 游离移植(free TRAM transfer,free－TRAM)

以腹壁下动静脉为蒂 TRAM 皮瓣游离移植,一方面保持了腹壁下血管为下腹部皮肤皮下组织的主要供血血管,TRAM 皮瓣血供良好,和带蒂移植相比较少发生脂肪变性硬结;另一方面皮瓣仅脐下切取部分腹直肌,减少了腹壁肌肉的损伤。掌握熟练显微外科技巧者,皮瓣坏死的发生率为 1%～3%。近年来,TRAM 皮瓣游离移植进行乳房再造有增加的趋势,不足之处是和带蒂移植相比,手术时间延长 1～2h,要求有熟练的显微外科操作技术,皮瓣坏死是全或无的关系。

手术操作和带蒂移植基本相同。分离皮瓣是要求尽可能长地保留腹壁下血管。受区血管一般选用胸背血管、胸廓内血管和腋动静脉的分支血管等。

4. 腹壁下血管穿支皮瓣(deep inferior epigastric perforator,DIEP flap)

DIEP 皮瓣是以腹壁下血管为血管蒂,以其在脐周的主要

血管分支为滋养血管的下腹部皮瓣。皮瓣形状与设计与 TRAM 皮瓣相同。手术中在腹直肌后面找到腹壁下血管,沿其走行分开腹直肌,追踪到穿出腹直肌前鞘为止。为了保护供血穿支血管,可以在血管周围保留少许肌肉组织。皮瓣形成后与胸部受区血管在显微镜下吻合。

该方法的优点是最大限度地保留了腹直肌的形态与功能,将腹壁的损伤程度降到最低水平;缺点是手术操作相对烦琐,手术时间延长,分离血管时易损伤穿支血管,特别是完全不带腹直肌时,增加了皮瓣失败的概率。

5. 并发症

TRAM 乳房再造术后的最主要并发症是皮瓣坏死以及供区腹壁疝形成。与乳房假体再

造手术不同,手术并发症取决于假体本身的组织生物学特性,TRAM乳房再造术后的并发症主要取决于适当的病例选择,以及手术者的操作方法和经验。绝大多数TRAM术后并发症是可以避免的。

(1)皮瓣坏死　处理皮瓣坏死的最佳方法是避免发生。临床实践证明,单蒂TRAM所能安全携带的面积约占整个皮瓣的60%,选用单蒂TRAM时,应将皮瓣的Ⅳ区和部分Ⅲ区切除。术中预计会发生皮瓣坏死时应将腹壁下血管与腋部血管吻合。皮瓣坏死发生后,如果坏死界限明显,应彻底清创,去除坏死组织,重新塑形。

(2)腹壁软弱和腹壁疝　腹壁软弱表现为腹壁整体膨隆,腹壁疝则因腹壁局部张力过低,腹内组织经此部位疝出。TRAM皮瓣应用早期,强调注意皮瓣的血供,过多将肌肉和鞘膜组织带入皮瓣,腹壁疝的发生率较高,随着皮瓣血供的研究和操作技术的改进,发生率已显著降低。腹壁软弱或腹壁疝发生后,患者应佩带加强型弹力绷裤,直到二期手术矫正。

(3)脂肪硬结液化　TRAM皮瓣携带大量的脂肪组织,而脂肪组织脆弱,血供较差,因血供不良或组织液化,易于发生缺血变性或坏死液化。

四、扩大背阔肌肌皮瓣乳房再造

传统的背阔肌肌皮瓣不携带周围脂肪组织,组织量小,需要联合应用乳房假体进行乳房再造,达到与健侧乳房对称。乳房假体作为异物,有假体渗漏破裂、包膜挛缩等并发症,成为人们最近关注议论的焦点之一。为了避免使用乳房假体,Bohme(1982年)和Hockin(1983年)提出单纯应用背阔肌肌皮瓣,不使用乳房假体进行乳房再造,经过不断改进,被越来越多的人采用。扩大背阔肌皮瓣是将背阔肌周围的脂肪组织连同背阔肌一并形成皮瓣转移到胸部,加以塑形,进行乳房再造。尤其适用于中小体积乳房的再造。

1.术前检查

术前除了常规进行有关肿瘤全身复发的检查外,重点检查健侧乳房和供区的情况:①背部可以利用的组织。将示指和拇指置于背阔肌前缘,将皮肤捏起,估侧可以利用的脂肪厚度。注意观察髂嵴上方脂肪厚度与范围。背部瘦削者仅能再造体积较小的乳房,体态中等者可以用来再造中等大小的乳房,脂肪肥厚者可以再造较大的乳房。②测量背阔肌的功能。患肢外展,检查者用手托起患肢,嘱其内收,观察背阔肌肌腹收缩情况,背阔肌收缩功能丧失表明胸背神经受损,同时也意味着胸背血管遭到损伤。乳腺癌根治手术时,损伤胸背神经,背阔肌失神经萎缩,背阔肌肌皮瓣的组织量缩小,应采用TRAM皮瓣等其他方法进行乳房再造。背阔肌功能良好者意味着胸背血管神经保持完整,未被损伤。

2.皮瓣设计

皮瓣部分的设计有3种方法:横形、外上内下的斜形,以及内上外下的斜形。由于横形的瘢痕为胸罩所遮盖,瘢痕不明显,较为常用。外上内下的斜形皮瓣造成背部纵形瘢痕,有碍美观,但方便手术操作,特别是易于五区脂肪的切取;内上外下的皮瓣设计符合背部的皮纹方向,既便于皮瓣的切取又有助于术后瘢痕的美观。

患者站立位或坐位标画出胸部分离范围腔隙和背部脂肪皮瓣的切取范围。皮瓣部分呈新月形,向头侧弯曲,新月形皮瓣内侧离背部正中线3cm,外侧到腋前线皮瓣宽度7cm余,以能直接拉拢缝合为度。皮瓣过宽增加的脂肪组织量有限,反而会造成供区严重并发症。

患者取坐位或站立位,作手术前标志线:①与健侧对称的乳房下皱襞;②手术侧的背阔肌轮廓;③肌皮瓣设计:首先在背部大致标出胸罩轮廓,在胸罩下缘设计椭圆形皮瓣。皮瓣位于背阔肌上缘肌质部位,呈横形或斜形。皮瓣大小要求既满足乳房再造要求,供区又能直接拉拢缝合。如果采用保留皮肤的乳腺癌根治术,则只需要很少的皮肤。

3.手术操作

取患侧在上的侧卧位。胸部瘢痕切除和皮瓣游离均可在此体位下进行。术区消毒铺巾后,患侧上肢用无菌单包扎,便于术中移动。

切除胸部瘢痕,在皮瓣下胸大肌表面分离腔隙至术前的表划范围,止血后盐水纱布填塞备用。

沿背部标志线作皮瓣切口,切开皮肤后,保留皮下 0.5cm 厚的脂肪,其余脂肪保留在肌肉表面,潜行剥离肌肉、脂肪瓣的切取范围。潜行剥离时,应保持一定的皮下脂肪厚度,保护真皮下血管网,防止供区皮肤部分坏死。于皮瓣前缘在肌筋膜表面分离,显露背阔肌前缘。在背阔肌前缘底面确认血管走行。按所需肌肉的多少切断背阔肌的起点,采用由远及近的皮瓣切取方法,在肌肉深层分离包括胸背血管,将肌皮瓣掀起,向腋窝方向分离。胸背血管在进入背阔肌以前,发出分支进入前锯肌。特殊情况下,肩胛下血管遭到破坏时,背阔肌肌皮瓣依靠该分支可以维持血供。因此,应尽可能保留前锯肌的血管分支,一般情况下保留该分支不影响影响背阔肌肌皮瓣的转移,必要时可以适度游离血管分支的周围组织,增加该分支的长度;另一方面,即便肩胛下血管良好,保留前锯肌的分支也有助于背阔肌的血供。背阔肌的止点可以保持完整、部分切断或切断后重建腋前襞。一般情况下背阔肌的止点全部切断,这样可以防止再造乳房由于肌肉收缩引起的变形。

在胸前、后两切口间,靠近腋窝作皮下隧道,将背阔肌肌皮瓣经此皮下隧道转移到胸前,暂时固定。供区创缘两侧游离后,放置负压引流,直接拉拢依次缝合皮下、皮内及皮肤。

调整患者于仰卧半坐位,进行皮瓣塑形。将背阔肌置于分离的胸前腔隙,皮瓣折叠,将脂肪瓣置于皮瓣下。首先将肌皮瓣尽量靠下,与胸部肌肉、肋软骨膜和乳房下皱襞皮瓣固定,然后将背阔肌止点分别与锁骨内侧、胸骨旁线缝合固定。在腋前线处肌瓣与侧胸壁固定,缝合在前锯肌筋膜上。胸大肌部分缺如时,将肌瓣与胸大肌缝合固定。调整与健侧对称,去除多余的表皮,沿乳房下皱襞放置引流管,缝合皮肤切口。术后当时再造乳房体积应稍大于健侧,术中保护胸背神经,减少以后肌肉失神经萎缩。伤口包扎时防止蒂部受压,术后上肢局部制动 72~96h。

五、应用乳房假体的乳房再造

乳房再造术(breast reconstruction)是指利用自体组织移植或乳房假体重建因患乳房疾病行乳房切除术后的胸壁畸形和乳房缺损。最常见的乳房缺损见于乳腺癌切除术后。目前,乳房再造的手术方法有乳房假体植入和自体组织移植 2 大类。乳房假体可以用于即时乳房再造或后期乳房再造,可以直接置入,也可以组织扩张后置入。应用乳房假体的乳房再造,其创伤小,手术操作简便,特别适用于全身状况不适合复杂手术的患者。缺点是再造乳房缺乏

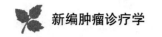

一定的乳房下垂,特别对中老年妇女,健侧乳房下垂明显者不作必要的调整,很难两侧完全对称。

应用乳房假体再造乳房适用于胸大肌保留的改良根治术后,胸部覆盖组织良好,健侧乳房轻中度下垂的患者。否则,需要与背阔肌肌皮瓣联合应用,提供额外的覆盖组织。一般情况下,由于乳房再造患者的胸部皮肤较隆乳患者贫乏,使用的假体以泪滴形毛面硅凝胶乳房假体为首选,也可以使用圆形毛面假体。假体的大小一般为 300～450mL,较隆胸的乳房假体要大。

应用乳房假体再造时根据患者胸部组织的状况有 3 种手术方式加以选择:①由于乳腺癌手术后局部皮肤缺损,一般需要先行扩张器皮肤扩张后植入乳房假体;②对于保留皮肤的改良根治术后或皮下乳腺切除后,由于胸部皮肤完全或大部分保留,可以直接植入乳房假体;③对于锁骨下组织缺损或不愿意接受组织扩张的患者,可以联合背阔肌肌皮瓣转移假体植入乳房再造。

应用假体乳房再造时,需要明确手术后可能出现的并发症及其处理方法。应用假体最难预料和处理的是假体周围的包膜挛缩。对于严重的包膜挛缩患者,经过多次手术切除或切开,假体置换后有时仍不能避免挛缩的发生,最后不得不再次实行自体组织移植乳房再造手术。术前应告知患者这种可能性,防止不必要的纠纷。

对于胸部接受过放疗,以及再造术后需要放疗的患者,是假体乳房再造的相对禁忌证。虽然有文献报道使用假体成功进行乳房再造,仍应慎重选择。采用自体组织乳房再造对这类患者更为恰当。

任何人工组织代用品植入体内都需要一定的健康组织覆盖,植入的层次越深越安全,越不容易发生并发症;相反,植入的层次过浅,覆盖的组织菲薄则容易出现假体外露等并发症。为了增加假体覆盖的组织,新近有学者将脱落细胞人工真皮覆盖在假体表面,弥补肌肉组织不能完全覆盖的缺点,提高手术的安全性和再造的效果,成为假体乳房再造的主要进展之一。

应用假体乳房再造常见的并发症有血肿形成、假体周围包膜挛缩率高,以及皮瓣部分坏死导致假体外露等。为了减少并发症,假体应争取完全植入肌肉组织,至少切口部位应有肌肉组织覆盖。

六、其他乳房再造方法

(一)臀大肌肌皮瓣乳房再造

臀大肌肌皮瓣乳房再造有 2 种方法:一是以臀上血管为蒂,携带部分上部臀大肌肌肉和脂肪皮肤组织游离移植进行乳房再造;二是以臀下血管为蒂,携带下部臀大肌部分肌肉和脂肪皮肤组织游离移植进行乳房再造。该复合组织瓣组织量大,不需要乳房假体,供区瘢痕较腹直肌肌皮瓣和背阔肌肌皮瓣隐蔽,是一种切实可行的乳房再造方法。但可能是由于术中变换体位等原因,不如 TRAM 和背阔肌肌皮瓣应用广泛。

(二)股薄肌肌皮瓣乳房再造

股薄肌肌皮瓣乳房再造是近年来报道的一种新的方法。股薄肌位于大腿内侧皮下,是一条扁长带状肌,主要营养血管是股深动脉的分支,约在耻骨结节下 8cm,肌肉的中上 1/3 交界处,由深面入肌。股深血管变异较少,恒定出现,便于切取。股薄肌肌皮瓣乳房再造多采用大腿内侧上方的横形设计,位置隐蔽,切取后瘢痕不明显,对功能影响小。股薄肌的切取可以和胸部手术同一个体位分组同时进行,不需要变换体位,缩短手术时间。

　　该方法适用于大腿内侧上方脂肪组织较多的患者,特别是年长者,或体重增加后减肥者。术前患者站立位,用捏提法估测可以使用的组织量及皮瓣可以切取的宽度,皮瓣的宽度以供区直接缝合为度。

参考文献

[1]许亚萍,毛伟敏.胸部肿瘤放射治疗策略[M].北京:军事医学科学出版社,2013.

[2]林超鸿,秦环龙.胃肿瘤治疗学[M].上海:上海交通大学出版社,2013.

[3]戴宇翃,王建华,付强,陈元.盐酸埃克替尼治疗190例晚期非小细胞肺癌疗效及不良反应[J].中国肿瘤,2014(2):149－154.

[4]樊代明.肿瘤研究前沿 第12卷[M].西安:第四军医大学出版社,2013.

[5]倪克樑,林万隆.消化道肿瘤诊治新进展[M].上海:上海科学技术文献出版社,2012.

[6]祝鹏,刘慧颖,金凯舟,胡志前,王伟军.黏蛋白4在胰腺上皮内瘤变和胰腺癌中的表达差异性分析[J].临床肿瘤学杂志,2014(10):891－895.

[7]梁彬.临床肿瘤学相关进展[M].沈阳:辽宁科学技术出版社,2012.

[8]程永德,程英升,颜志平.常见恶性肿瘤介入治疗指南[M].北京:科学出版社,2013.

[9]杨葛亮,翟笑枫.原发性肝癌系统性化疗的临床进展[J].肿瘤,2014(1):91－96.

[10]李少林,吴永忠.肿瘤放射治疗学[M].北京:科学出版社,2013.

[11]王玉栋,杜玉娟,王龙,韩晶,吕雅蕾,刘巍.浸润性乳腺癌早期骨转移的预后影响因素分析[J].肿瘤,2014(7):616－622.

[12]周际昌.实用肿瘤内科治疗[M].北京:北京科学技术出版社,2013.

[13]于世英,胡国清.肿瘤临床诊疗指南[M].北京:科学出版社,2013.

[14]刘俊,李洪选,方文涛,程妍,吕长兴.胸段食管癌左胸路径手术后小T型野辅助放疗的结果分析[J].肿瘤,2014(7):657－661＋677.

[15]韩晓红,石远凯,袁慧.恶性肿瘤[M].北京:北京科学技术出版社,2014.

[16]李乐平,靖昌庆.结直肠肿瘤[M].济南:山东科学技术出版社,2011.

[17]徐冬云,何晓静,王杰军,房文铮,钱建新,王湛,于观贞.Prdx1在胃癌中的表达及临床意义[J].临床肿瘤学杂志,2014(5):417－420.

[18]于世英,胡国清.肿瘤临床诊疗指南[M].北京:科学出版社,2013.

[19]李少林,周琦.实用临床肿瘤学[M].北京:科学出版社,2013.

[20]纪元,谭云山,樊嘉.肝胆胰肿瘤病理、影像与临床[M].上海:上海科学技术文献出

版社,2013.

[21]丁丹红,王修身,卜珊珊,宋志刚.无功能性胃肠胰神经内分泌肿瘤的临床特征和预后分析[J].中国肿瘤,2014(9):785－789.

[22]汤钊猷.现代肿瘤学[M].上海:复旦大学出版社,2011.

[23]赵丽中,王宏磊.大肠癌早期诊断研究进展[J].中国肿瘤,2014(2):103－108.